国家卫生和计划生育委员会"十二五"规划教材
全国卫生职业教育教材建设指导委员会"十二五"规划教材
全国高职高专院校教材
供护理、助产专业用

人体形态与结构

U0226038

主　编　牟兆新　夏广军

副主编　郝立宏　李朝鹏　范　真

编　者（以姓氏笔画为序）

马红梅（哈尔滨医科大学大庆校区）　　吴金英（首都医科大学燕京医学院）

邓香群（邵阳医学高等专科学校）　　　陈祖军（江汉大学医学院）

尹桂梅（沧州市中心医院）　　　　　　沈　超（承德护理职业学院）

付广权（黑龙江护理高等专科学校）　　范　真（南阳医学高等专科学校）

田志逢（漯河医学高等专科学校）　　　林　萍（福建卫生职业技术学院）

甘泉涌（襄阳职业技术学院）　　　　　周　平（昆明卫生职业学院）

石　静（山西医科大学汾阳学院）　　　郝立宏（大连医科大学）

白慧健（山西医科大学汾阳学院）　　　郭书芹（沧州医学高等专科学校附属医院）

牟兆新（沧州医学高等专科学校）　　　夏广军（黑龙江护理高等专科学校）

李　巍（唐山职业技术学院）　　　　　路兰红（沧州医学高等专科学校）

李朝鹏（邢台医学高等专科学校）　　　鲍建瑛（上海健康职业技术学院）

玛依拉·阿布拉克（新疆医科大学）

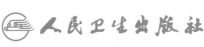
人民卫生出版社

图书在版编目（CIP）数据

人体形态与结构/牟兆新，夏广军主编. —北京：
人民卫生出版社，2014
ISBN 978-7-117-18472-4

Ⅰ.①人… Ⅱ.①牟…②夏… Ⅲ.①人体形态学-
高等职业教育-教材②人体结构-高等职业教育-教材
Ⅳ.①R32②Q983

中国版本图书馆 CIP 数据核字（2013）第 287236 号

| 人卫社官网 | www.pmph.com | 出版物查询，在线购书 |
| 人卫医学网 | www.ipmph.com | 医学考试辅导，医学数据库服务，医学教育资源，大众健康资讯 |

人体形态与结构

主　　编：牟兆新　　夏广军
出版发行：人民卫生出版社（中继线 010-59780011）
地　　址：北京市朝阳区潘家园南里 19 号
邮　　编：100021
E - mail：pmph @ pmph.com
购书热线：010-59787592　010-59787584　010-65264830
印　　刷：北京人卫印刷厂
经　　销：新华书店
开　　本：850×1168　1/16　印张：23　插页：2
字　　数：617 千字
版　　次：2014 年 2 月第 1 版　2018 年 4 月第 1 版第 5 次印刷
标准书号：ISBN 978-7-117-18472-4/R·18473
定　　价：60.00 元

打击盗版举报电话：010-59787491　E-mail：WQ @ pmph.com
（凡属印装质量问题请与本社市场营销中心联系退换）

修订说明

第一轮全国高职高专护理专业卫生部规划教材出版于1999年,是由全国护理学教材评审委员会和卫生部教材办公室规划并组织编写的"面向21世纪课程教材"。2006年第二轮教材出版,共23种,均为卫生部"十一五"规划教材;其中8种为普通高等教育"十一五"国家级规划教材,《基础护理学》为国家精品教材。本套教材是我国第一套高职高专护理专业教材,部分教材的读者已超过百万人,为我国护理专业发展和高职高专护理人才培养作出了卓越的贡献!

为了贯彻全国教育工作会议、《国家中长期教育改革和发展规划纲要(2010—2020年)》、《教育部关于"十二五"职业教育教材建设的若干意见》等重要会议及文件精神,在全国医学教育综合改革系列精神指引下,在护理学成为一级学科快速发展的前提下,全国卫生职业教育护理类专业教材评审委员会于2012年开始全国调研,2013年团结全国25个省市自治区99所院校的专家规划并共同编写完成第三轮教材。

第三轮教材的目标是"服务临床,立体建设,打造具有国内引领、国际领先意义的精品高职高专护理类专业教材"。本套教材的编写指导思想为:①坚持国家级规划教材的正确出版方向。②坚持遵循科学规律,编写精品教材。③坚持职业教育的特性和特色。④坚持护理学专业特色和发展需求,实现"五个对接":与服务对象对接,体现以人为本、以病人为中心的整体护理理念;与岗位需求对接,贯彻"早临床、多临床、反复临床",强化技能实训;与学科发展对接,更新旧的理念、理论、知识;与社会需求对接,渗透人文素质教育;与执业考试对接,帮助学生通过执业考试,实现双证合一。⑤坚持发挥教材评审委员会的顶层设计、宏观规划、评审把关的作用。⑥坚持科学地整合课程,构建科学的教材体系。⑦坚持"三基五性三特定"。⑧坚持人民卫生出版社"九三一"质量控制体系。⑨坚持"五湖四海"的精神,建设创新型编写团队。⑩坚持教学互长,教材学材互动,推动师资培养。

本套教材的特点为:

1. **教材体系创新** 全套教材包括主教材、配套教材、网络增值服务平台、题库4个部分。主教材包括2个专业,即护理、助产;5个模块,即职业基础模块、职业技能模块、人文社科模块、能力拓展模块、临床实践模块;38种教材,其中修订23种,新编15种。以上教材均为国家卫生和计划生育委员会"十二五"规划教材,其中24种被确定为"十二五"职业教育国家规划教材立项选题。

2. **教材内容创新** 本套教材设置了学习目标、导入情景/案例、知识拓展、课堂讨论、思考与练习等栏目,以适应项目学习、案例学习等不同教学方法和学习需求;注重吸收护理行业发展的新知识、新技术、新方法;丰富和创新实践教学内容和方法。

3. **教材呈现形式创新** 本套教材根据高职高专护理类专业教育的特点和需求,除传统的纸质教材外,创新性地开发了网络增值服务平台,使教材更加生活化、情景化、动态化、形象化。除主教材外,开发了配合实践教学、护士执业考试的配套教材,实现了教材建设的立体化。

4. **教材编写团队创新** 教材编写团队新增联络评审委员、临床一线护理专家,以保证教材有效的统筹规划,凸显权威性、实用性、先进性。

全套教材将于2014年1月出版,供全国高职高专院校使用。

教材目录

说明：
- 职业基础模块：分为传统和改革2个子模块，护理、助产专业任选其一。
- 职业技能模块：分为临床分科、生命周期、助产3个子模块，护理专业在前两个子模块中任选其一，助产专业选用第三个子模块。
- 人文社科模块：护理、助产专业共用。
- 能力拓展模块：护理、助产专业共用。
- 临床实践模块：分为护理、助产2个子模块，供两个专业分别使用。

序号	教材名称	版次	主编	所供专业	模块	配套教材	评审委员
1	人体形态与结构	1	牟兆新 夏广军	护理、助产	职业基础模块Ⅰ	√	路喜存
2	生物化学	1	何旭辉	护理、助产	职业基础模块Ⅰ	√	黄 刚
3	生理学	1	彭 波	护理、助产	职业基础模块Ⅰ	√	赵汉英
4	病原生物与免疫学※	3	刘荣臻 曹元应	护理、助产	职业基础模块Ⅰ	√	陈命家
5	病理学与病理生理学※	3	陈命家 丁运良	护理、助产	职业基础模块Ⅰ	√	吕俊峰
6	正常人体结构※	3	高洪泉	护理、助产	职业基础模块Ⅱ	√	巫向前
7	正常人体功能※	3	白 波	护理、助产	职业基础模块Ⅱ	√	巫向前
8	疾病学基础※	1	胡 野	护理、助产	职业基础模块Ⅱ	√	杨 红
9	护用药理学※	3	陈树君 秦红兵	护理、助产	职业基础模块Ⅰ、Ⅱ共用	√	姚 宏
10	护理学导论※	3	李晓松	护理、助产	职业基础模块Ⅰ、Ⅱ共用		刘登蕉
11	健康评估※	3	刘成玉	护理、助产	职业基础模块Ⅰ、Ⅱ共用	√	云 琳
12	基础护理学※	3	周春美 张连辉	护理、助产	职业技能模块Ⅰ、Ⅱ、Ⅲ共用	√	姜安丽
13	内科护理学※	3	李 丹 冯丽华	护理、助产	职业技能模块Ⅰ、Ⅲ共用	√	尤黎明
14	外科护理学※	3	熊云新 叶国英	护理、助产	职业技能模块Ⅰ、Ⅲ共用	√	李乐之 党世民
15	儿科护理学※	3	张玉兰	护理、助产	职业技能模块Ⅰ、Ⅲ共用	√	涂明华
16	妇产科护理学	3	夏海鸥	护理	职业技能模块Ⅰ	√	程瑞峰

序号	教材名称	版次	主编	所供专业	模块	配套教材	评审委员
17	眼耳鼻咽喉口腔科护理学 ※	3	陈燕燕	护理、助产	职业技能模块Ⅰ、Ⅲ共用	√	姜丽萍
18	母婴护理学	2	简雅娟	护理	职业技能模块Ⅱ	√	夏海鸥
19	儿童护理学	2	臧伟红	护理	职业技能模块Ⅱ	√	梅国建
20	成人护理学 ※	2	张振香 蔡小红	护理	职业技能模块Ⅱ	√	云 琳
21	老年护理学 ※	3	孙建萍	护理、助产	职业技能模块Ⅰ、Ⅱ、Ⅲ 共用	√	尚少梅
22	中医护理学 ※	3	温茂兴	护理、助产	职业技能模块Ⅰ、Ⅱ、Ⅲ 共用	√	熊云新
23	营养与膳食 ※	3	季兰芳	护理、助产	职业技能模块Ⅰ、Ⅱ、Ⅲ 共用		李晓松
24	社区护理学	3	姜丽萍	护理、助产	职业技能模块Ⅰ、Ⅱ、Ⅲ 共用	√	尚少梅
25	康复护理学基础	1	张玲芝	护理、助产	职业技能模块Ⅰ、Ⅱ、Ⅲ 共用		李春燕
26	精神科护理学 ※	3	雷 慧	护理、助产	职业技能模块Ⅰ、Ⅱ、Ⅲ 共用	√	李 莘
27	急危重症护理学 ※	3	王惠珍	护理、助产	职业技能模块Ⅰ、Ⅱ、Ⅲ 共用		李春燕
28	妇科护理学 ※	1	程瑞峰	助产	职业技能模块Ⅲ	√	夏海鸥
29	助产学	1	魏碧蓉	助产	职业技能模块Ⅲ	√	程瑞峰
30	优生优育与母婴保健	1	宋小青	助产	职业技能模块Ⅲ		夏海鸥
31	护理心理学基础 ※	2	李丽华	护理、助产	人文社科模块		秦敬民
32	护理伦理与法律法规 ※	1	秦敬民	护理、助产	人文社科模块		王 瑾
33	护理礼仪与人际沟通 ※	1	秦东华	护理、助产	人文社科模块		秦敬民
34	护理管理学基础	1	郑翠红	护理、助产	能力拓展模块		李 莘
35	护理研究基础	1	曹枫林	护理、助产	能力拓展模块		尚少梅
36	传染病护理 ※	1	张小来	护理、助产	职业技能模块Ⅱ	√	尤黎明
37	护理综合实训	1	张美琴 邢爱红	护理、助产	临床实践模块Ⅰ、Ⅱ共用		巫向前
38	助产综合实训	1	金庆跃	助产	临床实践模块Ⅱ		夏海鸥

注:凡标"※"者已被立项为"十二五"职业教育国家规划教材。

顾　　问

　　郭燕红　李秀华　尤黎明　姜安丽　涂明华

主 任 委 员

　　巫向前　熊云新

副主任委员

　　金中杰　夏海鸥

委　　员（按姓氏拼音字母排序）

　　陈命家　程瑞峰　党世民　黄　刚　姜丽萍
　　李　莘　李春燕　李乐之　李晓松　刘登蕉
　　路喜存　吕俊峰　梅国建　秦敬民　尚少梅
　　王　瑾　杨　红　杨　军　姚　宏　云　琳
　　赵汉英

主编简介与寄语

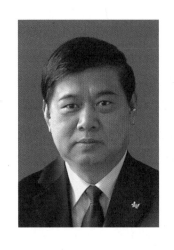

牟兆新，教授。现任沧州医学高等专科学校校长、校学术委员会主任、校务委员会主任。近十年来荣获全国模范教师、全国科研杰出校长、省劳动模范、省优秀教师、省优秀医学教育工作者、省高职院校人才培养评估专家、市拔尖人才。近年来，主持的教育部"高职医学检验技术专业基于工作过程的课程开发与实践"科研课题，获全国卫生职业教育研究发展基金课题成果二等奖、河北省教学成果二等奖。河北省科技计划支撑项目3项、获省优秀发明奖1项，国家专利1项。主持省级及市级教育科研十余项，获河北省教学成果二等奖1项，全国高等卫生职业技术教育教学成果二等奖1项。主持的河北省教育科学研究"十二五"规划重点课题"医学高专院校人体解剖学实验室建设的研究与实践"已取得阶段性成果。主持的"人体奥妙科教馆的建设"获批2012年度河北省科技计划资助项目立项，现已初见成效。以第一作者发表论文30余篇，其中核心期刊18篇，编写国家规划教材教材12部，其中《人体解剖学及组织胚胎学》被评为普通高等教育"十一五"国家级规划教材，2007年获全国高等卫生职业技术教育教学成果二等奖，2008年获河北省第四届教学成果奖一等奖。

兼任中国高职医学教育学会副理事长、中国职业技术教育学会卫生专业委员会副理事长、护理专业教育研究会会长，全国卫生职业教育教材建设指导委员会副主任委员，省解剖学会常务理事、河北省高职高专医学类教指委主任委员，沧州市营养学会理事长、沧州市医学会副会长、市人大代表等。

主编寄语——

"人人都可以成为构建自己幸福的工程师"，愿《人体形态与结构》成为您攀登医学殿堂的基础、成就白衣天使梦想的桥梁。

主编简介与寄语

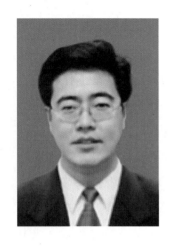

夏广军，教授，现任黑龙江护理高等专科学校副校长。黑龙江省解剖学科带头人；在教学第一线工作近30年，先后发表论文30余篇；主审、副主编、参编教材10余部；承担国家级、省级科研课题多项。在全国卫生职业院校中率先开创口腔护理、口腔技工专业。多次被评为黑龙江厅局级先进个人、卫生厅优秀党务工作者、黑龙江省教育厅德育先进个人。获得第一届黑龙江省普通高等学校教学管理质量奖。

兼任黑龙江省中职学校设置与评估专家；黑龙江省职业教育研究会医学分会主任，国家职业技能鉴定质量督导员。

主编寄语——

人生只有走出的美丽，没有等来的辉煌；怀揣梦想苦犹甜，花开结果扑鼻香!《人体形态与结构》愿与您一同精彩！

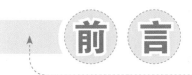

前　言

　　根据《教育部关于"十二五"职业教育教材建设的若干意见》,坚持把培养应用性医学人才作为本教材编写的主要目标,编写内容与用人单位实际需要接轨,与国家资格认证接轨,贴近临床,贴近社会,贴近患者,注重创新,顺应国际行业发展趋势,力争推陈出新,打造精品教材。《人体形态与结构》正是在这种理念的指引下,由人民卫生出版社组织全国多所高等医学院校专业教师精心编写,供高职高专护理类专业使用的规划教材。

　　本教材注重理论与实践相结合,基本技能与应用相结合。在内容上本着"实用为先、够用为本"的原则,删繁就简,注重实用性、系统性、科学性。与同类教材相比,本书具有以下特点:①细胞与基本组织学、人体系统形态与结构、人体胚胎发育概要、常用护理技术的解剖学基础分述,可供不同学校的老师教学灵活应用。②每章增设学习目标和思考题,以便提高学生综合分析问题和解决问题的能力。③考虑到专科生专接本考试的需要,书中的专业名词都增加了英文单词。④为提高学生学习的趣味性,扩大知识领域,在正文中增加了与主要内容密切相关的知识链接。⑤教材增加了第四篇常用护理技术的局部解剖基础,逐层描述人体各部位的形态结构以及与临床常见的护理技术的联系,为学生学习专业知识打下基础,真正体现基础为专业服务的理念,为本教材的亮点。⑥本教材编写了配套教材,编入学习指导、实验指导和习题,其中习题尽量与护士执业资格考试接轨并有模拟试题4套,为学生自学服务。

　　本教材按照120学时安排编写内容,其中细胞与基本组织12学时,人体系统形态与结构84学时,人体胚胎发育概要4学时,常用护理操作技术的解剖基础16学时,机动4学时。全书共约60万字,插图近500副幅。内容编排上以系统解剖学为主,名词术语均和系统解剖学统一。

　　本书编写人员均为具有多年教学和写作经验的教授、副教授或讲师担任,并聘请了3位有丰富护理经验的主任护师参加了编写,充实了基础和临床结合的内容。大家在编写过程中精诚合作,付出了大量的心血和劳动。本教材在编写过程中,参考了本专业相关教材。在此,谨一并向对本书给予大力支持的有关领导和老师表示衷心的感谢!

　　由于编者水平有限,书中疏漏之处在所难免,敬请读者批评指正。

牟兆新　夏广军

2013 年 11 月

目 录

绪论 ……………………………………………………………………… 1

　　一、人体形态与结构的定义及其在护理学科中的地位 ……………… 1

　　二、人体形态与结构的分科及研究方法 ……………………………… 1

　　三、学习人体形态与结构的基本观点 ………………………………… 3

　　四、人体的组成和分布 ………………………………………………… 4

　　五、人体形态与结构常用的方位术语 ………………………………… 4

第一篇　细胞与基本组织

第一章　细胞 …………………………………………………………… 7

　第一节　细胞的基本结构 ……………………………………………… 7

　　一、细胞膜 ……………………………………………………………… 8

　　二、细胞质 ……………………………………………………………… 9

　　三、细胞核 ……………………………………………………………… 11

　第二节　细胞增殖及细胞增殖周期 …………………………………… 12

　　一、细胞增殖周期 ……………………………………………………… 13

　　二、分裂间期细胞特点 ………………………………………………… 13

　　三、分裂期细胞特点 …………………………………………………… 14

第二章　基本组织 ……………………………………………………… 16

　第一节　上皮组织 ……………………………………………………… 16

　　一、被覆上皮 …………………………………………………………… 16

　　二、腺上皮和腺 ………………………………………………………… 20

　　三、上皮组织的特殊结构 ……………………………………………… 20

　第二节　结缔组织 ……………………………………………………… 21

　　一、固有结缔组织 ……………………………………………………… 22

　　二、软骨组织与软骨 …………………………………………………… 26

　　三、骨组织与骨 ………………………………………………………… 27

　　四、血液 ………………………………………………………………… 29

　第三节　肌组织 ………………………………………………………… 32

　　一、骨骼肌 ……………………………………………………………… 33

　　二、心肌 ………………………………………………………………… 34

　　三、平滑肌 ……………………………………………………………… 35

第四节 神经组织 …………………………………………………………………… 36
    一、神经元 …………………………………………………………………… 36
    二、神经胶质细胞 ……………………………………………………………… 38
    三、神经纤维和神经 …………………………………………………………… 40
    四、神经末梢 ………………………………………………………………… 40

第二篇 人体系统形态与结构

第一章 运动系统 ……………………………………………………………………… 43
  第一节 骨和骨连结 ……………………………………………………………… 44
    一、概述 ……………………………………………………………………… 44
    二、躯干骨及其连结 …………………………………………………………… 47
    三、颅骨及其连结 ……………………………………………………………… 53
    四、四肢骨及其连结 …………………………………………………………… 58
  第二节 肌 ………………………………………………………………………… 71
    一、概述 ……………………………………………………………………… 71
    二、头颈肌 …………………………………………………………………… 73
    三、躯干肌 …………………………………………………………………… 74
    四、四肢肌 …………………………………………………………………… 79

第二章 消化系统 ……………………………………………………………………… 90
  第一节 概述 ……………………………………………………………………… 90
    一、胸部标志线 ……………………………………………………………… 90
    二、腹部的分区 ……………………………………………………………… 92
  第二节 消化管 …………………………………………………………………… 92
    一、消化管的一般结构 ………………………………………………………… 92
    二、口腔 ……………………………………………………………………… 93
    三、咽 ………………………………………………………………………… 97
    四、食管 ……………………………………………………………………… 98
    五、胃 ………………………………………………………………………… 99
    六、小肠 ……………………………………………………………………… 101
    七、大肠 ……………………………………………………………………… 102
  第三节 消化腺 …………………………………………………………………… 104
    一、肝 ………………………………………………………………………… 104
    二、胰 ………………………………………………………………………… 108
  第四节 腹膜 ……………………………………………………………………… 109
    一、腹膜与腹、盆腔脏器的关系 ……………………………………………… 110
    二、腹膜形成的主要结构 ……………………………………………………… 110

第三章 呼吸系统 ……………………………………………………………………… 113
  第一节 上呼吸道 ………………………………………………………………… 114
    一、鼻 ………………………………………………………………………… 114

二、咽 ……………………………………………………………………………………… 115

三、喉 ……………………………………………………………………………………… 115

第二节　下呼吸道 ………………………………………………………………………… 118

一、气管 …………………………………………………………………………………… 118

二、主支气管 ……………………………………………………………………………… 119

三、气管和主支气管的微细结构 ………………………………………………………… 119

第三节　肺 ………………………………………………………………………………… 119

一、肺的位置和形态 ……………………………………………………………………… 119

二、肺的结构 ……………………………………………………………………………… 120

三、肺的血管 ……………………………………………………………………………… 123

第四节　胸膜 ……………………………………………………………………………… 123

一、胸腔、胸膜和胸膜腔的概念 ………………………………………………………… 123

二、胸膜的分部与胸膜隐窝 ……………………………………………………………… 124

三、胸膜与肺的体表投影 ………………………………………………………………… 124

第五节　纵隔 ……………………………………………………………………………… 126

一、纵隔的概念及境界 …………………………………………………………………… 126

二、纵隔的分部 …………………………………………………………………………… 126

第四章　泌尿系统 …………………………………………………………………………… 128

第一节　肾 ………………………………………………………………………………… 129

一、肾的位置和形态 ……………………………………………………………………… 129

二、肾的剖面结构 ………………………………………………………………………… 130

三、肾的被膜 ……………………………………………………………………………… 130

四、肾的微细结构 ………………………………………………………………………… 131

五、肾的血液循环 ………………………………………………………………………… 134

第二节　输尿管 …………………………………………………………………………… 134

第三节　膀胱 ……………………………………………………………………………… 135

一、膀胱的形态、位置和毗邻 …………………………………………………………… 135

二、膀胱壁的构造 ………………………………………………………………………… 136

第四节　尿道 ……………………………………………………………………………… 137

第五章　生殖系统 …………………………………………………………………………… 138

第一节　男性生殖器 ……………………………………………………………………… 138

一、内生殖器 ……………………………………………………………………………… 138

二、外生殖器 ……………………………………………………………………………… 141

三、男性尿道 ……………………………………………………………………………… 142

第二节　女性生殖器 ……………………………………………………………………… 144

一、内生殖器 ……………………………………………………………………………… 144

二、外生殖器 ……………………………………………………………………………… 151

第三节　乳房和会阴 ……………………………………………………………………… 151

一、乳房 …………………………………………………………………………………… 151

二、会阴 …………………………………………………………………………………… 152

第六章　免疫系统 ··· 153
　第一节　免疫细胞 ·· 153
　　一、淋巴细胞 ··· 153
　　二、单核吞噬细胞系统 ·· 153
　　三、抗原呈递细胞 ··· 154
　第二节　淋巴组织 ·· 154
　　一、弥散淋巴组织 ··· 154
　　二、淋巴小结 ··· 154
　第三节　淋巴器官 ·· 154
　　一、胸腺 ·· 155
　　二、淋巴结 ··· 156
　　三、脾 ··· 158
　　四、扁桃体 ··· 159

第七章　内分泌系统 ··· 161
　第一节　甲状腺 ·· 162
　　一、甲状腺的位置和形态 ··· 162
　　二、甲状腺的微细结构 ·· 162
　第二节　甲状旁腺 ·· 163
　　一、甲状旁腺的位置和形态 ·· 163
　　二、甲状旁腺的微细结构 ··· 163
　第三节　肾上腺 ·· 164
　　一、肾上腺的位置和形态 ··· 164
　　二、肾上腺的微细结构 ·· 164
　第四节　垂体 ··· 165
　　一、垂体的位置和形态 ·· 165
　　二、垂体的微细结构 ·· 166
　第五节　胸腺 ··· 167
　第六节　松果体 ·· 167

第八章　脉管系统 ·· 168
　第一节　心血管系统 ··· 168
　　一、概述 ·· 168
　　二、心 ··· 174
　　三、肺循环的血管 ··· 180
　　四、体循环的动脉 ··· 181
　　五、体循环的静脉 ··· 194
　第二节　淋巴系统 ·· 202
　　一、概述 ·· 202
　　二、淋巴管道 ··· 202
　　三、人体各部的淋巴结 ·· 205

第九章　感觉器 ··· 211

　第一节　眼 ·· 211

　　一、眼球 ··· 211

　　二、眼副器 ··· 215

　　三、眼的血管 ·· 217

　第二节　耳 ·· 218

　　一、外耳 ··· 218

　　二、中耳 ··· 219

　　三、内耳 ··· 221

　第三节　皮肤 ·· 224

　　一、皮肤的结构 ··· 224

　　二、皮肤的附属结构 ··· 225

第十章　神经系统 ··· 226

　第一节　概述 ·· 226

　　一、神经系统的组成 ··· 226

　　二、神经系统的活动方式 ··· 227

　　三、神经系统的常用术语 ··· 227

　第二节　中枢神经系统 ·· 228

　　一、脊髓 ··· 228

　　二、脑 ·· 231

　　三、脑和脊髓的被膜 ··· 248

　　四、脑脊液及其循环 ··· 249

　　五、脑和脊髓的血管 ··· 249

　第三节　周围神经系统 ·· 254

　　一、脊神经 ··· 254

　　二、脑神经 ··· 261

　　三、内脏神经 ·· 269

　第四节　中枢神经系统的传导通路 ·· 275

　　一、感觉传导路 ··· 275

　　二、运动传导路 ··· 277

第三篇　人体胚胎发育概要

　第一节　生殖细胞与受精 ·· 284

　　一、生殖细胞 ·· 284

　　二、受精 ··· 284

　第二节　卵裂和胚泡形成 ·· 286

　　一、卵裂 ··· 286

　　二、胚泡的形成 ··· 286

　第三节　植入与二胚层形成 ··· 287

　　一、植入 ··· 287

　　二、蜕膜 ··· 287

三、二胚层形成 ……………………………………………………… 288

第四节　三胚层形成与分化 …………………………………………… 288
　　一、三胚层形成 …………………………………………………… 288
　　二、三胚层的分化 ………………………………………………… 289

第五节　胚体外形的建立 ……………………………………………… 291

第六节　胎膜与胎盘 …………………………………………………… 292
　　一、胎膜 …………………………………………………………… 292
　　二、胎盘 …………………………………………………………… 294
　　三、胎儿血液循环 ………………………………………………… 295

第七节　双胎、多胎和联胎 …………………………………………… 297
　　一、双胎 …………………………………………………………… 297
　　二、多胎 …………………………………………………………… 298
　　三、联胎 …………………………………………………………… 298

第八节　先天性畸形与致畸因素 ……………………………………… 299
　　一、先天性畸形 …………………………………………………… 299
　　二、致畸因素 ……………………………………………………… 299
　　三、致畸敏感期 …………………………………………………… 300
　　四、先天性畸形的预防 …………………………………………… 300

第四篇　常用护理技术的解剖学基础

第一章　头颈部 ……………………………………………………… 303
　　一、头部皮静脉穿刺的解剖学基础 ……………………………… 303
　　二、脑室穿刺的解剖学基础 ……………………………………… 304
　　三、颈外静脉穿刺的解剖学基础 ………………………………… 305
　　四、颈内静脉穿刺的解剖学基础 ………………………………… 305
　　五、环甲膜穿刺的解剖学基础 …………………………………… 306
　　六、气管插管术的解剖学基础 …………………………………… 307
　　七、气管切开术的解剖学基础 …………………………………… 307
　　八、锁骨下静脉穿刺的解剖学基础 ……………………………… 308

第二章　胸部 ………………………………………………………… 310
　　一、胸外心脏按压术的解剖学基础 ……………………………… 310
　　二、胸膜腔穿刺的解剖学基础 …………………………………… 311
　　三、胸腔闭式引流术的解剖学基础 ……………………………… 312
　　四、心室穿刺的解剖学基础 ……………………………………… 312
　　五、心包腔穿刺的解剖学基础 …………………………………… 313

第三章　腹部 ………………………………………………………… 314
　　一、插胃管术的解剖学基础 ……………………………………… 314
　　二、腹腔穿刺的解剖学基础 ……………………………………… 315
　　三、腰椎穿刺的解剖学基础 ……………………………………… 316

四、结肠造口术及护理的解剖学基础 …………………………………………………………… 317

五、"T"形管引流及护理的解剖学基础 …………………………………………………………… 318

第四章　上、下肢 ………………………………………………………………………………… 320

一、上、下肢浅静脉穿刺术的解剖学基础 ……………………………………………………… 320

二、经外周插管的中心静脉置管(PICC)的解剖学基础 ………………………………………… 321

三、皮内注射的解剖学基础 ……………………………………………………………………… 321

四、皮下注射的解剖学基础 ……………………………………………………………………… 322

五、肌内注射的解剖学基础 ……………………………………………………………………… 323

六、股静脉穿刺术的解剖学基础 ………………………………………………………………… 324

七、股动脉穿刺术的解剖学基础 ………………………………………………………………… 325

第五章　会阴部 …………………………………………………………………………………… 327

一、导尿术的解剖学基础 ………………………………………………………………………… 327

二、灌肠术的解剖学基础 ………………………………………………………………………… 328

三、耻骨上膀胱穿刺术的解剖学基础 …………………………………………………………… 329

四、会阴冲洗术的解剖学基础 …………………………………………………………………… 329

中英文名词对照索引 ……………………………………………………………………………… 331

参考文献 …………………………………………………………………………………………… 352

绪　　论

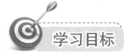

一、人体形态与结构的定义及其在护理学科中的地位

人体形态与结构(body morphology and structure) 是研究正常人体的形态、结构、发生、发展规律的科学。它与医学各学科有着密切的联系,是一门重要的医学基础主干课程。

学习人体形态与结构的目的,就是系统全面的掌握人体的形态、结构和功能及发生、发展规律。为学习其他医学基础课程和专业临床课程奠定基础。只有充分掌握正常人体形态与结构,才能进一步理解人体的生理现象,正确的认识和鉴别疾病的发生、发展规律,采取有效的治疗和护理措施,协助患者康复。

知识拓展

学习人体形态与结构的意义

我国古代名医扁鹊曾指出:"解五脏为上工"。其意是说掌握认识了人体器官的形态结构,才能成为医术高超的医生。清代名医王清任说:"著书不明脏腑,岂不是痴人说梦;治病不明脏腑,何异盲子夜行。"可见中国古代传统医学已经把人体解剖学提高到很重要的地位。据统计,医学中1/3 以上的名词均来源于解剖学。故人体解剖学是一门重要的医学基础科学,是学习医学的必修课。

二、人体形态与结构的分科及研究方法

人体形态与结构是一门形态学科。它包括人体解剖学、组织学和胚胎学。人体解剖学是用刀切割、肉眼观察的方法研究人体形态、结构的科学。按其研究和叙述的方法不同,通常分为系统解剖学、局部解剖学等学科。

系统解剖学(systematic anatomy) 是按照人体的器官系统(如呼吸系统、消化系统、生殖系统等) 阐述各器官形态结构的科学。**局部解剖学**(regional anatomy) 则是按照人体的部位,由浅入深,逐层描述各部结构的形态及其相互关系的科学。

组织学是借助切片技术和显微镜观察的方法研究正常人体的细胞、组织和器官微细结构的科学。随着电子显微镜的问世和放射自显影等新技术的应用,组织学研究的深入,已由

传统的细胞水平发展到亚细胞水平和分子水平,并形成相应的专门学科,如分子生物学等。

胚胎学是研究个体发生、发育及生长变化规律的科学。

组织学的研究技术不断更新,现对几种主要技术简要介绍:

（一）光学显微镜技术

石蜡切片术(paraffin sectioning)是经典而最常用的技术。其基本程序为:①取材和固定——新鲜的组织切成小块(不超过1.0cm),用蛋白质凝固剂(如甲醛或乙醇)固定,以保持组织的原本结构。②脱水和包埋——把固定好的组织块用乙醇脱水,再用二甲苯浸泡透明,将组织块置于融化的石蜡中浸蜡,冷却后变成组织蜡块。③切片和染色——将包有组织的蜡块用切片机切为 5~10μm 的薄片,贴于载玻片上,经脱蜡等步骤后进行染色。最常用的染色法是**苏木精-伊红染色法**(hematoxylin-eosin staining),简称 **HE 染色法**。苏木精染液为碱性,主要使细胞核内的染色质与胞质内的核糖体着紫蓝色;伊红为酸性染料,主要使细胞质和细胞外基质中的成分着红色。易于被碱性或酸性染料着色的性质分别称为**嗜碱性**(basophilic)和**嗜酸性**(acidophilic);如果与两种染料的亲和力都不强,则称**中性**(neutrophilia)。④封片——切片经脱水、透明处理后,滴加树胶,用盖玻片密封保存,在光学显微镜下观察。

除 HE 染色法外,还有许多种特殊染色方法,特异性地显示某种细胞、细胞外基质成分或细胞内的某种结构。如用硝酸银将神经细胞染为黑色,用醛复红将弹性纤维染为紫色,用甲苯胺蓝将肥大细胞的分泌颗粒染为紫红色等。

（二）电镜技术

电子显微镜(electron microscopy,EM),EM 简称电镜,是用电子束代替光线,用电磁透镜代替光学透镜,用荧光屏将肉眼不可见的电子束成像。

1. **透射电镜术**(transmission electron microscopy,TEM),TEM 是用电子束穿透样品、产生物像,显示细胞内部的超微结构,电镜的放大倍数和分辨率比光镜大数万至几十万倍,分辨率可达 0.2nm。当电子束投射到密度大、吸附重金属多的结构(如溶酶体)时,电子被散射得多。因此,射落到荧光屏上的电子少,电镜照片上显色较暗,称电子密度高;反之,显色呈浅灰色,称电子密度低(如脂滴)。

2. **扫描电镜术**(scanning electron microscopy,SEM),SEM 主要用于观察组织、细胞和器官表面和立体结构。

（三）放射自显影术

放射自显影术(autoradiography)是通过活细胞对放射性物质的特异性摄入,以显示该细胞的功能状态或该物质在组织和细胞内的代谢过程。

（四）组织化学技术

组织化学术(histochemistry)是应用物理、化学反应原理,显示组织切片活细胞内的某种化学成分的数量以及分布状态,从而研究与其有关的功能活动。组织化学术分为以下三类。

1. **一般组织化学术**　基本原理是在切片上滴加某种试剂,与组织中的某种物质发生化学反应,并在原位形成有色沉淀产物,通过观察该产物,对某种化学物质进行定位、定性及定量研究。

2. **免疫组织化学术**(immunohistochemistry)是根据抗原与抗体特异性结合的原理,检测组织中肽和蛋白质的技术。

3. **原位杂交组织化学术**(in situ hybridization histochemistry)是一种在组织细胞原位进行的核酸分子杂交组织化学技术,用以研究基因在染色体上的定位,或编码某种蛋白质的 mRNA 在胞质中的表达,其敏感度高,特异性强。

2

（五）细胞培养术和组织工程

1. **细胞培养术**（cell culture）是将活的细胞在体外模拟体内的条件下进行培养的技术。

2. **组织工程**（tissue engineering）是用细胞培养术在体外模拟构建机体组织或器官的技术。

三、学习人体形态与结构的基本观点

学习人体形态与结构必须以辩证唯物主义的观点，运用理论联系实际的方法，正确理解人体形态结构及其演变规律。

（一）进化发展的观点

人类是由灵长类的古猿进化发展而来，尽管人与动物有着本质上的差异，但人体的形态结构至今保留着许多与动物，尤其是与哺乳动物类似的基本特征。如脊柱位于躯干的背侧，两侧肢体对称，体腔分为胸腔和腹腔等。即使是现代人，也在不断的演化发展，人体的细胞、组织和器官一直处于新陈代谢、分化、发育的动态之中。例如血细胞的不断更新，以及器官和组织的形态和功能随年龄增长而变化等。此外，自然因素、社会环境和劳动条件等，也深刻地影响着人体形态的发展和变化。不同人体的器官的位置、形态结构基本相同，但也会出现异常、变异。所以，人体结构在种族之间、地区之间和个体之间都有一定的差异。

（二）形态和功能相互联系的观点

每个器官都有其特定的形态结构和功能，形态结构是器官功能的物质基础，如细长的骨骼肌细胞，具有能使细胞发生收缩的结构，因此，由骨骼肌细胞构成的肌，与人体运动功能能密切相关。功能的改变又可影响该器官形态结构的发展和变化。如加强体育锻炼，可使骨骼肌细胞变粗，肌肉发达；长期卧床，可导致骨骼肌细胞细弱和肌肉萎缩。人类的上、下肢虽然和四肢动物为**同源器官**，但由于直立和劳动，使得上、下肢有了明显分工，上肢尤其手的形态结构成为握持工具、从事技巧性劳动的器官；下肢及其足的形态则与直立行走功能相适应。

知识拓展

器官的变异与畸形

在人体解剖学体质调查中，某一器官的形态、构造、位置、大小等在统计学上占优势者，即超过50%者，属于正常。某些器官在形态、构造、位置、大小等方面与正常不完全相同，但较为接近，差异不显著，且对功能没有影响或影响较小者称变异；如器官超出变异范围，出现率极低，且影响正常生理功能者，称畸形，畸形属于病理范畴。

（三）局部和整体统一的观点

人体是由多个器官、系统组成的整体。人体各部之间既互相依存又互相影响，在神经-体液的调节下，彼此协调，形成一个完整的统一体。我们学习时虽然是从一个个器官、系统、局部入手，但必须始终联系器官系统、各局部相互间的关系和影响，联系器官系统在整体中的地位和作用，防止片面、孤立地认识器官与局部。例如，脊柱的整体功能体现在各个椎骨和椎间盘的形态上，而某个椎间盘的损伤则可影响脊椎的运动甚至脊柱的整体形态。

（四）理论联系实际的观点

人体形态与结构是一门形态学科，名词及形态描述较多。因此，学习人体形态与结构必须坚持理论联系实际，做到三个结合：①图、文结合，学习时做到文字和图形并重，两者结合，建立感性认识，帮助理解和记忆；②理论学习与观察标本相结合，通过对解剖标本的观察、辨认，建立理性认识，形成记忆，这是学习人体形态与结构最重要的方法；③理论知识与临床应用相结合,基础是为临床服务的,在学习过程中适度联系临床应用,增强对某些结构的理解。

四、人体的组成和分布

人体结构和功能的基本单位是**细胞**(cell)。许多形态相似和功能相近的细胞借细胞间质结合在一起构成**组织**(tissue)。人体的组织有四大类,即上皮组织、结缔组织、肌组织和神经组织。几种不同的组织构成具有一定形态、担负一定功能的结构称**器官**(organ),如肝、肾、心、肺、胃等。由若干个功能相关的器官组合起来,完成某一方面的生理功能,构成**系统**(system)。人体有运动系统、消化系统、呼吸系统、泌尿系统、生殖系统、免疫系统、内分泌系统、脉管系统、感觉器官和神经系统等。其中消化、呼吸、泌尿和生殖4个系统的大部分器官均位于胸、腹、盆腔内,且借一定的管道与外界相通,称**内脏**(viscera)。人体各系统在神经体液的调节下,彼此联系,相互协调,共同构成一个完整的有机体。

按照人体的形态,可分为头、颈、躯干和四肢等四大部分。躯干又可分为胸、腹、盆、会阴和背,背的下部称为腰。四肢分上肢和下肢,上肢分为肩、上臂、前臂和手四部分,下肢又分为臀、大腿、小腿和足四部分。

五、人体形态与结构常用的方位术语

人体的构造十分复杂,为了准确描述人体各部、各器官的位置关系,必须使用国际通用的统一标准和描述用的术语,以便统一认识,避免混淆与误解。

(一) 解剖学姿势

身体直立,两眼向正前方平视,上肢自然下垂于躯干两侧,手掌向前,下肢并拢,足尖向前的姿势称解剖学姿势。在描述和观察人体各部位结构的相互关系时,均应以解剖学姿势为依据(图绪论-1)。

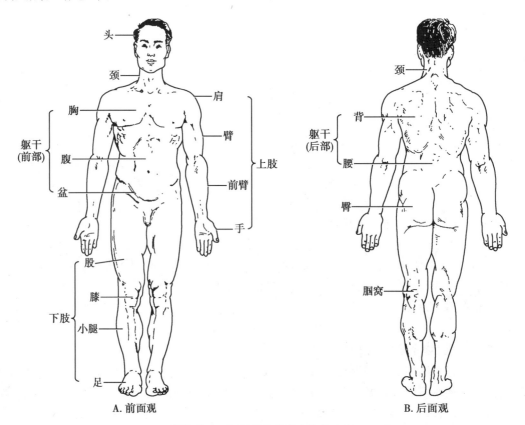

A. 前面观　　　　　　　　　　　　　　B. 后面观

图绪论-1　解剖学姿势及人体的分部

（二）方位术语

有关方位的术语,以解剖学姿势为准,可以正确的描述各结构的相互位置关系。最常用的有:

1. **上**(superior)**和下**(inferior)　近头者为上,近足者为下。上和下在胚胎学中则分别采用**头侧**(cranial)和**尾侧**(caudul)。

2. **前**(anterior)**和后**(posterior)　近腹者为前,近背者为后。前和后在胚胎学中则分别采用**腹侧**(ventral)和**背侧**(dorsal)。

3. **内侧**(medial)**和外侧**(lateral)　以身体正中矢状面为准,距正中矢状面近者为内侧,离正中矢状面远者为外侧。在四肢,前臂的内侧又称**尺侧**(ulnaral),外侧又称**桡侧**(radial);小腿的内侧又称**胫侧**(tibial),外侧又称**腓侧**(fibular)。

4. **内**(internal)**和外**(external)　是表示与空腔位置关系的术语。在腔内或离腔较近的为内,远腔者为外。

5. **浅**(superficlial)**和深**(profundal)　以体表为准,近体表者为浅,离体表远者为深。

6. **近侧**(distal)**和远侧**(proximal)　多用于四肢,距肢体根部近者称近侧,反之为远侧。

（三）轴

为了分析关节的运动,在解剖学姿势下,设置三种互相垂直的轴(图绪论-2)。

1. **矢状轴**(sagittal axis)　为前后方向的水平轴,是与人体的长轴和冠状轴都互相垂直的水平线。

2. **冠状轴或额状轴**　为左右方向的水平轴,是与人体的长轴和矢状轴都互相垂直的水平线。

3. **垂直轴**(vertical axis)　为上下方向,是与人体的长轴平行,且与水平线垂直的线。

（四）面

人体或其任何一局部都在解剖学姿势条件下互作垂直的三个切面(图绪论-2)。

1. **矢状面**(sagittal plane)　在前后方向上垂直纵切人体所形成的面为矢状面。此切面与地平面垂直。通过人体正中的矢状面为正中矢状面。将人体分为左右对称的两半。

2. **冠状面**(frontal plane)　又称额状面,是在左右方向上将人体分为前后两部的纵切面。此切面与水平面、矢状面相垂直。

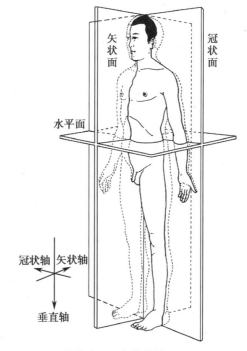

图绪论-2　人体的轴和面

3. **水平面**(horizontal plane)　或称**横切面**,是将人体分为上下两部的切面称水平面,又称横切面。此切面与矢状面、冠状面相垂直。

在描述器官的切面时,则以其自身的长轴为准,与长轴平行的切面称纵切面,与长轴垂直的切面称横切面。

（牟兆新）

思考题

1. 说出人体形态与结构的定义。
2. 熟记人体形态与结构的方位术语。

第一篇 细胞与基本组织

第一章 | 细 胞

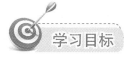学习目标

掌握：1. 细胞膜的结构
    2. 细胞有丝分裂周期
熟悉：各种细胞器的形态、结构
了解：各种细胞的功能

第一节 细胞的基本结构

细胞是人体形态结构、生理功能和生长发育的基本单位。一切生物体均由细胞和细胞间质构成。人体细胞功能不同，大小不一，形态各异（图 1-1-1,2）。

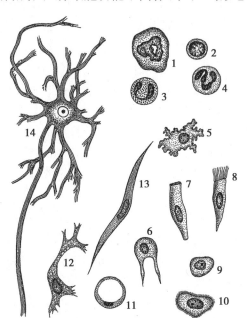

图 1-1-1 各类细胞的形态
1~4 血细胞 5~10 上皮细胞 11、12 结缔组织细胞 13 肌细胞 14 神经细胞

笔记

7

细胞光镜结构可分为：**细胞膜**（cell membrane）、**细胞质**（cytoplasm）和**细胞核**（nuclear）。

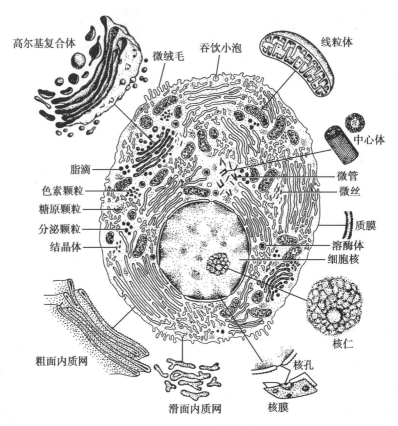

图 1-1-2　细胞电镜结构

一、细　胞　膜

（一）单位膜或生物膜

细胞膜分细胞外膜（细胞质膜）、内膜（内膜系统），前者位于细胞外表面，后者为细胞内各种膜相结构的膜，两者统称**生物膜**（biological membrane）。其结构和功能在不同部位各有特点，但基本结构一致，电镜下，呈两暗夹一明的三层结构：暗层电子密度高，明层电子密度低。具有此三层结构图像的膜称单位膜。

（二）细胞膜的分子结构

1. 细胞膜的化学成分　生物膜主要由类脂、蛋白质和糖类组成，其中类脂和蛋白质为主要成分。

（1）**膜类脂**：生物膜中的类脂分子以磷脂为主，磷脂分子呈极性，长杆状，一端为头部，另一端为尾部，头部亲水为亲水端，尾部疏水为疏水端。由于生物膜周围接触的均为水溶液环境，故亲水的分子头朝向膜的内、外表面，而疏水的尾部伸入膜的内部，形成类脂双分子层结构形式，即为膜的分子结构基础。

（2）**膜蛋白质**：生物膜中的蛋白质大多为球状蛋白质。根据膜蛋白与类脂双分子层的结构的位置关系，可分为**镶嵌蛋白质**和**表在蛋白质**两类：①镶嵌蛋白质是嵌入类脂双分子层中的蛋白质，是膜蛋白的主要存在形式。其嵌入情况主要取决于末端的化学性质，如果蛋白质分子两端均为亲水性的，即可贯穿膜的全层，两端分别露于膜的内、外侧表面；如果一端为亲水性，另一端为疏水性，那亲水端露于膜的内侧或外侧表面，疏水端则深埋于膜内。镶嵌蛋白具有多种功能，可以为转运膜内外物质的载体、接受激素及某些药物的受体、具有催化作用的酶、具有个体特异性的抗原、能量转换器等。②表在蛋白质不嵌入类脂双分子层,主要附于膜的内侧表面,由于它们能收缩和伸展,故与细胞的变形运动、吞噬和分裂等有关。

（3）**膜糖类**:膜糖类含量较少,主要为多糖,并与膜类脂及膜蛋白结合成糖脂和糖蛋白,其糖链部分常突出于细胞膜外表面,特别是糖蛋白的糖链伸出长、分支多,这种结构又称**糖衣**。糖衣有多种功能,除具保护作用外,还与细胞粘连、细胞识别和物质交换等有关。

2. **细胞膜的分子结构** 细胞膜的分子结构指膜中各化学成分的排列和组合形式,目前较公认的是"液态镶嵌模型学说"（类脂-球状蛋白质镶嵌模型）,即:膜的分子结构以液态的类脂双分子层为基本骨架,其中镶嵌着各种不同形式和功能的球状蛋白质（图1-1-3）,具有流动性和不对称性。

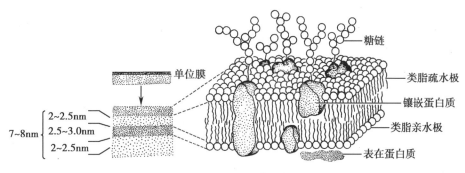

图1-1-3 生物膜结构

（三）细胞膜的功能

细胞膜的功能主要为:①维持细胞的一定构形。②构成细胞屏障,限制外界某些物质进入细胞,防止细胞内某些物质散失。③选择性地进行物质交换。④构成细胞支架。⑤与细胞识别、细胞粘连和细胞运动等有关。

二、细 胞 质

细胞质由基质、细胞器和内含物组成。

（一）基质

细胞基质是无定形的胶状物质,主要含有水、无机盐、糖类、脂类和蛋白类(包括多种酶)等,是细胞的内环境,也是某些物质代谢的场所。

（二）细胞器

细胞器是指悬浮于细胞基质内具有特定形态结构、执行一定生理功能的结构。光镜下,可见线粒体、高尔基复合体及中心体等。电镜下,还可见核糖体、内质网、溶酶体、微体及细胞骨架(微管、微丝、中间丝和微梁网格)等(图1-1-2 细胞电镜结构)。

1. **线粒体（mitochondria）**除成熟红细胞外,普遍存在于各种细胞中。光镜下,线粒体呈棒状或颗粒状。电镜下,呈长椭圆形,由内、外两层单位膜构成。外膜表面光滑,内膜比外膜稍薄,部分内膜内褶形成板状或管状结构,称线粒体嵴,其上有多种酶,这是线粒体的标志性结构。内、外膜之间的间隙称外腔,内膜内侧的间隙称内腔,内、外腔均充满基质。

线粒体的功能主要是通过氧化磷酸化作用产生能量,供给细胞进行各种生理活动需要,细胞能量的95%来自线粒体,故它是细胞的供能站。线粒体的数量和分布与细胞的种类和功能有关,一般代谢旺盛、耗能多的细胞,线粒体含量多,线粒体嵴密集而发达。

近年来研究发现,线粒体也含有 DNA 和 RNA 以及核糖体,说明线粒体能独立合成蛋白质,进行自我复制。

2. **核糖体（ribosome）**又称**核蛋白体**,呈颗粒状,直径为 15～25nm,主要由核糖核酸

（RNA）和蛋白质组成。核糖体以两种形式存在：一种游离于细胞质内称游离核糖体；另一种附着在内质网和外层核膜上称附着核糖体。两种核糖体均为细胞内合成蛋白质的场所，但合成的蛋白质功能不同。游离核糖体主要合成细胞的"内销性"结构蛋白质，供细胞本身代谢、生长和增殖使用。附着核糖体主要合成"外销性"输出蛋白质，通过胞吐作用向细胞外输出。

核糖体合成蛋白质不是单个进行的，而是多个附着在一条长的信使核糖核酸（mRNA）分子上，这种核糖体的聚合体称多聚核糖体，是核糖体合成蛋白质的结构单位。

3. **内质网**（endoplasmic reticulum）是由一层单位膜围成的囊状或小管状结构。在细胞质中纵横交错，互相沟通连接成网，根据其表面有无核糖体附着可分为粗面内质网和滑面内质网。

（1）**粗面内质网**：表面附着大量核糖体，后者是合成蛋白质的部位。大多为扁平囊状。

（2）**滑面内质网**：表面光滑，无核糖体附着。大多呈分支管状，有时小管排列非常紧密，电镜下，横断面呈现许多小泡，其不合成蛋白质，但功能更为复杂，且不同细胞功能不同。

两种内质网在不同细胞中多少不一致，有的粗面内质网多，有的滑面内质网多，有的两者兼有。内质网不仅本身彼此沟通，而且向外可与细胞质膜相连，向内可与外层核膜相续，在细胞中可与高尔基复合体相接，从而形成复杂的内膜系统，把细胞质分隔成若干不同区域，一方面给各种代谢过程提供了互不干扰的内部环境，另一方面又扩大了内膜系统的表面积，有利于各种生物化学反应的进行。

4. **高尔基复合体**（Golgi complex）几乎存在于所有细胞中。光镜下，呈网状结构，又称**内网器**。一般位于细胞核一侧，中心体附近。电镜下，可分为三部分，即扁平囊泡、小泡和大泡，故又称复合体，其壁均由一层单位膜构成。其中扁平囊泡是主体，是具有特征性的部分，常以 3~10 个相互连通的扁平囊泡平行排列而成，向一侧弯曲呈盘状。凹面向细胞表面称成熟面，凸面向细胞核称生成面。小泡位于扁平囊泡的生成面及两端，来自粗面内质网，数量较多。大泡位于扁平囊泡的成熟面，由扁平囊芽生而成，数量较少。

高尔基复合体与细胞的分泌功能和溶酶体的形成关系密切。粗面内质网合成的"外销性"蛋白质进入内质网腔后，在管腔盲端芽生形成转移小泡内携带着粗面内质网合成的蛋白质，该小泡移向高尔基复合体后即成为小泡，并入扁平囊，蛋白质在其中经过浓缩、加工和包装形成颗粒状分泌物质，再移至扁平囊泡成熟面，以芽生方式形成大泡。含有分泌颗粒的大泡与扁平囊分离形成分泌泡，向细胞表面移动，最后与细胞膜融合，通过胞吐作用把分泌物释放到细胞外。另外，高尔基复合体与溶酶体的形成有关。

5. **溶酶体**（lysosome）是由一层单位膜围成的小体，直径 0.25~0.8μm，普遍存在于各种细胞中，白细胞和巨噬细胞含量更多。溶酶体内含有多种酸性水解酶，具有极强的消化分解物质的能力，是细胞内消化器。同时还有清除有害异物、保护细胞的作用。溶酶体可分为三种，即初级溶酶体、次级溶酶体和残余体。

（1）**初级溶酶体**：是刚从高尔基复合体扁平囊形成的溶酶体，其内没有被消化的底物，是未执行消化活动的溶酶体。

（2）**次级溶酶体**：初级溶酶体与来自细胞内、外的物质融合后称次级溶酶体。根据其融合物质的来源不同分为吞噬溶酶体和自噬溶酶体，前者融合外源性物质，后者融合内源性物质。次级溶酶体中的酶具有活性，可在酸性溶液中分解蛋白质、核酸、类脂和糖类等，分解后的产物透过溶酶体膜扩散到细胞质内，供细胞本身需要。

（3）**残余体**又称终末溶酶体。次级溶酶体对被消化的底物消化分解后，常剩余一些不能消化的残余物，这种溶酶体称残余体。它可以排出细胞外，也可以积累在细胞内，如脂褐素颗粒。

6. **微体**(microbody) 又称**过氧化氢酶体**,是由一层单位膜包裹的卵圆形或圆形小体,直径 0.2～0.5μm,微体内有 20 种以上的酶,主要有过氧化氢酶、过氧化物酶和氧化酶等。过氧化氢酶能破坏对细胞有毒性的过氧化氢,防止细胞氧中毒,起保护作用。过氧化氢酶在各种细胞微体中均存在而且含量较高,可作为微体的特征性酶。有的微体有一致密的核心称核样体,它由平行排列的小管组成,是识别微体的重要标志。微体是细胞的防毒小体,普遍存在于各种细胞内,特别是在肝细胞、肾小管上皮细胞及支气管无纤毛上皮细胞内更为丰富。

7. **细胞骨架** 包括微管、微丝、中间丝和微梁网格,它们是细胞内的细丝状成分,构成细胞的结构网架。它不仅支撑维持细胞的各种形状,而且还能将分散的细胞器网罗起来,固定在一定位置上,使它们更好地执行各自的功能。另外还与细胞附着的稳定性、细胞表面局部的特化运动有关等。

(1) **微管**(microtubule):是一种中空圆柱状结构,直径约 25nm,管壁厚约 5nm。粗细均匀,无分支,一般直行或略弯曲。主要成分是微管蛋白,微管蛋白先串连成纤维状结构(原丝),再由 13 根原丝围成微管。微管是细胞的"胞质骨架",可维持细胞形状,还可作为某些颗粒物质或大分子在细胞内移动的"运行轨道"而起运输作用,也是构成纺锤体、纤毛、鞭毛和中心体的主要成分。

(2) **微丝**(microfilament):是一种实心丝状结构,直径 5～6nm,主要成分为肌动蛋白,又称**肌动蛋白丝**。微丝普遍存在于各种细胞内,特别在细胞周边部,于细胞膜下形成网。主要功能除对细胞起支持作用外,还与细胞的吞噬、微绒毛的收缩、细胞伪足的伸缩、细胞质的分裂、分泌颗粒的移动和排出、细胞器的移动以及肌细胞的收缩等有关。

(3) **中间丝**(intermediate filament):是一种实心细丝状结构,直径介于微管和微丝之间(8～10nm)。存在于大多数细胞内,上皮细胞中的张力原纤维、肌细胞 Z 膜处的连接蛋白丝以及神经细胞中的神经丝均属中间丝。

(4) **微梁网格**(microtrabecular lattice):是细胞基质中一种比中间丝更细的纤维,直径为 3～4nm。

8. **中心体**(centrosome) 为球形小体,其位置接近细胞中央。光镜下,中心体由中心粒和中心球构成,中心粒位于中心球中央部,呈颗粒状,中心球属细胞基质。在分裂间期的细胞中,中心体不易见到,但在细胞进行有丝分裂时特别明显。电镜下,中心粒是两个互相垂直的短筒状小体,其壁由 9 组微管构成,每一组又包括三个微管。中心体与细胞分裂期纺锤体形成及染色体移动有关。

(三) 内含物

它不是细胞器,而是一些代谢产物或细胞贮存的物质,如脂肪细胞的脂滴、肝细胞的糖原等。

三、细 胞 核

细胞核是细胞中最大的细胞器,是细胞遗传和代谢活动的控制中心,在细胞生命活动中起决定性作用。一个细胞常具有一个细胞核(红细胞除外),也有两个(如肝细胞)、几十个甚至几百个细胞核的细胞(如骨骼肌细胞)。细胞核的形状常与细胞形态相适应,一般为圆形或卵圆形,也有其他形状(如白细胞分叶核、马蹄形核等)。其大小差异较大,与细胞的体积有关,一般核与胞质之比为 1:3 或 1:4。其位置常位于细胞中央,也有的位于细胞一侧。其结构包括核膜、核仁、染色质(或染色体)及核基质等。

(一) 核膜

核膜(nuclear membrane)是包围在核表面的界膜,由内、外两层单位膜构成,两层膜间的腔隙称核周隙,外膜附有核糖体,且有时突向细胞质,与内质网互相连接,细胞有丝分裂期,核膜的消失与重建均与内质网的互相转化有关。核膜具有小孔,称核孔。功能旺盛的细胞,核孔数量增多。核孔有隔膜覆盖,核孔是细胞核与细胞质间进行物质交换的通道,并对物质交换具有调控作用。核膜包围染色质及核仁构成核内微环境,保证遗传物质的稳定性,有利于细胞核完成其各种生理功能(图1-1-4)。

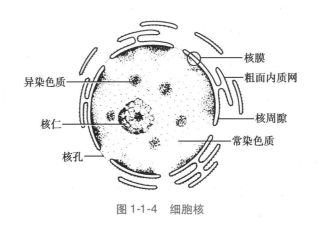

图 1-1-4　细胞核

(二)核仁

核仁(nucleolus)一般呈球形,无膜包被。其数量以一个多见,大小随细胞类型而异。主要成分是 RNA 和蛋白质。主要功能是加工和部分装配核糖体亚单位,是合成核糖体的场所。

(三)染色质与染色体

染色质(chromatin)与**染色体**(chromosome)主要成分是脱氧核糖核酸(DNA)和蛋白质。它由 8 个组蛋白分子构成核心,外绕约 140 个碱基对的一段 DNA 构成,这两种物质组成颗粒状结构,称核小体,是构成染色质与染色体的基本结构单位。

光镜下,染色质易被碱性染料着色,在细胞分裂间期,染色质分布不甚均匀。较稀疏,染色较淡的部分称常染色质;较浓缩,染色较深的部分称异染色质。在细胞进行有丝分裂时,染色质细丝螺旋盘曲缠绕成为具有特定形态结构的染色体,分裂结束后,染色体解除螺旋化,分散于核内,重新形成染色质。染色质与染色体为同一物质在细胞周期不同时期的不同表现形式。

染色体数目恒定,人体成熟的生殖细胞有 23 条染色体,称单倍体;人体体细胞有 46 条(23 对)染色体,称双倍体,其中常染色体 44 条,性染色体 2 条。常染色体男女相同,性染色体男性为 XY,女性为 XX。每条染色体由两条纵向排列的染色单体构成,两条染色单体连接处有纺锤丝附着,称着丝点。每种形态的染色体有两条(一对),它们分别来自双亲的对应染色体,故又称同源染色体,其基因序列相同。染色质或染色体为遗传物质的载体。

(四)核基质与核内骨架

核基质与核内骨架是细胞核内的一种黏稠性液体,其成分为水、蛋白质、无机盐和酸性蛋白质等。其中酸性蛋白质组成核内骨架,并与细胞骨架密切相关,细胞骨架纤维可直接穿越核孔成为核内骨架的组成部分。核内骨架对核孔、核仁及染色质起支持作用,同时可能对核仁、染色质有定位和调整作用,以利于复制。

第二节　细胞增殖及细胞增殖周期

细胞增殖是机体生长发育的基础,是通过细胞分裂的形式实现的,细胞分裂包括无丝分裂、有丝分裂和减数分裂。无丝分裂在人类较少见,减数分裂是形成生殖细胞的方式,体细胞数量的增加及更新,主要通过有丝分裂完成,有丝分裂具有一定的周期性。

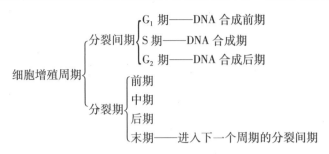

细胞增殖周期
- 分裂间期
  - G_1 期——DNA 合成前期
  - S 期——DNA 合成期
  - G_2 期——DNA 合成后期
- 分裂期
  - 前期
  - 中期
  - 后期
  - 末期——进入下一个周期的分裂间期

一、细胞增殖周期

细胞增殖周期指连续进行有丝分裂的细胞,从上一次细胞分裂结束,到下一次细胞分裂结束时的一个周期过程称细胞增殖周期,简称**细胞周期**(cell cycle)。细胞周期可分为两个阶段:分裂间期和分裂期,分裂间期以细胞内部 DNA 合成为中心,分为 DNA 合成前期(G_1期)、DNA 合成期(S 期)和 DNA 合成后期(G_2期),三期中 DNA 合成期最为关键。分裂期(M 期)依染色体的形成变化过程,分为前、中、后、末四期。

细胞周期中各期所需时间不同,正常情况下 M 期最短,G_1期较长,整个周期平均为 9 ~ 24h(图 1-1-5)。

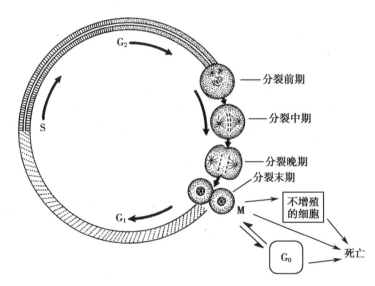

图 1-1-5 细胞周期示意图

二、分裂间期细胞特点

(一) DNA 合成前期(G_1期)

本期从上一个细胞周期完成后开始,迅速合成 RNA 和蛋白质,细胞体积显著增大。此期细胞物质代谢活跃,其意义在于为 S 期的 DNA 复制作好物质和能量准备。此期出现 3 种细胞:①增殖细胞:能及时从 G_1 期进入 S 期,并保持旺盛的分裂能力;②休止细胞(G_0期):进入 G_1 期后不立即转入 S 期,在需要时,如损伤、手术等,才进入 S 期继续增殖;③不增殖细胞:失去分裂能力,终身处于 G_1 期,最后通过分化、衰老至死亡。

(二) DNA 合成期(S 期)

此期主要特征是复制 DNA,使其含量增加一倍,保证分裂成的两个子细胞 DNA 含量不变。

（三）DNA 合成后期（G₂ 期）

此期 DNA 合成终止,但合成少量 RNA 和蛋白质,主要是为 M 期作准备。

三、分裂期细胞特点

细胞在 G₂ 期完成了分裂前的准备后进入分裂期,此期有明显的形态变化,主要表现在染色体的形成过程,根据染色体的变化将分裂期分为前期、中期、后期和末期(图 1-1-6)。

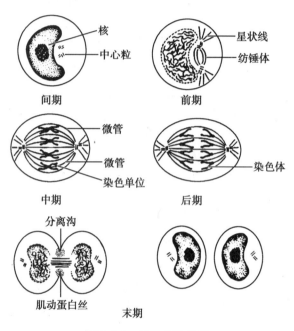

图 1-1-6　细胞有丝分裂

（一）前期

染色质细丝螺旋化,开始形成具有一定形态和数量的染色体。中心粒复制成双,向细胞两极移动,纺锤体开始出现,核膜、核仁逐渐消失。

（二）中期

核膜、核仁消失,染色体已移到细胞中央,每条染色体已纵裂为两条染色单体,但仍有着丝点相连。两个中心粒分别移到细胞两极,有微管束与染色体着丝点相连构成纺锤体。

（三）后期

纺锤体微管收缩,两染色单体分离,并移向细胞两极,全部染色体分成相等的两群,分别集聚于两极。同时,细胞拉长,细胞中部的细胞膜下环形微丝收缩,该部细胞逐渐缩窄。

（四）末期

染色体解除螺旋化,重新形成染色质。核膜、核仁重新出现。细胞中部继续缩窄,完全分裂为两个子细胞。

在细胞周期中,分裂间期的主要生理意义是合成 DNA,复制两套遗传信息。而分裂期是通过染色体的形成、纵裂和移动,把两套遗传信息准确地平分到两个子细胞中去,使子细胞具有母细胞相同的染色体,使遗传特性一代一代地传下去,保持遗传的稳定性。

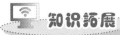

走向异常的细胞——癌细胞

　　癌细胞与正常细胞相比不同点主要有：形态上细胞核一般比正常细胞大，形状不规则，核仁变大；癌细胞的有丝分裂常呈多极分裂，在一个分裂细胞中出现多个纺锤体，产生3~5个甚至更多的细胞；细胞表面发生变化，膜糖脂或糖蛋白的糖链残缺不全，因而癌细胞可以在人体内到处游走，进入各种组织、器官，即转移。癌细胞对不良环境有较强的抵抗力，在正常细胞不能生活的条件下，癌细胞常能生存下去。在体外培养中，只要保持适宜的环境，癌细胞可以长期繁殖。

（牟兆新　邓香群）

 思考题

1. 试述细胞膜的结构。
2. 叙述各种细胞器的形态、结构和功能。
3. 试述细胞有丝分裂周期。

第二章 基本组织

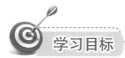

学习目标

掌握:1. 被覆上皮的分类和分布;外分泌腺和内分泌腺的区别
　　　2. 疏松结缔组织细胞和纤维的结构特点及主要功能
　　　3. 血细胞的结构特点及主要功能
　　　4. 三种肌组织的光镜结构特点
　　　5. 神经元的结构;突触的概念及化学性突触的结构
理解:1. 上皮组织的特点;上皮细胞的特殊结构及主要功能
　　　2. 结缔组织的特点;固有结缔组织的分类
　　　3. 骨密质结构
　　　4. 神经胶质细胞的分类及主要功能;有髓神经纤维的结构
了解:1. 外分泌腺的分类
　　　2. 致密结缔组织、脂肪组织和网状组织
　　　3. 软骨组织和骨组织的结构
　　　4. 造血干细胞、造血祖细胞及血细胞发生变化规律
　　　5. 骨骼肌与心肌纤维的超微结构
　　　6. 神经末梢的分类、结构与主要功能

组织由细胞和细胞外基质(细胞间质)组成,是构成机体器官的基本成分。根据组织的结构和功能特点,分为上皮组织、结缔组织、肌组织和神经组织,称**基本组织**(fundamental tissue)。

第一节　上皮组织

上皮组织(epithelia tissue)简称上皮,由大量排列密集的细胞和少量的细胞外基质组成。其特征是:①细胞多,排列紧密,细胞外基质少。②细胞具有极性:一面朝向体表或有腔器官的腔面,称游离面;另一面借基膜与深层的结缔组织相连,称基底面。③上皮组织内一般无血管,所需营养由深层结缔组织中的血管供给。④上皮组织内有丰富的神经末梢,可感受各种刺激。上皮组织主要分为被覆上皮和腺上皮两大类。

一、被覆上皮

被覆上皮(covering epithelium)覆盖在人体外表及衬贴于体内管、腔、囊的腔面,主要有保护和吸收功能。

根据细胞的层数和细胞(或表层细胞)在垂直切面的形态,对被覆上皮进行分类和命名

（表1-2-1）。

表1-2-1 被覆上皮的类型和主要分布

单层上皮	单层扁平上皮	内皮：心、血管及淋巴管的腔面
		间皮：胸膜、腹膜及心包膜的表面
		其他：肺泡和肾小囊壁层等上皮
	单层立方上皮：甲状腺滤泡及肾小管上皮等	
	单层柱状上皮：胃、肠和子宫等腔面	
	假复层纤毛柱状上皮：呼吸道等腔面	
复层上皮	复层扁平上皮	角化：皮肤的表皮
		未角化：口腔、食管和阴道等腔面
	变移上皮：肾盏、肾盂、输尿管及膀胱等腔面	

1. **单层扁平上皮**（simple squamous epithelium）由一层扁平细胞组成。表面观：细胞为多边形，边缘呈锯齿状，互相嵌合；核椭圆形，位于细胞中央。垂直切面观：核扁，胞质很薄，含核部分略厚（图1-2-1）。内衬于心、血管和淋巴管腔面者，称**内皮**（endothelium），游离面光滑，利于血液或淋巴流动；分布在心包膜、胸膜和腹膜表面者，称**间皮**（mesothelium），能分泌少量浆液，使游离面润滑，便于内脏器官活动。此外，该上皮还分布于肺泡和肾小囊壁层等处。

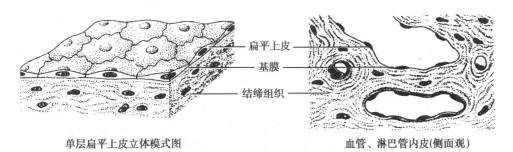

单层扁平上皮立体模式图　　　　　血管、淋巴管内皮（侧面观）

图1-2-1 单层扁平上皮

2. **单层立方上皮**（simple cuboidal epithelium）由一层立方形细胞组成。表面观：细胞呈多边形。垂直切面观：细胞呈正方形，核圆，位于中央（图1-2-2）。单层立方上皮主要分布于甲状腺滤泡、肾小管等处，有分泌和吸收功能。

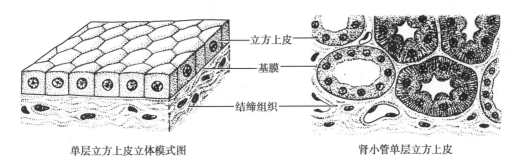

单层立方上皮立体模式图　　　　　肾小管单层立方上皮

图1-2-2 单层立方上皮

3. **单层柱状上皮**（simple columnar epithelium）由一层柱状细胞组成。表面观：细胞呈多角形。垂直切面观：细胞呈长方形，核长椭圆形，多位于细胞近基底部（图1-2-3）。单层柱状上皮主要分布于胃、肠黏膜和子宫内膜等处，大多有吸收和分泌功能。在小肠和大肠的柱状细胞之间散在有杯状细胞（图1-2-3）。杯状细胞形似高脚酒杯，底部狭窄，含深染的胞核，

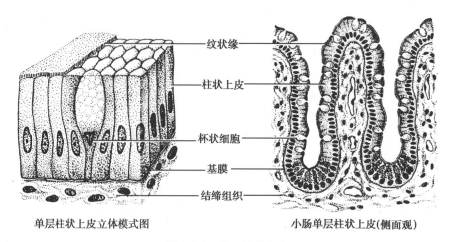

图 1-2-3　单层柱状上皮

顶部膨大,充满分泌颗粒,可分泌黏液,有润滑和保护上皮的作用。

4. **假复层纤毛柱状上皮**(pseudostratified ciliated columnar epithelium)由柱状细胞、杯状细胞、梭形细胞和锥体形细胞组成。柱状细胞最多,游离面有纤毛。上皮细胞形态不同、高低不一,只有柱状细胞和杯状细胞的顶端达游离面,胞核的位置不在同一平面,垂直切面观貌似复层上皮,但每个细胞的基底面都附着在基膜上,故实为单层上皮(图 1-2-4)。此种上皮主要分布在呼吸道黏膜,有保护和分泌功能。

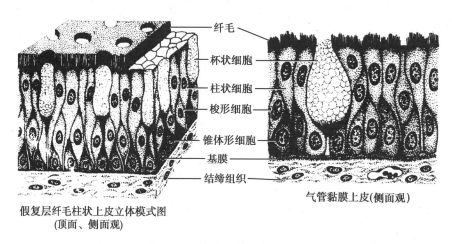

图 1-2-4　假复层纤毛柱状上皮

5. **复层扁平上皮**(stratified squamous epithelium)由多层细胞组成。基底层为一层低柱状或立方形细胞,较幼稚,具有旺盛的分裂增殖能力,以补充表层衰老或损伤脱落的细胞;中间层由深至浅为多边形和梭形细胞;表层为数层扁平鳞状细胞,故此上皮又称复层鳞状上皮(图 1-2-5)。上皮与深部结缔组织的连接面凹凸不平,使二者之间的接触面积增加,既保证了上皮组织的营养供应,又使连接更加牢固。在最表层形成角化层者,称角化的复层扁平上皮,分布于皮肤;不形成角化层者,称未角化的复层扁平上皮(图 1-2-6),分布于口腔、食管和阴道黏膜。复层扁平上皮具有很强的机械性保护作用,受损伤后有很强的再生修复能力。

6. **变移上皮**(transitional epithelium)由多层细胞组成。主要分布在肾盂、输尿管和膀胱等处。细胞层数和形状可随所在器官容积的大小而改变。如膀胱空虚缩小时,上皮变厚,细胞层数变多,此时表层细胞呈大立方形,胞质丰富,有的细胞含双核,可覆盖中间层数个细胞,称盖细胞(图 1-2-7);膀胱充盈扩张时,上皮变薄,细胞层数减少,形状变扁(图 1-2-8)。

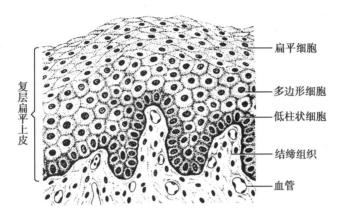

扁平细胞
多边形细胞
低柱状细胞
复层扁平上皮
结缔组织
血管

图 1-2-5 非角化的复层扁平上皮（食管）

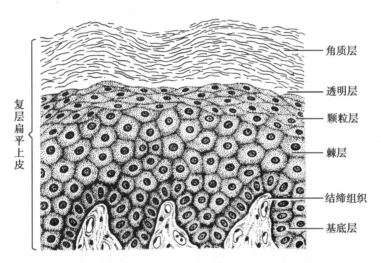

角质层
透明层
颗粒层
棘层
复层扁平上皮
结缔组织
基底层

图 1-2-6 角化的复层扁平上皮（皮肤）

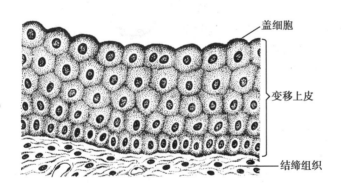

盖细胞
变移上皮
结缔组织

图 1-2-7 变移上皮（膀胱空虚时）

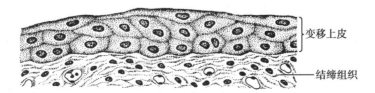

变移上皮
结缔组织

图 1-2-8 变移上皮（膀胱充盈时）

笔记

19

二、腺上皮和腺

以分泌功能为主的上皮,称**腺上皮**(glandular epithelium);以腺上皮为主要成分构成的器官,称**腺**(gland)。

(一)外分泌腺和内分泌腺

腺体有导管,分泌物经导管排至体表或器官腔内,称**外分泌腺**(exocrine gland),如汗腺和唾液腺等。腺体无导管,分泌物(主要是激素)释放入血液或淋巴中,运送至作用部位,称**内分泌腺**(endocrine gland),如甲状腺和肾上腺等。本章只介绍外分泌腺的一般结构。

(二)外分泌腺的结构

外分泌腺由分泌部和导管组成(图1-2-9)。

1. **分泌部** 也称腺泡,一般由一层腺细胞围成,中央有腺腔。根据分泌物性质不同,腺泡分为浆液性腺泡、黏液性腺泡和混合性腺泡(图1-2-9)。

2. **导管** 与分泌部相连,由单层或复层上皮围成。导管的主要功能是输送分泌物,但有些导管上皮还有吸收和分泌作用。

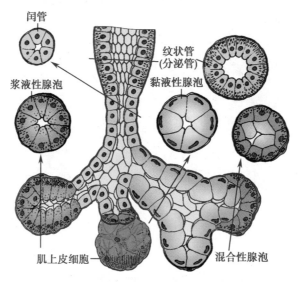

图1-2-9 外分泌腺的形态

三、上皮组织的特殊结构

由于功能的需要,在上皮细胞的游离面、侧面和基底面常形成一些特殊结构。

(一)游离面

1. **微绒毛**(microvillus)指上皮细胞游离面细胞膜和细胞质共同伸出的细小指状突起,电镜下才能清楚辨认,胞质内含有纵行排列的微丝(图1-2-10)。微绒毛扩大了细胞的表面积,有利于细胞吸收。在吸收功能活跃的上皮细胞,如小肠和肾近端小管上皮的游离面有密集排列的微绒毛,在光镜下呈纵纹状,称纹状缘(图1-2-3)或刷状缘。

2. **纤毛**(cilium)是上皮细胞游离面细胞膜和细胞质共同伸出的能摆动的较长突起,光镜下可清晰分辨(图1-2-4)。胞质内为纵向排列的微管。纤毛可定向摆动,呼吸道上皮表面的纤毛可通过摆动清除分泌物及表面附着的灰尘、细菌等异物;输卵管上皮细胞表面的纤毛摆动有助于卵子及受精卵的运输。

(二)侧面

上皮细胞排列紧密,在相邻面形成特殊构造的细胞连接(图1-2-10)。

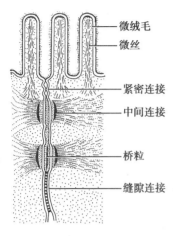

图 1-2-10 单层柱状上皮
细胞间的连接

（图中标注：微绒毛、微丝、紧密连接、中间连接、桥粒、缝隙连接）

1. **紧密连接**（tight junction）常呈箍状环绕于上皮细胞靠近游离面处。相邻上皮细胞质膜外层间断性融合，细胞间隙消失。紧密连接除有机械性的连接作用外，还有封闭细胞间隙形成屏障，从而保持机体内环境稳定的作用。

2. **中间连接**（intermediate junction）位于紧密连接深部。相邻细胞的间隙内充满丝状物质，胞质面附有致密物和细丝。此种连接具有黏着、保持细胞形状和传递细胞收缩力的作用。

3. **桥粒**（desmosome）位于中间连接深部。连接区细胞间隙内充满丝状物质，中央形成 1 条致密的中间线；胞质面有致密物质构成的附着板，胞质中的张力丝附着于板上，并常折成袢状返回胞质。桥粒是一种很牢固的细胞连接，在易受机械性刺激和摩擦的复层扁平上皮中多见。

在某些上皮细胞的基底面形成桥粒一半的结构，称半桥粒，将上皮细胞固着于基膜上。

4. **缝隙连接**（gap junction）又称通讯连接。连接处细胞间隙很窄，相邻细胞质膜间有许多小管通连，借此传递化学信息和电冲动。

上述细胞连接，不但存在于上皮细胞间，也可见于其他组织的细胞间。当有两种或两种以上的细胞连接同时存在时，称**连接复合体**（junctional complex）。

（三）基底面

1. **基膜**（basement membrane）是上皮组织基底面与深部结缔组织之间的一层薄膜（图 1-2-11），由上皮和其深面的结缔组织共同产生。基膜有连接和支持作用，并具有半透膜性质，有利于上皮细胞与深部结缔组织进行物质交换。

2. **质膜内褶**（plasma membrane infolding）由上皮细胞基底面的质膜向细胞内凹陷形成（图 1-2-11）。该结构可以扩大细胞基底面的面积，有利于水和电解质的转运。在质膜内褶周围的胞质内常见许多纵向排列的线粒体，为转运供能。

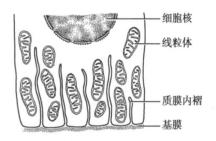

图 1-2-11 质膜内褶和基膜

（图中标注：细胞核、线粒体、质膜内褶、基膜）

第二节 结 缔 组 织

结缔组织（connective tissue）由细胞和细胞外基质组成。结缔组织的特点为：①细胞数量少、种类多，细胞无极性，分散于细胞外基质中；②细胞外基质多，由纤维、基质和组织液构成；③不直接与外环境接触，称内环境组织；④具有支持、连接、充填、营养、保护、修复和防御等功能；⑤结缔组织起源于胚胎时期的间充质；⑥结缔组织分布很广泛且形式多样。其分类如下（表 1-2-2）：

表 1-2-2 结缔组织的分类

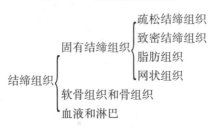

（分类结构：
结缔组织
├ 固有结缔组织
│　├ 疏松结缔组织
│　├ 致密结缔组织
│　├ 脂肪组织
│　└ 网状组织
├ 软骨组织和骨组织
└ 血液和淋巴）

笔记

一、固有结缔组织

固有结缔组织（connective tissue proper）即通常所说的结缔组织，根据结构和功能又分为疏松结缔组织、致密结缔组织、脂肪组织和网状组织。

（一）疏松结缔组织

疏松结缔组织（loose connective tissue），又称蜂窝组织，特点是细胞种类较多，纤维数量少，排列稀疏（图 1-2-12）。广泛分布于各种细胞、组织和器官之间。

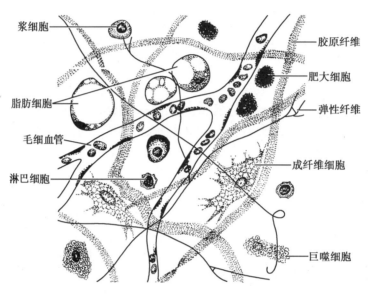

图 1-2-12　疏松结缔组织铺片模式图

1. **细胞**　疏松结缔组织的细胞种类较多，包括成纤维细胞、巨噬细胞、浆细胞、肥大细胞、脂肪细胞、未分化间充质细胞和白细胞。

（1）**成纤维细胞**（fibroblast）：数量最多。细胞呈扁平多突起形；胞核较大，着色浅，核仁明显；胞质弱嗜碱性，HE 染色标本上细胞轮廓不清。电镜下，胞质内有丰富的粗面内质网、游离核糖体和发达的高尔基复合体等（图 1-2-13）。该细胞合成和分泌的蛋白质，形成结缔组织的各种纤维和基质。

成纤维细胞处于功能静止状态时，称**纤维细胞**（fibrocyte）（图 1-2-13）。细胞较小，呈长梭形，核小色深，胞质弱嗜酸性。当机体需要时，纤维细胞可再转化为成纤维细胞。

（2）**巨噬细胞**（macrophage）：分布广泛，包括功能活跃游走的巨噬细胞和定居的巨噬细胞，后者又称**组织细胞**（histocyte）。游走的巨噬细胞可伸出伪足而呈不规则形；胞质丰富，嗜酸性，胞质内常见吞噬的异物或空泡；核小，深染。电镜下，细胞表面有许多皱褶和微绒毛，胞质内含大量溶酶体、吞噬体、吞饮小泡和残余体等（图 1-2-14）。巨噬细胞具有强大的吞噬功能，吞噬和清除异物和衰老的细胞；能捕获、处理和呈递抗原，参与和调节免疫应答；分泌溶菌酶、补体和细胞因子等多种生物活性物质。

（3）**浆细胞**（plasma cell）：呈圆形或卵圆形；核圆形，多偏于细胞一侧，异染色质呈块状附于核膜，呈辐射状排列；胞质丰富，嗜碱性，核旁有一浅染区。电镜下，胞质内含大量平行排列的粗面内质网和游离核糖体，高尔基复合体发达（图 1-2-15）。浆细胞来源于 B 细胞，在抗原刺激下，增殖、分化为浆细胞。浆细胞合成和分泌免疫球蛋白，即抗体，参与体液免疫应答。

（4）**肥大细胞**（mast cell）：较大，呈圆形或卵圆形；核小而圆，多位于中央；胞质内充满

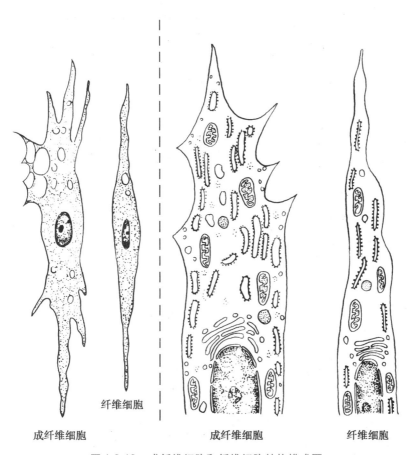

纤维细胞

成纤维细胞   成纤维细胞   纤维细胞

图 1-2-13 成纤维细胞和纤维细胞结构模式图

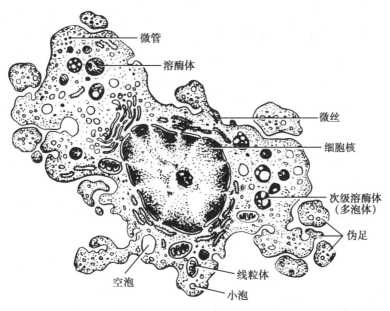

图 1-2-14 巨噬细胞超微结构模式图

粗大的异染性颗粒。电镜下,胞质内含粗面内质网、高尔基复合体和大量的膜包颗粒(异染性颗粒)(图 1-2-16)。颗粒内含有肝素、组胺、嗜酸性粒细胞趋化因子等,胞质中含有白三烯。肥大细胞主要参与机体的过敏反应,在过敏原的刺激下,释放颗粒内容物(脱颗粒)及白三烯。组胺和白三烯可使毛细血管及微静脉通透性增加,血浆蛋白和液体渗出,导致组织水

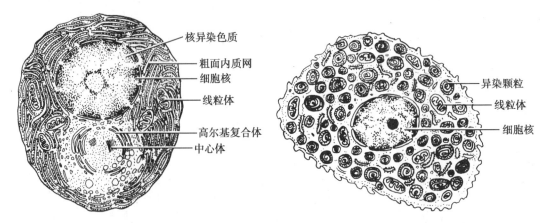

图 1-2-15　浆细胞超微结构模式图　　　　图 1-2-16　肥大细胞超微结构模式图

肿,形成荨麻疹;还可使呼吸道黏膜水肿和细支气管平滑肌痉挛,造成通气不畅,引发哮喘。

（5）**脂肪细胞（fat cell）**:体积大,呈圆球形或相互挤压成多边形;胞质内充满脂滴;核呈扁圆形,连同部分胞质位于细胞一侧,呈新月形。在 HE 染色标本中,脂滴被溶解,细胞呈空泡状。脂肪细胞能合成、贮存脂肪,并参与脂类代谢。

（6）**未分化的间充质细胞（undifferentiated mesenchymal cell）**:是分化程度较低、仍保持着分化潜能的干细胞。形态与成纤维细胞相似,在 HE 染色标本上不易辨认。在炎症及创伤修复时可增殖分化为平滑肌、内皮细胞、成纤维细胞和脂肪细胞等。

（7）**白细胞**:血液内的白细胞常以变形运动穿出毛细血管和微静脉,游走至疏松结缔组织内,行使防御功能。

2. 细胞外基质　疏松结缔组织内的细胞外基质多,包括纤维、基质和不断更新的组织液。

（1）**纤维**:位于基质内,分为 3 种。

1）**胶原纤维（collagenous fiber）**:数量最多,新鲜时呈乳白色,又称白纤维。HE 染色标本中染成粉红色。胶原纤维粗细不等,呈波浪状,有分支并交织成网（图 1-2-12）。胶原纤维由胶原原纤维粘合而成。电镜下,胶原原纤维有明暗相间的周期性横纹（图 1-2-17）。胶原纤维的韧性和抗拉性强,弹性较差。

2）**弹性纤维（elastic fiber）**:数量比胶原纤维少,新鲜时呈黄色,又称黄纤维。HE 染色标本中不易着色,折光性较强,不易与胶原纤维区分,可用特殊染色法显示（如被醛复红染成蓝紫色或被地衣红染成棕褐色）。弹性纤维较细,有分支并互相交织成网（图 1-2-12）。弹性纤维富于弹性,但韧性差,与胶原纤维交织在一起,使疏松结缔组织既有弹性又有韧性。

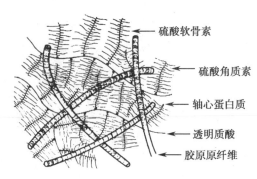

图 1-2-17　分子筛结构模式图

3）**网状纤维（reticular fiber）**:纤细,分支多,交织成网（图 1-2-19）。HE 染色标本中不着色。可被银盐染为黑褐色,又称嗜银纤维。网状纤维主要分布在网状组织,也分布在结缔组织与其他组织的交界处。

（2）**基质（ground substance）**:是一种无定形的胶状物质。其化学成分主要为蛋白多糖和水。蛋白多糖是蛋白质和多糖结合成的复合物,多糖分子数量多,其中以透明质酸为

笔记

24

主。蛋白多糖复合物的立体构型形成有许多微孔隙的分子筛,小于孔隙的水和溶于水的营养物、代谢产物、激素、气体分子等可以通过;大于孔隙的物质,如细菌、异物等不能通过,使基质成为限制细菌扩散的防御屏障。溶血性链球菌和癌细胞等能分泌透明质酸酶,溶解透明质酸,使屏障解体,致使感染扩散,或造成肿瘤浸润和扩散。

（3）**组织液**(tissue fluid) :毛细血管动脉端血浆中的小分子物质和水渗入基质中形成组织液,再经毛细血管静脉端或毛细淋巴管返回血液,组织液循环更新,利于细胞通过组织液进行物质交换,成为细胞和组织赖以生存的内环境。当组织液的渗出、回流发生障碍时,基质中的组织液含量可增多或减少,临床上称水肿或脱水。

📶 知识拓展

成纤维细胞和创伤修复

在创伤修复的过程中,成纤维细胞大量增生,合成和分泌胶原蛋白、弹性蛋白,产生胶原纤维、弹性纤维和网状纤维,也合成和分泌糖胺多糖和糖蛋白等基质成分,从而进行组织修复。成纤维细胞合成的胶原蛋白,先聚合成胶原原纤维,进而集合成胶原纤维。而缺氧、缺少维生素 C 和 Fe^{2+} 等,都会影响胶原蛋白的合成,从而影响到创伤愈合。因此,在大的创伤和手术后的护理中,应该嘱咐病人多吃富含维生素 C 的食物,如猕猴桃、柑橘等。

（二）致密结缔组织

致密结缔组织(dense connective tissue) 以纤维为主要成分,纤维粗大,排列致密,细胞和基质成分很少,以支持和连接为主要功能。依据纤维的性质和排列方式分为:①不规则致密结缔组织:主要见于真皮、硬脑膜、巩膜及内脏器官的被膜等处,特点是方向不一的粗大胶原纤维彼此交织成致密的板层结构,纤维的走向与承受机械力学作用的方向相适应。②规则致密结缔组织:主要构成肌腱和腱膜,密集的胶原纤维沿着受力方向平行排列成束。③弹性组织:以弹性纤维为主,粗大的弹性纤维平行排列成束,如项韧带和黄韧带,以适应脊柱运动;或交织成膜状,如弹性动脉的中膜,可缓冲血流压力。

（三）脂肪组织

脂肪组织(adipose tissue) 由大量脂肪细胞聚集而成,被疏松结缔组织分隔成许多脂肪小叶(图 1-2-18) 。脂肪细胞主要分布于皮下、网膜和系膜等处,是机体最大的贮能库,参与能量代谢,并能产生热量、维持体温,以及有缓冲保护和支持填充等作用。

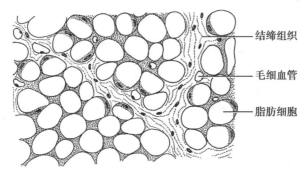

图 1-2-18 脂肪组织模式图

（四）网状组织

网状组织(reticular tissue) 由网状细胞、网状纤维和基质构成(图 1-2-19) 。网状细胞呈星状,突起彼此互相连接;核大,染色浅,核仁明显;胞质呈弱嗜碱性。网状纤维沿网状细胞分布,共同构成支架,为淋巴细胞发育和血细胞发生提供适宜的微环境,是淋巴组织和造血组织的基本组织成分。

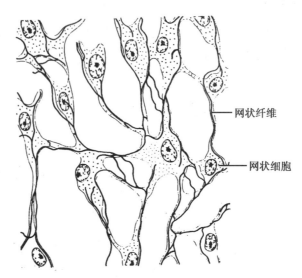

图 1-2-19 网状组织模式图

二、软骨组织与软骨

软骨(cartilage)是一种器官,由软骨组织及周围的软骨膜构成。软骨较硬略有弹性,有一定的支持和保护作用。

(一)软骨组织

软骨组织(cartilage tissue)为固态的结缔组织,由软骨细胞和软骨基质构成。

1. **软骨细胞**(chondrocyte)靠近软骨表面的是幼稚细胞,体积小,呈扁圆形,单个存在。愈向软骨中央,细胞愈成熟,体积逐渐增大,呈圆形或椭圆形,胞质丰富,弱嗜碱性。软骨细胞有形成纤维和基质的功能。软骨细胞位于基质中,其所占据的空间称软骨陷窝(图 1-2-20)。陷窝周围的基质染色深,称软骨囊。软骨中央常见 2~8 个软骨细胞同处在一个软骨陷窝内,它们由一个软骨细胞分裂而来,称同源细胞群。

2. **软骨基质** 即软骨细胞分泌的细胞外基质,由纤维和基质组成。基质的主要成分为蛋白多糖和水。其中蛋白多糖的含量较多,使基质呈凝胶状。纤维埋于基质中,使软骨具有一定的韧性和弹性;纤维的种类及含量因软骨类型而异。

(二)软骨膜

除关节软骨外,软骨组织表面被覆薄层软骨膜。软骨膜为致密结缔组织,主要起保护和营养作用。

(三)软骨的类型

根据软骨基质中所含纤维成分的不同,分为透明软骨、纤维软骨和弹性软骨。

1. **透明软骨**(hyaline cartilage)分布较广,包括呼吸道软骨、关节软骨和肋软骨等。透明软骨基质较丰富,含大量水分,使透明软骨新鲜时呈半透明状。基质中含胶原原纤维,由于纤维很细,且折光率与基质相似,故在 HE 染色切片上不能分辨(图 1-2-20)。

2. **纤维软骨**(fibrous cartilage)分布于椎间盘、关节盘及耻骨联合等处。结构特点为基质很少,内含大量平行或交错排列的胶原纤维束,软骨细胞较小而少,成行分布于胶原纤维束之间(图 1-2-21)。

3. **弹性软骨**(elastic cartilage)分布于耳郭、会厌等处,结构与透明软骨相似,基质内为

笔记

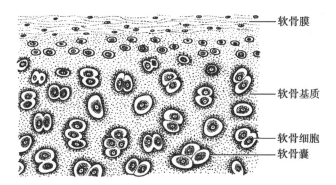

图 1-2-20 透明软骨结构模式图

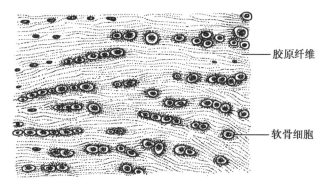

图 1-2-21 纤维软骨结构模式图

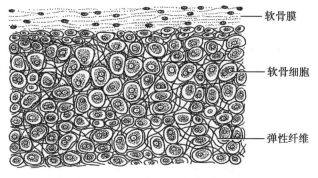

图 1-2-22 弹性软骨结构模式图

大量交织成网的弹性纤维(图1-2-22),特点为弹性大。

三、骨组织与骨

骨主要由骨组织、骨膜及骨髓等构成。

(一)骨组织的结构

骨组织(osseous tissue)由细胞和钙化的细胞外基质(骨基质)构成,是坚硬而有一定韧性的结缔组织。

1. **骨基质** 简称骨质,由有机成分和无机成分组成。有机成分包括大量胶原纤维和少量无定形基质。无定形基质主要成分是蛋白多糖及其复合物,具有粘合胶原纤维的作用。有机成分使骨质具有韧性。无机成分又称骨盐,使骨质坚硬,主要为羟基磷灰石结晶。骨盐沉着于呈板层状排列的胶原纤维上,形成坚硬的板状结构,称**骨板**(bone lamella)。同层骨板内的纤维相互平行,相邻骨板的纤维相互垂直,有效地增强了骨的支持力。

2. **骨组织的细胞** 包括骨祖细胞、成骨细胞、骨细胞及破骨细胞(图1-2-23)。

(1) **骨祖细胞**(osteoprogenitor cell):是一种干细胞,位于骨外膜和骨内膜贴近骨质处。细胞小,呈梭形,胞质弱嗜酸性。当骨组织生长或改建时,骨祖细胞能增殖分化为成骨细胞。

(2) **成骨细胞**(osteoblast):分布在骨组织表面。呈立方形或矮柱状,核大而圆,胞质嗜碱性。电镜下,胞质内含大量粗面内质网和发达的高尔基复合体。成骨细胞产生胶原纤维和基质,形成**类骨质**(osteoid);有骨盐沉积后类骨质钙化为骨基质。成骨细胞被埋于骨基质中,转变为骨细胞。

(3) **骨细胞**(osteocyte):分散排列于骨板内或骨板间。有许多细长突起,胞体小,呈扁椭圆形,胞体所在的腔隙称**骨陷窝**,突起所在的腔隙称**骨小管**。骨小管彼此通连,相邻骨细胞突起之间有缝管连接。骨陷窝和骨小管内含有组织液,骨细胞从中得到营养并排出代谢产物。

(4) **破骨细胞**(osteoclast):散在分布于骨组织表面。数量较少,由多个单核细胞融合而成,胞体大,含2~50个细胞核,胞质嗜酸性。电镜下,细胞贴近骨基质的一侧有许多不规则的微绒毛,称皱褶缘,基部胞质含大量溶酶体和吞饮泡。破骨细胞有溶解和吸收骨基质的作用。

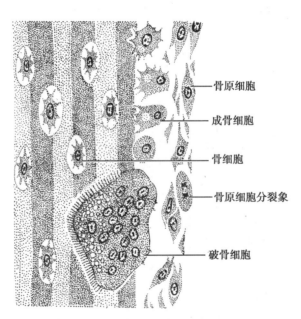

骨原细胞

成骨细胞

骨细胞

骨原细胞分裂象

破骨细胞

图1-2-23 骨组织的各种细胞

(二)长骨的结构

长骨由骨松质、骨密质、骨膜、关节软骨及血管、神经等构成。

1. **骨松质**(spongy bone)多分布于长骨的骺部,是由大量针状或片状的骨小梁相互连接而成的多孔隙网架结构,网眼中充满红骨髓。

2. **骨密质**(compact bone)多分布于长骨骨干处,根据骨板排列方式的不同,分为4种骨板。

(1) **环骨板**(circumferenitial lamella):环行排列于骨干的外周面及骨髓腔面,分别称外环骨板和内环骨板(图1-2-24)。外环骨板较厚而整齐,有10~20层;内环骨板较薄且不整齐。内、外环骨板均有横向穿行的管道,称穿通管,内含血管、神经等。

(2) **哈弗斯系统**(Haversian system):又称**骨单位**(osteon),位于内、外环骨板之间,

笔记

呈长筒状,是骨密质的主要结构单位(图1-2-24)。骨单位中轴为纵行的中央管,又称哈弗斯管;其周围是10~20层同心圆排列的哈弗斯骨板。哈弗斯管与穿通管相通,是血管和神经的通道。

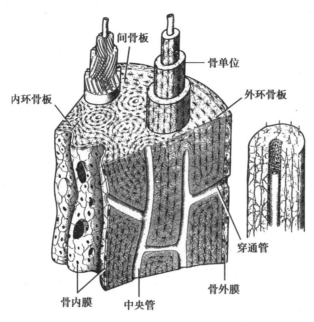

图 1-2-24　骨密质立体结构模式图

(3) **间骨板**(interstitial lamella):是充填在骨单位间或骨单位与环骨板之间的一些不规则骨板(图1-2-24),是骨生长和改建过程中骨单位或环骨板未被吸收的残留部分。

3. **骨膜**　除关节面以外,骨的外表面被覆骨外膜。骨外膜分两层:外层主要是粗大的胶原纤维束,有些纤维可横向穿入外环骨板,称穿通纤维,有固定骨膜的作用;内层疏松,含骨祖细胞,其有造骨功能。在骨髓腔面、骨小梁的表面、中央管及穿通管的内表面衬有薄层的结缔组织膜,其纤维细而少,富含细胞及血管,称骨内膜。骨膜对骨的生长和骨折修复有重要作用,临床上处理骨折时,应尽可能保存骨膜,以利于骨的修复。

(三)骨的发生

骨的发生包括膜内成骨和软骨内成骨。

1. **膜内成骨**　在将要成骨的部位,间充质首先分化为原始结缔组织膜,其中的间充质细胞分化为骨祖细胞,后者分化为成骨细胞。成骨细胞合成和分泌类骨质,被包埋其中,成为骨细胞,钙盐沉积类骨质形成骨基质,然后在此膜内成骨。额骨、顶骨、枕骨、锁骨等扁骨和不规则骨以此种方式形成。

2. **软骨内成骨**　在将要成骨的部位,由间充质首先形成透明软骨雏形,继之软骨退化,由骨祖细胞分化为成骨细胞而造骨,最终骨组织替换了软骨。人体的大多数骨,如四肢骨、躯干骨和部分颅底骨等以此方式发生。

上述两种成骨过程,既有骨组织的不断形成,又有骨组织的不断吸收和改建,二者相辅相成,使骨在生长中不断进行结构改建和外形重塑,以适应机体生长的需要。

四、血　液

血液(blood)是一种液状结缔组织,由血浆和血细胞组成。

(一)血浆

血浆(plasma)相当于细胞外基质,占血液容积的55%,其中90%是水,其余为血浆蛋白

（白蛋白、球蛋白和纤维蛋白原）、脂蛋白、无机盐、酶、激素和各种代谢产物。从血管取少量血液加入适量抗凝剂，有形成分经自然或离心沉淀后，分三层：上层为淡黄色的液体，称血浆；下层为红细胞；中间的薄层为白细胞和血小板。血液凝固后析出淡黄色清亮的液体，称**血清**（serum），其中溶解状态的纤维蛋白原转变为不溶解的纤维蛋白。

（二）血细胞

血细胞（blood cell）约占血液容积的 45%，包括红细胞、白细胞和血小板（彩图1）。血细胞的形态结构在光镜下观察，通常采用 Wright 或 Giemsa 染色的血涂片标本。血细胞形态、数量、比例和血红蛋白含量的测定，称血象（表1-2-3）。检查血象对了解机体状况和诊断疾病十分重要。

表 1-2-3　血细胞分类和计数的正常值

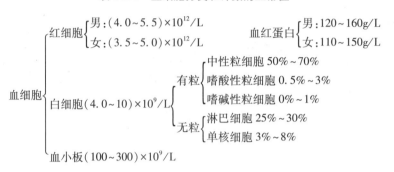

$$\text{血细胞}\begin{cases}\text{红细胞}\begin{cases}\text{男}:(4.0\sim5.5)\times10^{12}/L\\\text{女}:(3.5\sim5.0)\times10^{12}/L\end{cases}\quad\text{血红蛋白}\begin{cases}\text{男}:120\sim160g/L\\\text{女}:110\sim150g/L\end{cases}\\\text{白细胞}(4.0\sim10)\times10^{9}/L\begin{cases}\text{有粒}\begin{cases}\text{中性粒细胞}\ 50\%\sim70\%\\\text{嗜酸性粒细胞}\ 0.5\%\sim3\%\\\text{嗜碱性粒细胞}\ 0\%\sim1\%\end{cases}\\\text{无粒}\begin{cases}\text{淋巴细胞}\ 25\%\sim30\%\\\text{单核细胞}\ 3\%\sim8\%\end{cases}\end{cases}\\\text{血小板}(100\sim300)\times10^{9}/L\end{cases}$$

1. **红细胞**（red blood cell，RBC）直径 7~8.5μm，呈双凹圆盘状，中央较薄，周缘较厚，故血涂片中红细胞中央染色较浅。该形态使其比球形面积增大 20%~30%，有利于气体交换。

成熟红细胞无细胞核，也无细胞器，胞质内充满**血红蛋白**（hemoglobin，Hb）。血红蛋白具有结合与运输 O_2 和 CO_2 的功能。红细胞的质膜上有一种糖蛋白，即血型抗原 A 和（或）血型抗原 B，构成人类的 ABO 血型抗原系统，在临床输血中具有重要意义。

外周血中有少量未完全成熟的红细胞，称**网织红细胞**（reticulocyte）。胞质内尚残留部分核糖体，用煌焦油蓝染色后呈细网状。网织红细胞有合成血红蛋白的功能，在血流中大约经过 1~3 天后完全成熟。成人网织红细胞占红细胞总数的 0.5%~1.5%，新生儿可高达 3%~6%。临床上，网织红细胞计数常作为衡量骨髓造血能力的一项指标。

2. **白细胞**（white blood cell，WBC）为无色有核的球形细胞，体积比红细胞大，能变形穿过毛细血管壁进入结缔组织等处，发挥防御和免疫功能。

根据白细胞胞质内有无特殊颗粒，将其分为有粒白细胞和无粒白细胞。有粒白细胞又根据颗粒的嗜色性，分为中性粒细胞、嗜酸性粒细胞和嗜碱性粒细胞。无粒白细胞分为单核细胞和淋巴细胞。

（1）**中性粒细胞**（neutrophilic granulocyte）：占白细胞总数的 50%~70%。直径 10~12μm；核呈杆状或分叶状，一般分为 2~5 叶，正常人以 2~3 叶者居多；胞质含有许多细小的淡紫色及淡红色颗粒。电镜下，颗粒分两种（图1-2-25A）：①嗜天青颗粒：体积较大，约占颗粒的 20%，含酸性磷酸酶和过氧化物酶等，是一种溶酶体，能消化分解吞噬的异物；②特殊颗粒：较小，约占颗粒的 80%，含溶菌酶和吞噬素等，具有杀菌作用。中性粒细胞具有很强的趋化作用和较强的吞噬和杀菌能力。中性粒细胞在吞噬、处理细菌过程中，自身变性坏死，成为脓细胞，与坏死组织及细菌一起成为脓液。

（2）**嗜酸性粒细胞**（eosinophilic granulocyte）：占白细胞总数的 0.5%~3%。直径 10~15μm；核常为 2 叶；胞质内充满粗大、均匀的嗜酸性颗粒。电镜下，颗粒内含方形或长

笔记

方形结晶体(图1-2-25B)。嗜酸性粒细胞也能做变形运动,能够吞噬抗原抗体复合物,释放组胺酶灭活组胺,从而减轻过敏反应,还可杀灭寄生虫。

(3) **嗜碱性粒细胞**(basophilic granulocyte):数量最少,占白细胞总数的0%～1%。直径10～12μm;核呈S形或不规则形,着色较浅;胞质内含大小不等,分布不均的嗜碱性颗粒。电镜下,颗粒为膜包颗粒(图1-2-25C),内含肝素、组胺和嗜酸性粒细胞趋化因子等;细胞基质内有白三烯。嗜碱性粒细胞与肥大细胞分泌的物质相似,也参与过敏反应。

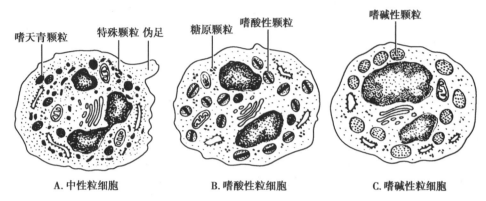

图1-2-25 三种粒细胞超微结构模式图

(4) **淋巴细胞**(lymphocyte):占白细胞总数的25%～30%。大小不等,直径6～8μm的为小淋巴细胞,9～12μm的为中淋巴细胞,13～20μm的为大淋巴细胞。外周血中小淋巴细胞数量最多,核圆形,一侧常有浅凹,染色质致密呈块状,着色深;胞质很少,在核周成一窄缘,染成蔚蓝色。中淋巴细胞和大淋巴细胞核染色质较疏松,染色较淡;胞质较多。电镜下,胞质内主要含大量的游离核糖体,其他细胞器均不发达(图1-2-26A)。淋巴细胞是主要的免疫细胞,参与机体的免疫反应(详见免疫系统)。

(5) **单核细胞**(monocyte):占白细胞总数的3%～8%,是白细胞中体积最大的细胞,直径14～20μm。核呈卵圆形、肾形、马蹄铁形或不规则形等,染色质颗粒细而松散,故着色较浅;胞质较多,呈灰蓝色,含有许多嗜天青颗粒(图1-2-26B)。单核细胞具有活跃的变形运动,在血流中停留12～48h后,进入结缔组织或其他组织,分化为具有强烈吞噬功能的不同类型的巨噬细胞。

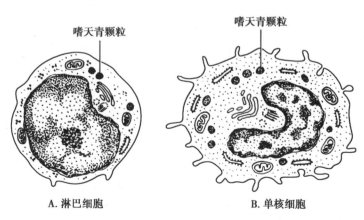

图1-2-26 淋巴细胞与单核细胞超微结构模式图

3. **血小板**(blood platelet)由骨髓巨核细胞胞质脱落而成,故无细胞核。血小板体积甚小,直径2～4μm,呈双凸扁盘状;当受刺激被激活时,则伸出突起,呈不规则形。在血涂片中,血小板常聚集成群。血小板参与止血和凝血过程,此外,还能够保护血管内皮、参与内皮修复和防止动脉粥样硬化。

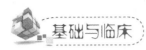 基础与临床

血象能告诉我们什么?

血象是指对血细胞形态、数量、比例和血红蛋白含量的测定。如红细胞的数量和血红蛋白的含量降低,提示有贫血。白细胞数量明显升高,中性粒细胞比例升高提示细菌感染;而白细胞总数略升高,淋巴细胞比例明显升高,提示有病毒感染。在过敏性疾病时,嗜酸性粒细胞和嗜碱性粒细胞升高;而寄生虫感染时,仅有嗜酸性粒细胞升高。血小板明显降低,提示有凝血异常。

对血细胞形态的观察,也对疾病的诊断有重要意义。如白血病时,可见一些异形的血细胞,尤其是幼稚的血细胞明显增多。中性粒细胞的核分叶越多表明细胞越老化,当机体受细菌严重感染时,大量中性粒细胞从骨髓进入血液,杆状核与 2 叶核的细胞增多,称核左移;如果 4~5 叶核的细胞增多,称核右移,表明骨髓的造血功能有障碍。因此,血象在临床疾病的诊断中有重要意义。

(三)血细胞的发生

血细胞起源于胚胎第 3 周初卵黄囊壁的血岛,血岛中央部的细胞分化为造血干细胞。胚胎第 6 周,造血干细胞迁入肝内开始造血;胚胎第 4~5 个月,迁入脾内的造血干细胞增殖分化产生各种血细胞;从胚胎后期至生后终身,红骨髓为主要造血器官。

血细胞的发生是造血干细胞在一定的微环境和某些因素的调节下,先增殖分化为各类血细胞的祖细胞,然后祖细胞定向增殖、分化成为各种成熟血细胞的过程。

1. **造血干细胞**(hemopoietic stem cell) 是各种血细胞的原始细胞,又称多能造血干细胞。其有很强的增殖潜能,在一定条件下能反复分裂,大量增殖;有多向分化能力,能分化形成不同的祖细胞;有自我复制能力,即细胞分裂后的部分子代细胞仍具原有特性,故造血干细胞可终身保持恒定的数量。

2. **造血祖细胞**(hemopoietic progenitor) 又称定向造血干细胞,只能定向分化为一个或几个血细胞系,无自我复制能力。目前已确认的造血祖细胞有:红细胞系造血祖细胞,粒细胞—单核细胞系造血祖细胞,巨核细胞系造血祖细胞。

3. **血细胞发生过程的形态变化规律**　各系血细胞发生基本经历三个阶段:原始阶段、幼稚阶段(又分早、中、晚三个时期)和成熟阶段。血细胞发生是一个连续的动态变化过程,比较复杂,其基本规律为:①胞体由大变小,但巨核细胞由小变大。②胞核由大变小,红细胞核最后消失,粒细胞核由杆状至分叶;核染色由浅变深,染色质变粗变密,核仁消失。③胞质的量由少到多,嗜碱性逐渐变弱(淋巴细胞和单核细胞仍保持嗜碱性);胞质内的特殊结构,如粒细胞的特殊颗粒、红细胞的血红蛋白均从无到有。④细胞分裂能力由有到无(淋巴细胞仍保持潜在的分裂能力)。

第三节　肌　组　织

 笔记

肌组织(muscle tissue) 由肌细胞和细胞间少量的结缔组织组成。肌细胞细长,呈纤维状,又称**肌纤维**。肌细胞的质膜,称**肌膜**;细胞质称**肌浆**,肌浆内有许多与细胞长轴平行排列的**肌丝**,其为肌纤维舒缩功能的物质基础。肌组织按其结构和功能分为骨骼肌、心肌和平滑

肌,前两种属横纹肌。骨骼肌受躯体神经支配,属于随意肌;心肌和平滑肌受自主神经支配,为不随意肌。

<h1 style="text-align:center">一、骨 骼 肌</h1>

骨骼肌(skeletal muscle) 主要分布于躯体和四肢,借肌腱附着于骨骼表面。包裹在整块肌外表面的致密结缔组织,称肌外膜;肌外膜的结缔组织深入肌内,分隔包绕每一肌束,称肌束膜;包在每一条肌纤维周围的疏松结缔组织,称肌内膜;各层结缔组织内有血管、神经分布,对骨骼肌具有支持、连接、营养、保护作用。

(一) 骨骼肌纤维的光镜结构

骨骼肌纤维呈长圆柱形,直径 10 ~ 100μm,长 1 ~ 40mm。细胞核呈扁椭圆形,有数个至几百个,位于细胞周边,紧靠肌膜。肌浆内有丰富的肌原纤维,呈细丝样,沿细胞长轴平行排列。每条肌原纤维有许多明暗相间的条纹,染色浅的为明带(又称 I 带),染色深的为暗带(又称 A 带),构成了骨骼肌纤维明暗相间的横纹(图1-2-28)。暗带中央有一条浅色窄带,称 H 带,H 带中央有一条深色的 M 线;明带中央有一较暗的细线,称 Z 线,相邻两条 Z 线之间的一段肌原纤维,称肌节(sarcomere) ,每个肌节长 2 ~ 3μm,由 1/2 I 带+1 个 A 带+1/2 I 带组成。肌节是骨骼肌纤维结构和功能单位(图1-2-27)。

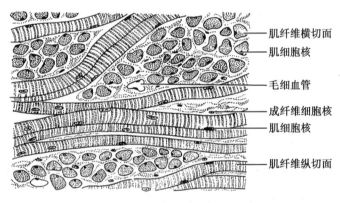

图 1-2-27　骨骼肌纤维

（以上图中标注：肌纤维横切面、肌细胞核、毛细血管、成纤维细胞核、肌细胞核、肌纤维纵切面）

(二) 骨骼肌纤维的超微结构

1. **肌原纤维**　由粗、细两种肌丝有规律的平行排列构成。粗肌丝位于 A 带,中央固定于 M 线,由肌球蛋白分子集合而成。肌球蛋白形似豆芽状,头部似豆瓣,露出于粗肌丝的表面,称横桥,具有 ATP 酶活性。细肌丝一端固定于 Z 线,另一端插入粗肌丝之间,止于 H 带外侧。细肌丝由肌动蛋白、原肌球蛋白和肌钙蛋白组成,肌动蛋白上有与横桥相结合的位点(图1-2-28)。

2. **横小管**　由肌膜向细胞内凹陷而成,环绕在肌原纤维表面,又称 **T 小管**(图1-2-29)。横小管可将肌膜的兴奋迅速传到细胞内,引起同一条肌纤维上每个肌节的同步收缩。

3. **肌质网**　是肌浆内特化的滑面内质网,在相邻两个横小管之间,肌浆网的小管互相连通,纵向包绕在每条肌原纤维的周围,又称**纵小管**。横小管两侧的纵小管末端膨大,称**终池**。横小管及其两侧的终池,合称**三联体**。肌浆网膜上有钙泵,可将肌质中的 Ca^{2+} 泵入肌浆网内贮存,以调节肌浆内的 Ca^{2+} 浓度(图1-2-29)。

此外,骨骼肌肌原纤维间还有丰富的线粒体、糖原和少量脂滴。

(三) 骨骼肌纤维的收缩原理

目前认为,骨骼肌的收缩机制是肌丝滑动原理。肌纤维收缩时,粗、细肌丝的长度不变,

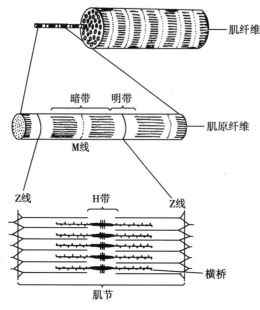

图 1-2-28 骨骼肌纤维逐级放大模式图

图 1-2-29 骨骼肌纤维超微结构立体模式图

细肌丝向 M 线方向滑动,结果使 I 带变短,H 带变窄或消失,A 带长度不变,整个肌节变短,肌纤维收缩。在肌丝滑动过程中,Ca^{2+} 和 ATP 起着重要的作用。

知识拓展

长跑运动员与短跑运动员的骨骼肌纤维

骨骼肌纤维的类型可以分为慢缩肌与快缩肌。慢缩肌具有高的有氧能力与疲劳阻力,但是糖酵解(无氧)能力差、收缩速度慢以及运动单位肌力较低,属于低强度、长时间运动的肌肉类型。快缩肌则具有最高的糖酵解(无氧)能力与运动单位肌力,但是,在有氧能力、收缩速度以及疲劳阻力方面较差,属于高强度、短时间运动的肌肉类型。快缩红肌则同时具备两种肌肉类型的优点。慢缩肌肌原纤维较少,在运动时收缩较慢,爆发力不强,但能持久耐劳。

二、心 肌

心肌(cardiac muscle)主要分布于心和邻近心的大血管根部,其收缩具有自动节律性。

(一)心肌纤维的光镜结构

心肌纤维为短圆柱状,有分支,相互连接成网,细胞连接处染色深,称**闰盘**(intercalated disk)。心肌纤维的核 1～2 个,位于细胞中央。心肌纤维也有横纹和肌原纤维,但不如骨骼肌纤维明显(图 1-2-30,彩图 2)。心肌纤维之间的结缔组织和血管较多。

(二)心肌纤维的超微结构

心肌纤维的超微结构与骨骼肌纤维相似:肌原纤维不如骨骼肌明显,横小管较粗,肌浆网较稀疏,仅在横小管的一侧形成终池,构成**二联体**。闰盘位于 Z 线水平,横位部分为中间连接和桥粒,起牢固的连接作用;纵位部分为缝管连接,便于细胞间的传递化学信息和传导电冲动,保证心肌的同步收缩。线粒体数量多,体积大(图 1-2-31)。

心房肌纤维除具有舒缩功能外,还有内分泌功能,可分泌心钠素,具有排钠、利尿、扩张血管和降血压等作用。

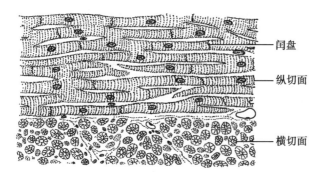

图 1-2-30　心肌纤维

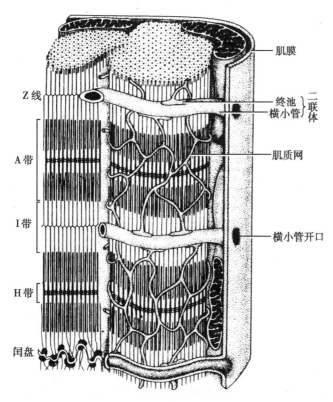

图 1-2-31　心肌纤维超微结构立体模式图

三、平 滑 肌

平滑肌(smooth muscle)广泛分布于血管壁和内脏器官,其收缩呈阵发性,缓慢而持久。

(一)平滑肌纤维的光镜结构

平滑肌纤维呈梭形,无横纹,细胞核一个,呈长椭圆形,位于细胞中央(图 1-2-32),收缩时可扭曲呈螺旋形。平滑肌纤维常成层或成束排列,一般长为 200μm,小血管壁平滑肌纤维短至 20μm,而妊娠子宫平滑肌纤维可长达 500μm。

(二)平滑肌纤维的超微结构

平滑肌纤维内若干粗肌丝和细肌丝聚集成一个肌丝单位,但不形成肌原纤维,无横纹结构。肌膜向内凹陷形成小凹,不形成横小管。肌质网不发达,呈小管状。平滑肌纤维之间有缝管连接,可传递化学信息和电冲动,使众多平滑肌纤维同步收缩。

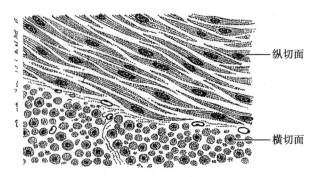

纵切面

横切面

图 1-2-32　平滑肌纤维

第四节　神经组织

神经组织(nervous tissue)主要由**神经细胞**(nerve cell)和**神经胶质细胞**(neuroglial cell)组成。神经细胞是神经系统的结构和功能单位,又称**神经元**(neuron),具有接受刺激、整合信息和传导冲动的能力。此外,有些神经元还有分泌激素的功能。神经胶质细胞的数量比神经元多,无传导神经冲动的能力,对神经元起支持、营养、保护和绝缘等作用。

一、神经元

(一) 神经元的结构

神经元形态不一、大小不等,但都由胞体和突起组成。

1. **细胞体**　有圆形、锥体形、梨形和梭形等,大小差异很大(直径 4~120μm)。神经元的胞体是营养代谢中心,主要集中在大脑、小脑、脑干和脊髓的灰质以及神经节内。细胞膜是可兴奋膜,在接受刺激、产生和传导神经冲动中起重要作用;膜上有离子通道。细胞核大而圆,着色浅,核仁大而明显。细胞质除含线粒体、高尔基复合体等细胞器外,还含有尼氏体和神经原纤维(图 1-2-33,彩图 13)。

(1) **尼氏体**(Nissl body):又称**嗜染质**(chromophil substance)。光镜下,为嗜碱性颗粒或小块,分布均匀并延续到树突内;电镜下由发达的粗面内质网和游离核糖体构成。尼氏体的主要功能是合成细胞器更新所需的结构蛋白质、神经递质和神经调质。

(2) **神经原纤维**(neurofibril):镀银标本,神经原纤维呈棕黑色细丝、交错排列成网;电镜下由微管、微丝和神经丝组成。神经原纤维构成神经元的细胞骨架,分布在胞体、轴突和树突内,并参与神经元内的物质运输。

2. **突起**　神经元的突起分为树突和轴突(图 1-2-33)。

(1) **树突**:一个神经元有 1 个或多个树突,形如树状。树突表面有许多棘状小突起,称树突棘,是神经元接受信息的主要部位;树突和树突棘扩大了神经元接受刺激的表面积。树突的功能主要是接受刺激,并将刺激传向胞体。

(2) **轴突**:一个神经元只有 1 个轴突。轴突长短不一,短者几微米,长者可达 1 米以上;神经元的胞体越大,其轴突越长。轴突表面光滑,直径较均一,分支少,有侧支呈直角发出;轴突末端分支较多,形成轴突终末。光镜下胞体发出轴突的部位常呈圆锥形,称轴丘,该区及轴突内均无尼氏体,染色淡。轴突的主要功能是传导神经冲动至轴突终末。

(二) 神经元的分类

1. **按神经元突起数量分类**　根据突起的数量分为:①假单极神经元,从神经元的细胞体发出一个突起,离细胞体不远处该突起再分出两个分支,一支分布到其他组织或器官中,

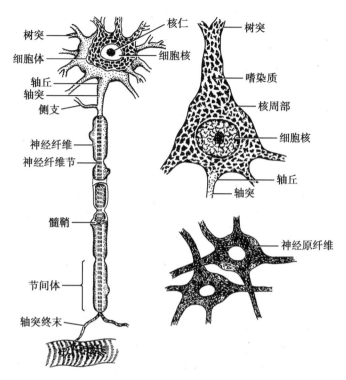

图 1-2-33 神经元和神经纤维结构模式图

称周围突;另一支进入中枢神经系统,称中枢突。②双极神经元,有一个树突,一个轴突。③多极神经元,有多个突起,含一个轴突和多个树突(图 1-2-34)。

2. **按神经元功能分类** 根据神经元的功能,分为:①感觉神经元或称传入神经元,多为假单极神经元,胞体主要位于脊神经节或脑神经节内;其周围突接受刺激,并将刺激经中枢突传向中枢。②运动神经元或称传出神经元,属多极神经元,胞体主要位于脑、脊髓及内脏神经节内;树突接受中枢的指令,轴突支配肌纤维或腺细胞,使其产生收缩或分泌效应。③中间神经元或称联合神经元,分布在感觉神经元和运动神经元之间,起联络作用,多数属多极神经元,约占神经元总数的 99%(图 1-2-34)。

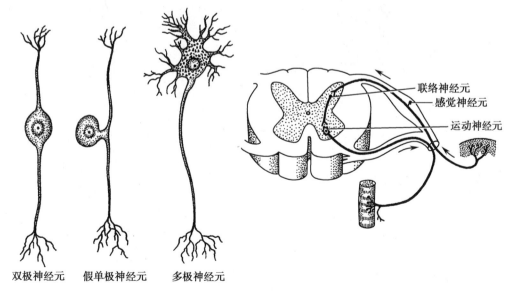

双极神经元　　假单极神经元　　多极神经元

图 1-2-34 各类神经元

3. **按神经元释放的神经递质或神经调质分类**　分为胆碱能神经元、去甲肾上腺素能神经元、胺能神经元、氨基酸能神经元和肽能神经元。神经元根据机体功能状况的不同可以释放一种或几种神经递质,同时还可以释放神经调质。

（三）突触

突触(synapse)是神经元与神经元之间,或神经元与非神经元(效应器及感受器细胞)之间的一种特化的细胞连接。突触可以分为化学性突触与电突触,前者以释放神经递质传递信息,后者通过缝隙连接传递电信息。

化学性突触最常见,光镜下,在镀银染色切片上为神经元表面扣结状的突触小体;电镜下,由**突触前成分**、**突触间隙**和**突触后成分**组成(图1-2-35)。突触前、后成分彼此相对的细胞膜分别称突触前膜和突触后膜,两者之间宽15～30nm的间隙为突触间隙。突触前成分的胞浆内,含许多**突触小泡**以及少量的线粒体、滑面内质网、微丝和微管等。突触小泡是突触前成分的特征性结构,内含神经递质或神经调质。突触后膜上有特异性神经递质和调质的受体及离子通道。

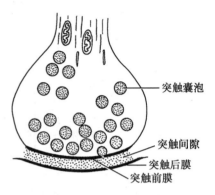

突触囊泡

突触间隙

突触后膜

突触前膜

图1-2-35　化学性突触超微结构示意图

当突触前神经元发出的神经冲动沿轴膜传导至突触前膜时,使突触小泡移至突触前膜并与之融合,经出胞作用释放神经递质到突触间隙,神经递质与突触后膜上特异性受体结合,质膜离子通道开放,使突触后神经元(或效应细胞)产生兴奋或抑制。

二、神经胶质细胞

神经胶质细胞(neuroglial cell)的数量比神经元多10～50倍,广泛分布于中枢神经系统和周围神经系统的神经元胞体与突起或神经元与非神经细胞之间。神经胶质细胞形态多

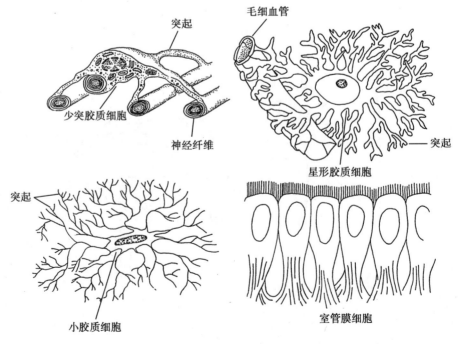

突起

毛细血管

少突胶质细胞

神经纤维

突起

星形胶质细胞

突起

小胶质细胞

室管膜细胞

图1-2-36　中枢神经系统的神经胶质细胞

样,有突起,但无轴突和树突之分。

(一)中枢神经系统的胶质细胞

脑和脊髓内的神经胶质细胞有 4 种(图 1-2-36),但在 HE 染色切片中难以分辨。

1. 星形胶质细胞 是体积最大、数量最多的神经胶质细胞。细胞呈星形,胞核大,呈圆形或卵圆形,染色浅。星形胶质细胞突起的末端膨大,附着在毛细血管壁上,或在脑和脊髓表面形成胶质界膜,与毛细血管内皮和基膜共同构成**血-脑屏障**(blood-brain barrier)(图 1-2-37),阻止血液中某些物质进入脑组织,但能选择性让营养和代谢产物通过。星形胶质细胞能合成和分泌神经营养因子和多种生长因子,它们对神经系统发育时期神经元的发育、分化、功能的维持以及神经元的可塑性有重要的影响。在中枢神经系统损伤时,星形胶质细胞可以增生,形成瘢痕。

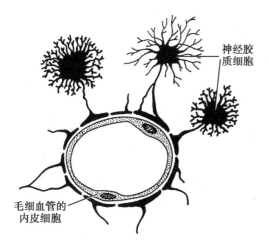

图 1-2-37 血脑屏障模式图

2. 少突胶质细胞 细胞突起较少,每个突起末端膨大扩展成扁平叶片状,呈同心圆包绕神经元轴突形成髓鞘,起绝缘、保护和营养作用。

3. 小胶质细胞 是最小的神经胶质细胞。当中枢神经系统损伤时,小胶质细胞可转变为巨噬细胞,吞噬死亡的细胞、退变的髓鞘等。小胶质细胞来源于血液的单核细胞,属单核吞噬细胞系统的成员,具有吞噬功能。

4. 室管膜细胞 单层被覆于脑室和脊髓中央管腔面,呈立方或柱状,形成室管膜。室管膜细胞具有保护和支持作用,并参与脑脊液的形成。

(二)周围神经系统的胶质细胞

1. 施万细胞 呈薄片状,胞质较少。多个细胞包卷神经元轴突,形成周围神经系统的髓鞘(图 1-2-38)。施万细胞能分泌神经营养因子,促进受损伤的神经元存活及轴突的再生。

2. 卫星细胞 又称被囊细胞,于神经节内包裹在神经元胞体周围(图 1-2-38)。

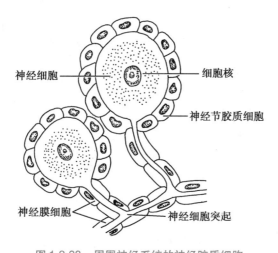

图 1-2-38 周围神经系统的神经胶质细胞

三、神经纤维和神经

（一）神经纤维

神经纤维（nerve fiber）由神经元的长突起和包绕其外的神经胶质细胞构成。根据包裹轴突的神经胶质细胞是否形成髓鞘，分为有髓神经纤维和无髓神经纤维。

1. **有髓神经纤维**（myelinated nerve fiber）有髓神经纤维的中轴是神经元的长突起，施万细胞或少突胶质细胞的质膜呈同心圆状包绕神经元突起形成髓鞘，被挤压在髓鞘外的质膜及其基膜为神经膜（图 1-2-39）。髓鞘呈节段性，其间断部位，轴膜裸露，可发生膜电位变化，称**郎飞结**（Ranvier node）；相邻两个郎飞结之间的一段神经纤维，称**结间体**（internode）。

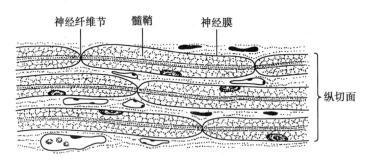

图 1-2-39　有髓神经纤维

2. **无髓神经纤维**（unmyelinated nerve fiber）无髓神经纤维由轴索及包裹的神经膜细胞构成（图 1-2-40），无髓鞘和郎飞结。

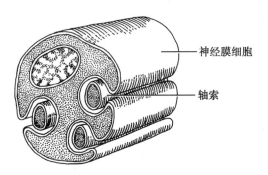

图 1-2-40　无髓神经纤维形成模式图

神经冲动的传导在轴膜上进行。有髓神经纤维由于髓鞘的绝缘作用，神经冲动只能在郎飞结处呈跳跃式传导，从一个郎飞结到另一个郎飞结，传导速度快；无髓神经纤维因无髓鞘，神经冲动只能沿轴膜连续传导，故传导速度较慢。

（二）神经

周围神经系统的若干条神经纤维集合在一起，被结缔组织包裹，构成**神经**（nerve）。每条神经纤维表面的结缔组织，称神经内膜；神经内的多条神经纤维集合成神经束，包裹每个神经束的结缔组织，称神经束膜；包裹在一条神经外面的结缔组织，称神经外膜。多数神经同时含感觉和运动神经纤维。

四、神 经 末 梢

神经末梢（nerve ending）是周围神经纤维的终末部分，形成多种特殊装置，分别称感受器和效应器，分布全身。按功能分为感觉神经末梢和运动神经末梢。

（一）感觉神经末梢

感觉神经末梢是感觉神经元周围突的终末部分，该部分与周围组织共同组成**感受器**。感受器可以接受内、外环境中的各种刺激，将刺激转化为冲动，传至中枢，产生感觉。

1. **游离神经末梢**　感觉神经元周围突终末部分失去髓鞘，裸露的部分成细支（图 1-2-41）。游离神经末梢主要分布在表皮、角膜、黏膜上皮、浆膜及结缔组织等。能够感受冷热、疼痛和轻触等刺激。

2. **触觉小体** 呈卵圆形,长轴与皮肤表面垂直;小体内有许多扁平横列的扁平细胞,外包结缔组织被囊;有髓神经纤维进入小体前失去髓鞘,分支缠绕扁平细胞(图1-2-41)。触觉小体分布在手指、足趾掌面的真皮乳头内,以手指掌侧皮肤内最多,感受触觉。

3. **环层小体** 呈圆形或卵圆形,被囊由多层同心圆排列的扁平细胞组成,中央有一均质样的圆柱体;有髓神经纤维进入小体时失去髓鞘,穿行于小体中央的圆柱体内(图1-2-41)。环层小体广泛分布于皮下组织、腹膜、肠系膜、韧带、关节囊等处,感受压觉和振动觉。

4. **肌梭** 呈梭形,表面有结缔组织被囊,内有数条较细的梭内肌纤维;感觉神经纤维进入肌梭时失去髓鞘,其终末分支环绕梭内肌纤维的中段;肌梭内还有运动神经末梢,分布在梭内肌纤维的两端(图1-2-41)。肌梭分布于骨骼肌内,属本体感受器,感知骨骼肌纤维的伸缩、牵拉变化,进而调节骨骼肌纤维的张力。

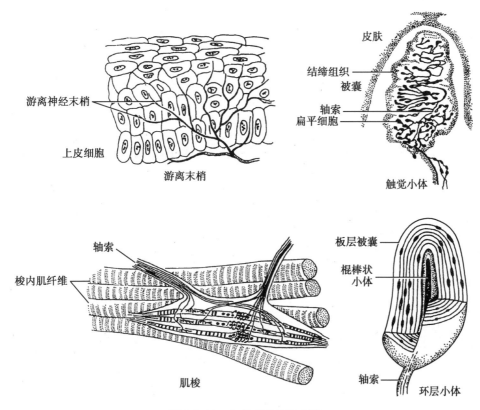

图1-2-41　各种感觉神经末梢

(二)运动神经末梢

运动神经末梢是运动神经元的轴突终末结构,终止于肌纤维和腺细胞,共同构成**效应器**,支配肌纤维的收缩和腺细胞的分泌。

1. **躯体运动神经末梢** 分布于骨骼肌。运动神经元的轴突抵达骨骼肌时失去髓鞘,在肌纤维表面形成爪状分支,与骨骼肌纤维形成突触连接,称**运动终板**(motor end plate)或称**神经-肌连接**(neuro-muscular junction)(图1-2-42)。

2. **内脏运动神经末梢** 内脏运动神经节后纤维的轴突终末,分支呈串珠样,分布于内脏及血管的平滑肌、心肌和腺体等处,与效应细胞建立突触联系,引起效应细胞不同的生理效应。

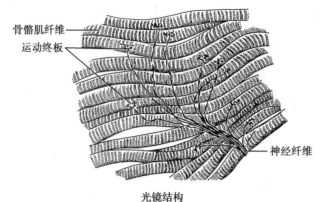

骨骼肌纤维

运动终板

神经纤维

光镜结构

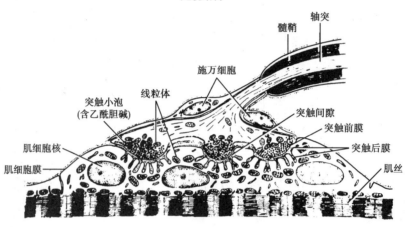

髓鞘　轴突

施万细胞

突触小泡
(含乙酰胆碱)　线粒体

突触间隙

突触前膜

肌细胞核

突触后膜

肌细胞膜

肌丝

图 1-2-42　运动终板模式图

（玛依拉·阿布拉克　郝立宏）

思考题

1. 简述被覆上皮的分类和分布。
2. 简述疏松结缔组织细胞和纤维的结构特点及主要功能。
3. 简述血细胞的结构特点及主要功能。
4. 请比较三种肌纤维的光镜结构。
5. 简述神经元的结构。
6. 简述突触的定义和化学性突触的结构。

笔记

第二篇 人体系统形态与结构

第一章 运 动 系 统

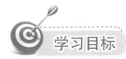

学习目标

掌握：1. 骨的构造、关节的基本结构

      2. 肩关节、肘关节、腕关节、髋关节、膝关节、踝关节的组成及特点

      3. 男、女骨盆的形态差异

      4. 头颈、躯干、四肢的骨性和肌性体表标志

      5. 胸锁乳突肌、胸大肌、肋间肌、膈、腹前外侧群肌、三角肌、肱二头肌、肱肌、臀大肌和梨状肌、髂腰肌的位置、作用和临床意义

熟悉：1. 运动系统的概述

      2. 脊柱、胸廓的组成和特点

      3. 颅的整体观、新生儿颅的特征

      4. 全身骨和主要骨骼肌的名称、形态

      5. 关节的运动方式

了解：1. 腹股沟管、盆膈的结构

      2. 关节的分类

      运动系统（locomotor system）由骨、骨连结和骨骼肌三部分组成，约占人体重量的 2/3。骨和骨连结构成人体的支架，称**骨骼**（skeleton）（图 2-1-1），骨骼肌附于骨骼之上，形成人体的基本轮廓，具有支持人体、保护体腔器官和运动等作用。运动是由骨骼肌收缩牵引骨骼而产生的，在运动中骨连结是枢纽，骨是杠杆，而骨骼肌则是运动的动力。

      在人体表面一些骨的突起、凹陷或者骨骼肌的隆起，在体表可以看到或者摸到，称为骨性或者肌性标志，在临床工作中，常常利用这些体表标志来确定器官的位置、判断血管和神经的走行、选择手术切口的部位及各种穿刺位点等。

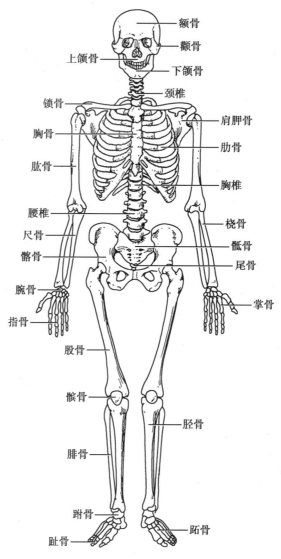

图 2-1-1　人体的骨骼（前面）

第一节　骨和骨连结

一、概　　述

（一）骨

骨（bone）是由骨细胞、胶原纤维和骨基质组成的器官,每一块骨都具有一定的形态和功能,有丰富的血管、淋巴管和神经,骨不断地进行新陈代谢。成人骨共 206 块,其重量约占人体重的 20%,按其存在部位可分为颅骨、躯干骨和四肢骨。

1. 骨的形态

根据骨的外形可分为长骨、短骨、扁骨和不规则骨 4 种（图 2-1-2）。

（1）**长骨**（long bone）:呈长管状,分一体两端,多分布于四肢。长骨中部细长部分称为体或**骨干**（diaphysis）,体内的空腔称**骨髓腔**（medullary cavity）,容纳骨髓。骨的两端膨大称**骺**（epiphysis）,其表面有光滑的关节面。

（2）**短骨**（short bone）:呈立方形,短小,多成群排列,多分布于手腕和脚踝处。

笔记

（3）**扁骨**（flat bone）：呈板状，主要构成容纳重要器官的腔壁，起保护作用，如颅盖骨、胸骨等。

（4）**不规则骨**（irregular bone）：形状不规则，如椎骨。

2. **骨的构造**

骨主要由骨膜、骨质和骨髓构成（图 2-1-3），并有血管和神经分布。

（1）**骨膜**（periosteum）：是一层薄而坚韧的结缔组织膜，呈淡红色，被覆在骨的表面（关节面除外）和骨髓腔内面。骨膜中含有丰富的血管、神经、淋巴管和大量的成骨细胞，对骨有营养和保护作用，在骨生长发育和伤后修复重建过程中起重要作用。

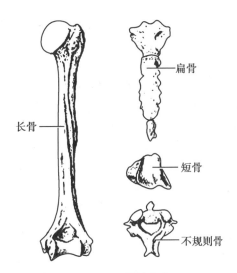

图 2-1-2　骨的分类

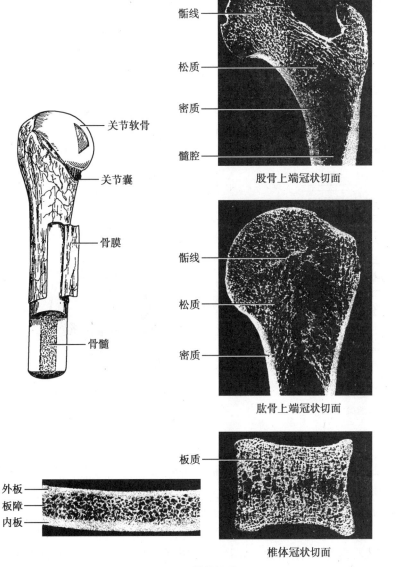

图 2-1-3　骨的构造

（2）**骨质**(sclerotin)：分骨密质和骨松质。**骨密质**(compact bone)致密坚硬,分布于骨的表面。**骨松质**(spongy bone)呈海绵状,位于骨的内部,由骨小梁构成,结构疏松。颅盖骨的骨密质构成内板和外板,中间夹的骨松质称为板障。

（3）**骨髓**(bone marrow)：充填于长骨的髓腔和骨松质的腔隙内,分红骨髓和黄骨髓两种。**红骨髓**(red bone marrow)有造血功能,含有大量不同发育阶段的红细胞和其他幼稚型的血细胞。胎儿和幼儿的骨内都是红骨髓。**黄骨髓**(yellow bone marrow)见于5岁以后的长骨骨干中,含大量脂肪组织,失去造血功能。成人红骨髓主要分布于长骨的两端、短骨、扁骨和不规则骨的松质内,如肋骨、胸骨和椎骨等处,这些地方的红骨髓可终生保持。大量失血时,黄骨髓还可能转变为红骨髓继续造血。临床上常在胸骨、髂骨等处穿刺取样,检查骨髓。

3. 骨的化学成分和物理特性

骨的化学成分包括有机质和无机质。有机质由胶原纤维和黏多糖蛋白组成,约占干骨重量的35%,使骨具有韧性和弹性。无机质主要是碱性磷酸钙为主的钙盐,约占干骨重量的65%,使骨具有硬度和脆性。骨的无机质与有机质之间的比例随年龄的增长而不断变化,年幼者有机质的比例高,韧性大,易变形;年龄愈大,其无机质的比例愈高,脆性愈大,越容易骨折。

（二）骨连结

骨和骨之间的连结装置称**骨连结**(joint)（图2-1-4）。根据骨连结方式的不同,可分为直接连结和间接连结。

1. 直接连结　骨与骨之间借纤维结缔组织连结,无间隙,活动范围很小或者不能活动。包括纤维连结、软骨连结和骨性结合。

2. 间接连结　骨和骨之间借膜性的结缔组织囊相连,在相对骨面之间有一定腔隙,这种连结称为间接连结,又称**关节**(articulation),一般活动性较大,是人体骨连结的主要形式。

（1）**关节的基本结构**：包括关节面、关节囊、关节腔三个部分（图2-1-5）。

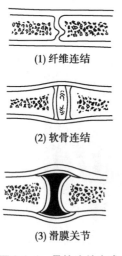

(1) 纤维连结

(2) 软骨连结

(3) 滑膜关节

图 2-1-4　骨的连结方式

关节腔
关节软骨
纤维膜
滑膜 }关节囊

图 2-1-5　滑膜关节的结构

构成关节两个骨的相对面称为关节面,凸的一面称为关节头,凹的一面称为关节窝。关节面被关节软骨所被覆,表面光滑,有弹性,可减少运动时的摩擦,并有缓冲作用。

关节囊(articular capsule)为结缔组织膜构成的囊,分内、外两层。外层为纤维膜,由致密结缔组织构成,两端厚而坚韧,附着于关节面的周缘及其附近的骨面上;内层为滑膜,薄而柔软,紧贴纤维层内面,并附于关节软骨周缘,除关节软骨和关节盘外,滑膜被覆关节内一切结构。滑膜能分泌滑液,滑液有润滑关节作用,以减少关节运动时的摩擦。

关节腔(articular cavity)是关节软骨与滑膜围成的密闭腔隙,内含有少量滑液,腔内为负压,有助于关节的稳定性。

关节除了基本结构之外,还有一些辅助结构,以增加关节的稳固性,如**韧带**(ligaments)、**关节盘**(articular disc)、**关节唇**(articular labrum)等。**韧带**多由关节囊的纤维膜局部增厚而成,呈扁带状或圆束状,主要功能是限制关节的运动幅度,增强关节的稳固性。**关节盘**只见于少数关节,由纤维软骨构成,垫于两骨关节面之间,使两骨关节面更加互相适应,增加关节的稳固性和灵活性,并具有一定弹性和缓冲作用。**关节唇**附于关节窝周缘,一般呈环形,由纤维软骨构成,以加深关节窝,增加关节的稳固性。

(2) **关节的运动方式**:关节一般都是围绕一定的轴而运动。围绕某一运动轴可产生两种方向相反的运动形式。根据运动轴的不同,其运动形式可分为**屈**和**伸**、**内收**和**外展**、**旋内**和**旋外**以及**环转**。围绕冠状轴进行的关节运动,一般两骨之间夹角变小为**屈**(flexion),反之为**伸**(extension)。围绕矢状轴进行的关节运动,骨向正中矢状面靠拢为**内收**(adduction),反之为**外展**(abduction)。围绕垂直轴进行的关节运动,骨的前面转向内侧为**旋内**(medial rotation),反之为**旋外**(lateral rotation)。在前臂的运动又称旋前和旋后,手背转向前方为**旋前**(pronation),反之为**旋后**(supination)。骨的近端在原位转动,远端作圆周运动,称为**环转**(circumduction)。

二、躯干骨及其连结

躯干骨包括24块椎骨、1块骶骨、1块尾骨、1块胸骨和12对肋。它们借骨连结构成脊柱和胸廓。

(一) 脊柱

脊柱(vertebral column)位于背部正中,成年人由24块椎骨、1块骶骨和1块尾骨连结而成。脊柱参与组成胸廓、腹后壁和骨盆,具有支持体重、参与运动和有保护腔内脏器的功能。

1. **椎骨**(vertebrae)成人有24块,包括7块颈椎、12块胸椎,5块腰椎。

椎骨的一般形态:一般椎骨由**椎体**(verebral body)和**椎弓**(vertebral arch)两部分构成。前方的椎体呈圆柱状,后方的椎弓上有7个突起:向后方伸出一个**棘突**(spinous process),左右各伸出一个**横突**(transverse process),椎弓上下各有一对上、下关节突,相邻椎骨的上、下关节突相对,以关节面组成关节。椎弓与椎体相连的部分称为椎弓根,上下各有一切迹,分别称为椎上切迹和椎下切迹,相邻两椎骨的椎上切迹和椎下切迹在椎弓根处围成的孔称为**椎间孔**(intervertebral foramina)。椎弓的后部呈板状称椎弓板。椎体和椎弓

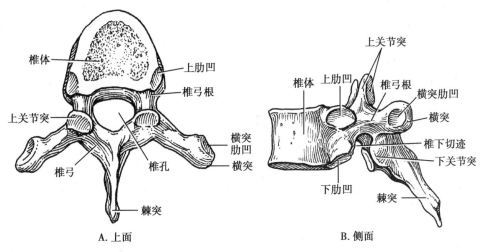

A. 上面　　　　　　　　　B. 侧面

图 2-1-6　椎骨的一般形态

共同围成**椎孔**(vertebral foramen),24块椎骨的椎孔连成贯穿脊柱的**椎管**(vertebral canal)以容纳保护脊髓(图2-1-6)。

各部椎骨的主要特点 各部椎骨除了上述一般形态外,由于所处的位置和功能不同,又各具特点。①**颈椎**(cervical vertebrae)(图2-1-7)椎体较小,横突均有横突孔,第2~6颈椎棘突末端分叉,第1颈椎无椎体和棘突,呈环形,由前弓、后弓和两个侧块构成,又称**寰椎**(atlas)(图2-1-8)。第2颈椎又称为**枢椎**(axis),椎体有向上突起的齿突(图2-1-9)。第3~7颈椎椎体上面外侧缘向上的微突,称为**钩突**,与上位椎体构成**钩椎关节**,增加颈椎之间的稳定性,但是颈椎骨质增生时往往会使椎间孔缩小,压迫脊神经,产生相应的症状。第7颈椎棘突较长,又称为**隆椎**,在体表容易摸到,临床上常作为计数椎骨的体表标志(图2-1-10)。②**胸椎**(thoracic vertebrae)(图2-1-11)椎体呈三角形,从上向下逐渐增大。椎体的后外侧上、下缘处有与肋骨头相接的半关节面叫肋凹。横突的前面有横突肋凹,与肋结节形成关节。棘突较长,呈叠瓦状排列。关节突明显,其关节面位于冠状方向。③**腰椎**(lumbar vertebrae)(图2-1-12)椎体粗大,约呈蚕豆形。椎孔大,呈三角形。棘突宽扁为板状,位于矢状方向平伸向后,各棘突之间的间隙较宽。上、下关节突的关节面近矢状方向。

骶骨(sacrum)由5块骶椎融合而成,呈三角形。上面为底,与第5腰椎体相连,骶骨体上前缘突出,称为**岬**(promontory)。前面光滑微凹,有椎体融合遗留的4条横线,横线两端有4对骶前孔。后面椎板融合围成中空的**骶管**。骶骨背侧面粗糙凸隆,正中线上可见棘突痕迹称骶正中嵴,两侧有4对骶后孔。两侧有粗糙不平的骶骨粗隆及与髋骨连接的关节面,称为耳状面。骶管后下端敞开称为**骶管裂孔**(sacral hiatus),其两侧有骶骨角简称骶角。临床上作骶管麻醉时,以骶角作为确定骶管裂孔的标志(图2-1-13,图2-1-14)。

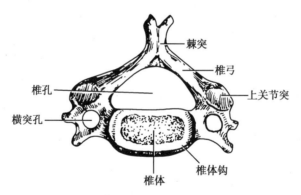

图2-1-7 颈椎

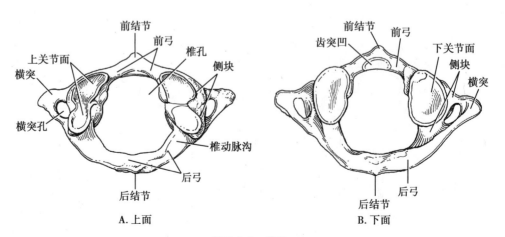

A.上面　　　　　　　　　　B.下面

图2-1-8 寰椎

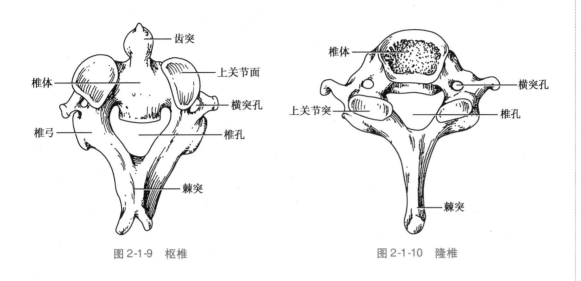

图 2-1-9 枢椎

图 2-1-10 隆椎

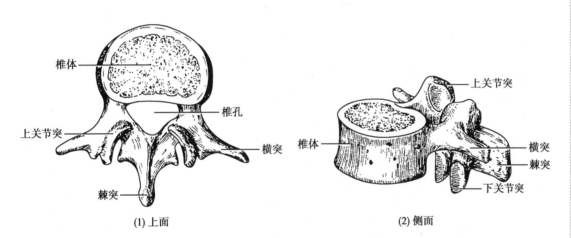

(1) 上面

(2) 侧面

图 2-1-11 腰椎

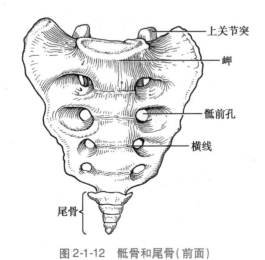

图 2-1-12 骶骨和尾骨(前面)

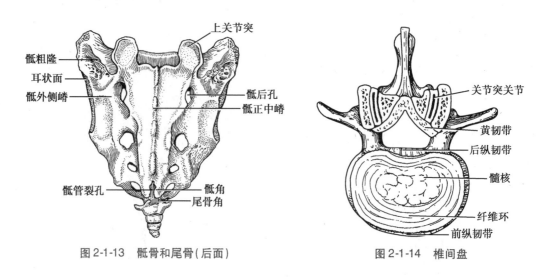

图 2-1-13　骶骨和尾骨（后面）　　　　　图 2-1-14　椎间盘

尾骨（coccyx）由 3～4 块退化的尾椎融合而成，形体较小，上与骶骨尖相接，下端游离（图 2-1-13，图 2-1-14）。

2. **椎骨的连结**　各椎骨之间借椎间盘、韧带和关节相连结。

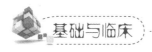

腰椎间盘突出症

腰椎间盘突出症是较为常见的疾患之一，主要是因为腰椎间盘各部分（髓核、纤维环及软骨板），尤其是髓核，有不同程度的退行性改变后，在外力因素的作用下，椎间盘的纤维环破裂，髓核组织从破裂之处突出（或脱出）于后方或椎管内，导致相邻脊神经根遭受刺激或压迫，从而产生腰部疼痛，一侧下肢或双下肢麻木、疼痛等一系列临床症状。腰椎间盘突出症以腰 4-5、腰 5-骶 1 发病率最高，约占 95%。

（1）**椎间盘**（intervertebral）：位于相邻两椎体之间，由髓核和纤维环两部分构成，是椎骨之间最主要的连结（图 2-1-15）。**髓核**（nucleus pulposus）位于椎间盘中心，柔软而富有

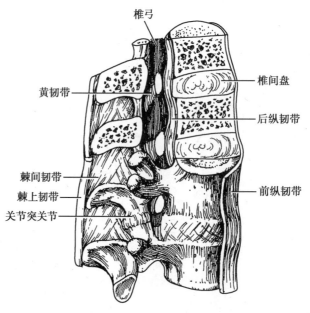

图 2-1-15　椎骨的连结

弹性的胶状物质。周围是由多层同心圆排列的纤维软骨环称为**纤维环**(anulus fibrosus)。整个脊柱有 23 个椎间盘,各部椎间盘厚薄不一,腰部最厚,颈部次之,中胸部最薄,故脊柱腰部活动度最大。椎间盘有一定的弹性,可缓冲震动、允许脊柱做弯曲和旋转运动。

(2)**韧带**:连结椎骨的韧带可分为长、短两类(图 2-1-16)。

长韧带主要有**前纵韧带**(anterior longitudinal ligament)、**后纵韧带**(posterior longitudinal ligament)和**棘上韧带**(supraspinal ligament)。前纵韧带位于椎骨前面上连枕骨大孔前缘,下达骶骨前面,紧贴椎体和椎间盘前面,厚实而坚韧,包绕脊柱的前、外侧面,对脊柱稳定有重要作用。后纵韧带位于椎体后面,长度与前纵韧带相当,较前纵韧带细,可限制脊柱过分前屈及防止椎间盘向后脱出。在棘突尖上还有一条上下连续的棘上韧带,在胸、腰、骶部紧贴棘突末端,至颈部则呈板片状,且由弹性结缔组织构成,称为项韧带。

椎骨间的短韧带很多,由黄色弹性结缔组织构成的**黄韧带**(ligamenta flava),位于相邻椎弓板之间,限制脊柱的过度前屈。各棘突之间有**棘间韧带**(interspinal ligament),各横突之间有**横突间韧带**等。

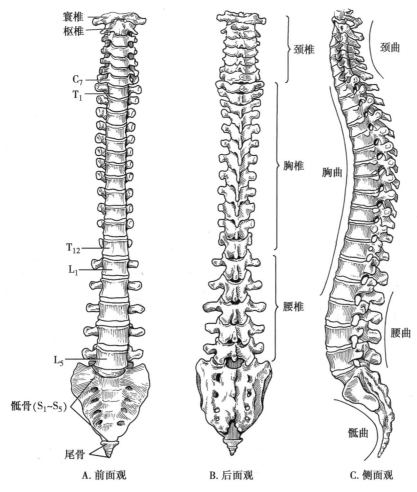

图 2-1-16　脊柱的整体观

(3)**关节**:主要由相邻椎骨的上下关节突构成的**关节突关节**(zygapophysial joints)(图 2-1-15)。寰椎与枢椎构成**寰枢关节**(atlantoaxial joint),寰椎与枕骨之间构成**寰枕关节**(atlantooccipital joint)。

3. 脊柱的整体观

前面观 椎体从上至下逐渐增大,骶骨上端最宽,以下又逐渐缩小。这是脊柱承重有关。

后面观 可见成排的棘突和横突,棘突的方向,在颈、腰段较平,在胸部较斜。

侧面观 可见 4 个生理性弯曲。颈曲和腰曲凸向前,胸曲和骶曲凸向后。脊柱生理性弯曲增大了脊柱的弹性,有利于维持身体平衡及缓冲重力和反弹力(图 2-1-17)。

4. 脊柱的功能和运动 脊柱除支持体重、传递重力、缓冲震动、保护脊髓和内脏等功能外,还有很大的运动性。虽然在相邻两椎骨间运动范围很小,但整个脊柱因叠加而活动范围较大,尤其是颈部和腰部运动幅度最大。其运动方式包括屈伸、侧屈、旋转和环转等。

(二)胸廓

胸廓(thorax cage)由 12 块胸椎、12 对肋和 1 块胸骨连结而成。胸廓具有一定的弹性和活动性,保护心、肺等重要器官,并参与呼吸运动。

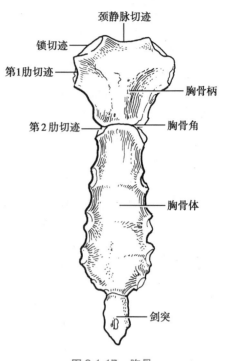

图 2-1-17 胸骨

1. 胸骨(sternum) 胸骨是位于胸前壁正中,自上而下分**胸骨柄、胸骨体**和**剑突**三部分。胸骨柄上缘中部微凹,称颈静脉切迹,外侧与锁骨连结处称锁切迹,胸骨柄侧缘接第 1 肋软骨。胸骨柄和胸骨体相连接处微向前凸称**胸骨角**(sternal angle),从体表可以触及。胸骨角的两侧平对第 2 肋,是计数肋的标志。胸骨体扁而长,两侧有第 2~7 肋软骨相连接的切迹。剑突形状多变,位居左右肋弓之间(图 2-1-18)。

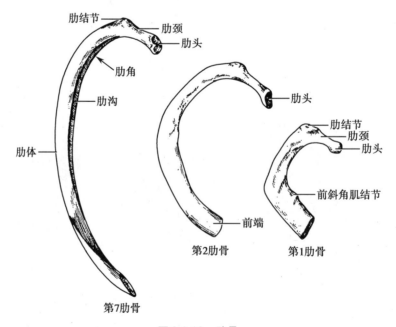

图 2-1-18 肋骨

2. 肋(rids) 由肋骨和肋软骨组成,共 12 对,左右对称,后端与胸椎相关节,前端第 1~7 肋借软骨与胸骨相连接,称为真肋。第 8~10 肋称为假肋,借肋软骨与上一肋的软骨相连形成肋弓。第11、12肋前端游离,又称浮肋。

肋骨(costal bone)呈弓形,分前后两端,前端是肋软骨,后端膨大,称为肋头,有关节面与胸椎体的肋凹形成关节,从肋头向后外变细,称为肋颈,再向外变成肋体,颈与体结合处的后面突起称为肋结节,有关节面与胸椎横突肋凹相关节。肋体向外转为向前的转弯处称为肋角,肋体下缘内面有神经血管经过的肋沟(图2-1-19)。

第1肋骨扁而宽短,近水平位。其上面中部的结节称前斜角肌结节。

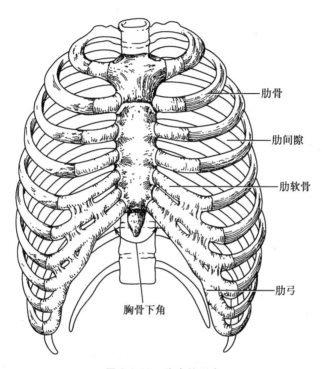

图 2-1-19 胸廓的形态

3. **胸廓的连结**　胸廓各骨之间主要依靠肋椎关节和肋软骨与胸骨之间的连结构成。肋椎关节为肋骨后端与胸椎之间的连结方式,有两处关节。一个是肋头关节,由肋头与椎体肋凹组成。另一个是肋横突关节,由肋骨结节关节面与横突肋凹组成。

4. **胸廓的形态**　成人胸廓为前后较扁,前壁短、后壁长的圆锥形(图2-1-20)。胸廓上口较小,为后高前低的斜面,由第1胸椎、第1肋骨和胸骨柄上缘围成。胸廓下口宽大,前高后低,由第12胸椎、第12、11肋及肋弓、剑突组成。两侧肋弓的夹角称为胸骨下角,角度大小因体形而异。相邻两肋之间的间隙为**肋间隙**,临床上常用来定位脏器位置。

5. **胸廓的功能**　胸廓的运动主要表现为呼吸运动。肋上提时胸廓横径和前后径扩大,胸腔容积增加助吸气;肋下降时胸腔容积缩小助呼气。胸廓除了参与呼吸以外,还有保护胸腔内脏器官如心、肺等功能。

（三）躯干的骨性标志

第7颈椎棘突、全部胸、腰椎棘突骶角、颈静脉切迹、胸骨角、剑突、肋、肋间隙和肋弓。

三、颅骨及其连结

颅(skull)由23块颅骨(不含听小骨)连结而成,对头部器官起保护和支持作用。

（一）颅的组成

可分为**脑颅骨**和**面颅骨**两部分(图2-1-21)。脑颅骨围成颅腔,容纳和保护脑。面颅骨

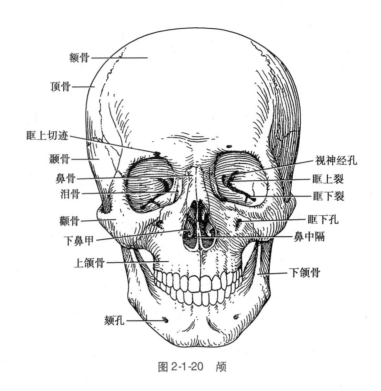

图 2-1-20　颅

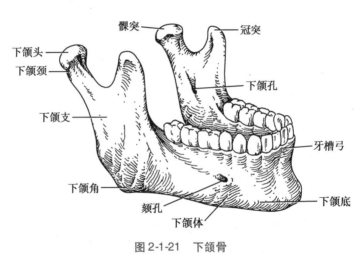

图 2-1-21　下颌骨

形成面部轮廓,并构成眼眶、鼻腔和口腔的骨性支架。

1. **脑颅骨**　共 8 块,组成颅盖和颅底。包括前方的**额骨**(frontal bone),后方的**枕骨**(occipital bone),颅顶部两侧的**顶骨**(parietal bone)各一块,两侧的**颞骨**(temporal bone)各一块,颅底中部的一块**蝶骨**(sphenoid bone)和颅底前部中央的**筛骨**(ethmoid bone)。

2. **面颅骨**　共 15 块,包括成对的**上颌骨**(maxilla)、**鼻骨**(nasal bone)、**泪骨**(lacrimal bone)、**颧骨**(zygomatic bone)、**腭骨**(palatine bone)、**下鼻甲**(interior nasal concha)和不成对的**下颌骨**(mandible)、**犁骨**(vomer)和**舌骨**(hyoid bone)。上颌骨位于口腔上方、鼻腔两侧,在它的内上方邻接两骨,内侧是鼻骨,后方是泪骨。上颌骨外上方是颧骨,后内方接腭骨。上颌骨内侧壁参与鼻腔外侧壁的构成,其下部有下鼻甲。下鼻甲内侧有犁骨。上颌骨的下方是下颌骨,下颌骨的后下方是舌骨。

下颌骨位于上颌骨下方,分一体两支。体和支相交处为**下颌角**(angle of mandibular),

54

下颌体(body of mandibular)下缘称下颌底,上缘为牙槽弓,其上面称牙槽。体的前面有一对**颏孔**(mental foramen)。**下颌支**(ramus of mandible)向上有两个突起,前方称**冠突**,后方称**髁突**,髁突又分为上端膨大的**下颌头**(head of mandible)及其下方缩细的**下颌颈**(neck of mandible)。下颌支内面中央有一个开口向后上方的下颌孔,向下经下颌管通颏孔(图2-1-22)。

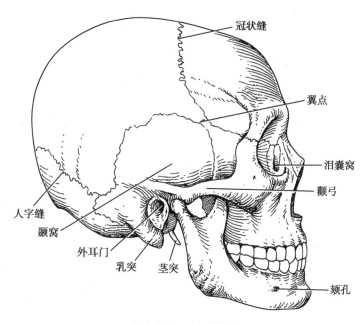

图2-1-22 颅侧面观

(二)颅的整体观

1. **顶面观** 颅的上面称颅顶,由顶骨、额骨及部分颞骨和枕骨构成,各骨借缝互相连在一起。位于额骨与顶骨之间的称为**冠状缝**(coronal suture),位于两顶骨之间的称为**矢状缝**(sagittal suture),顶骨与枕骨之间的称为**人字缝**(lambdoid suture)。

2. **侧面观** 可见**外耳门**,由外耳门向内入外耳道。外耳门的前方连于颧弓,后下方为乳突。颧弓上方的凹陷为**颞窝**。在颞窝区,有额骨、顶骨、蝶骨、颞骨四骨的会合处,称为**翼点**(pterion)(图2-1-23)。翼点的骨质比较薄弱,其内面有脑膜中动脉前支通过,所以外伤导致骨折时,容易损伤该动脉,引起颅内血肿。

3. **颅底内面观** 颅底内面凹凸不平,与脑下面的形态相适应,由前向后可见呈阶梯状排列的三个窝,即颅前窝、颅中窝和颅后窝(图2-1-24)。

(1)**颅前窝**:由额骨、筛骨和蝶骨小翼组成。筛骨鸡冠位居正中线,两侧为筛板及筛孔。

(2)**颅中窝**:颅中窝由蝶骨体及大翼、颞骨岩部和鳞部的一部分以及顶骨前下角组成。在窝的中部有蝶鞍,其中央为垂体窝,后方高起为鞍背。蝶鞍前方有视交叉沟,沟的两端通视神经管。颞骨岩部的尖和蝶骨体之间形成不规则的孔称为破裂孔。在蝶骨大翼的内侧部分,由前内向后外斜列着圆孔、卵圆孔和棘孔,蝶骨大翼和小翼之间有眶上裂。

(3)**颅后窝**:主要由枕骨和颞骨岩部后上面组成。窝的中央有枕骨大孔,在枕骨大孔前外侧缘处有舌下神经管内口。颅后窝后部中央有枕内隆凸,由此向下有枕内嵴。自枕内隆突向上有矢状沟,向两侧有横窦沟,横沟延伸到颞骨内面转而向下,再转向前称乙状窦沟,最后通颈静脉孔。在颈静脉孔上方,颞骨岩部后上面中央有内耳门。

55

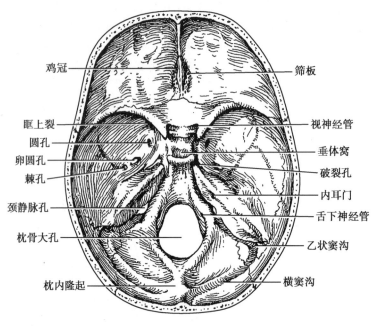

图 2-1-23 颅底内面观

鸡冠 — 筛板
眶上裂 — 视神经管
圆孔 — 垂体窝
卵圆孔 — 破裂孔
棘孔 — 内耳门
颈静脉孔 — 舌下神经管
枕骨大孔 — 乙状窦沟
枕内隆起 — 横窦沟

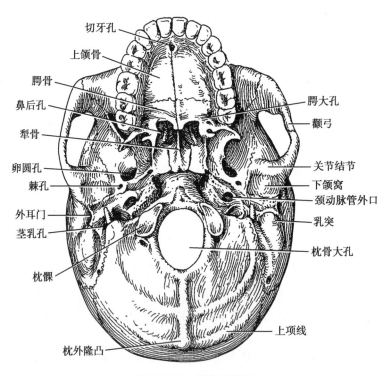

图 2-1-24 颅底外面观

切牙孔
上颌骨 — 腭大孔
腭骨 — 颧弓
鼻后孔
犁骨
卵圆孔 — 关节结节
棘孔 — 下颌窝
外耳门 — 颈动脉管外口
茎乳孔 — 乳突
枕髁 — 枕骨大孔
上项线
枕外隆凸

4. **颅底外面观** 前部为面颅骨所覆盖,后部与颈部相接,粗糙不平,中央可见到**枕骨大孔**及其两侧的**枕髁**,前方有**舌下神经管**外口。枕骨大孔前正中有**咽结节**,两侧有**颈静脉孔**。颈静脉孔的前方有**颈动脉管外口**,再向内侧可见**破裂孔**,颈静脉孔的前外侧生有**茎突**,其后**茎乳孔**,孔的后方为**乳突**。外耳道在茎突前外侧,其前方有**下颌窝**和**下颌结节**,在枕骨大孔后方有**枕外嵴**、**枕外隆凸**(external occipital protuberance)及其两侧的**上项线**(图 2-1-25)。

笔记

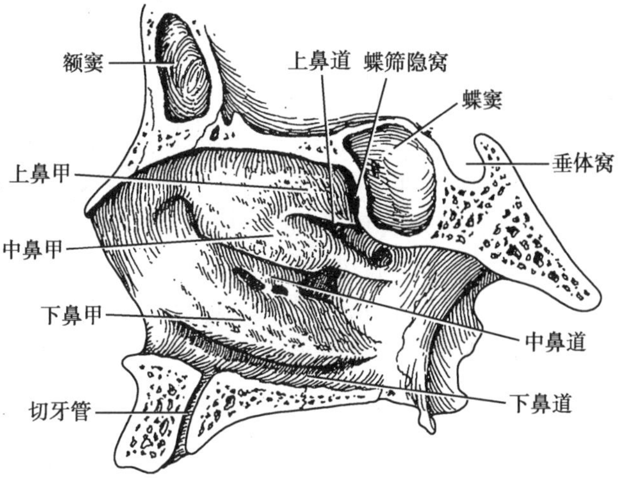
额窦
上鼻道 蝶筛隐窝
蝶窦
上鼻甲
垂体窝
中鼻甲
下鼻甲
中鼻道
切牙管
下鼻道

图 2-1-25 骨性鼻腔外侧壁

基础与临床

鼻 窦 炎

鼻窦炎是鼻窦黏膜的非特异性炎症,为一种鼻科常见多发病。因其解剖特点各窦可单独发病,也可形成多鼻窦炎或全鼻窦炎。可分为急性和慢性两类,急性化脓性鼻窦炎多继发于急性鼻炎,以鼻塞、多脓涕、头痛为主要特征;慢性化脓性鼻窦炎常继发于急性化脓性鼻窦炎,以多脓涕为主要表现,可伴有轻重不一的鼻塞、头痛及嗅觉障碍。

5. **前面观** 可见眼眶、骨性鼻腔和骨性口腔。

(1) **眶**:又称眼眶,容纳视器,呈四边锥体形,可分为眶尖、眶底和四壁。尖向后,有视神经管通颅腔。底向前,形成四边形眶缘,在眶上缘可见**眶上切迹**或**眶上孔**;眶下缘下方有**眶下孔**。上壁与颅前窝相邻,在上壁的前外侧部有**泪腺窝**。内侧壁最薄,上与筛骨迷路相邻,壁的前方有**泪囊窝**,向下经**鼻泪管**通鼻腔。下壁可见眶下沟,向后延续达眶下裂,向前经眶下管出眶下孔。外侧壁最厚,其后部和眶下壁之间有眶下裂通**颞下窝**和**翼腭窝**,与眶上壁之间有**眶上裂**通颅中窝(图 2-1-21)。

(2) **骨性鼻腔**:位于面颅中央,前方的开口称梨状孔,后方的一对开口称为鼻后孔,**鼻中隔**将鼻腔分成两部分。鼻腔外侧壁上有**上、中、下三个鼻甲**。三个鼻甲下方通道分别叫**上、中、下鼻道**。在上鼻甲后上方有一浅窝,称**蝶筛隐窝**(图 2-1-26)。

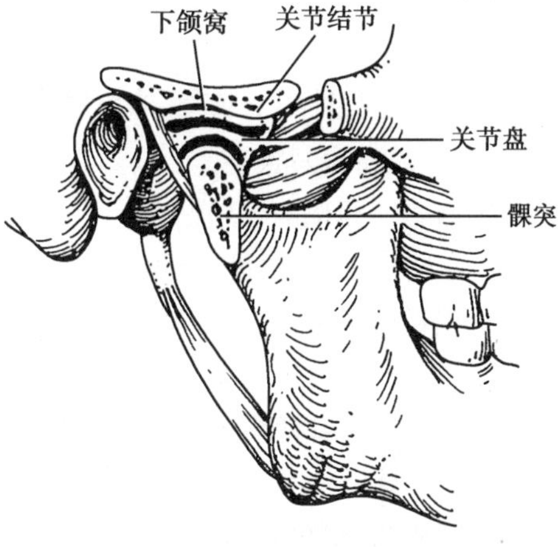
下颌窝
关节结节
关节盘
髁突

图 2-1-26 颞下颌关节

鼻旁窦(paranasal sinuses)是位于鼻腔周围的含气空腔,共有四对。**额窦**在额骨鳞部内,分别开口于左右侧鼻腔的中鼻道。**筛窦**即筛骨迷路中多数空泡,分三群通鼻腔,前、中群开口中鼻道,后群开口在上鼻道。**蝶窦**位于蝶骨体内,开口分别通向左右侧蝶筛隐窝。**上颌窦**在上颌骨体内,开口在中鼻道,窦口高于窦

低,分泌物不易流出。

（三）颅的连结

颅骨连结主要是直接连结,只有下颌骨与颞骨之间以颞下颌关节相连。

颞下颌关节(temporomandibular joint)又称**下颌关节**,由下颌骨的下颌头与颞骨的下颌窝和关节结节构成。关节囊前部薄而松弛,囊内有关节盘,将关节腔分成上、下两部,所以下颌关节运动灵活,两侧联合运动,可使下颌骨上提、下降、向前和向后,主要为适应咀嚼运动的需要(图2-1-27)。活动幅度过大时关节容易向前脱位。

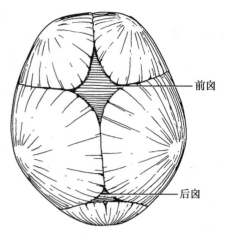

图2-1-27 新生儿颅(上面)

（四）新生儿颅的特征

新生儿脑颅较大,面颅较小,面颅仅占脑颅的 1/8（成人为 1/4）。新生儿有许多颅骨尚未发育,骨与骨之间间隙很大,被结缔组织膜所封闭,称**囟**。在矢状缝前后分别有**前囟**(anterior fontanelle)和**后囟**(posterior fontanelle)(图2-1-28)。前囟在 1~2 岁时闭合,其余各囟在出生后不久闭合。前囟闭合的早晚可作为婴儿发育和颅内压力变化的标志。

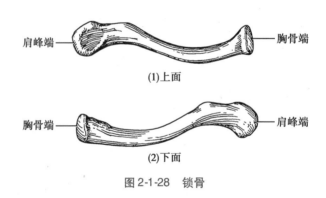

图2-1-28 锁骨

（五）颅骨主要的骨性标志

枕外隆凸、乳突、髁突、颧弓、下颌角、眶上缘、眶下缘、眉弓、翼点等。

四、四肢骨及其连结

四肢骨分上肢骨和下肢骨,均由肢带骨和自由肢骨所组成。

（一）上肢骨及其连结

1. **上肢骨** 每侧有 32 块,包括上肢带骨和自由上肢骨。上肢带骨包括**锁骨**和**肩胛骨**;自由上肢骨包括**肱骨**、**尺骨**、**桡骨**和**手骨**。

（1）**锁骨**(clavicle):位于胸廓上方前面,全长均可摸到,呈"S"形,内 2/3 凸向前,外 1/3 凸向后。可分为内侧、外侧两端和体 3 部分。内侧端膨大称为**胸骨端**,与胸骨的锁骨切迹相关节。外侧端为**肩峰端**,略扁,与肩胛骨的肩峰相关节。锁骨体较细而弯曲,位置表浅,受暴力时易发生骨折,一般多见于锁骨中、外 1/3 交界处(图2-1-29)。

（2）**肩胛骨**(scapula):位于胸廓背面脊柱的两侧,介于第 2~7 肋骨之间,呈三角形。有三个角、三个缘和两个面。上角向内上方,平对第二肋。外上角膨大朝外上方,有一梨形

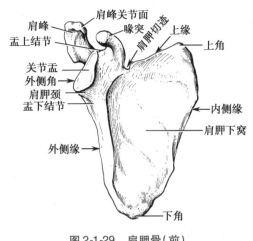

图 2-1-29 肩胛骨(前)

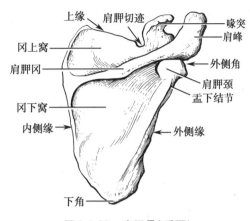

图 2-1-30 肩胛骨(后面)

光滑的关节面,称**关节盂**(glenoid cavity),与肱骨头构成肩关节。关节盂上下各有一隆起,称**盂上结节**和**盂下结节**。下角平对第七肋。内侧缘朝向脊柱,又称**脊柱缘**。外侧缘肥厚,对向腋窝又称**腋缘**。上缘短而薄,其外侧端有一切迹,称为**肩胛切迹**。切迹的外侧有一伸向上前外方的骨突,称**喙突**(coracoid process)。肩胛骨的前面微凹称**肩胛下窝**。后面有一横行的骨嵴,称**肩胛冈**(spine of scapula),冈的外侧端称**肩峰**(acromion),与锁骨肩峰端成关节。冈上下的浅窝,分别称为**冈上窝**和**冈下窝**(图 2-1-30、31)。

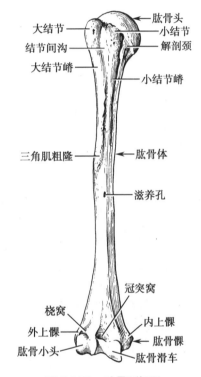

图 2-1-31 肱骨(前面)

(3) **肱骨**(humerus):位于上臂,可分为一体、两端。

上端膨大,有朝向内后上方的半球形关节面,称**肱骨头**(head of humerus),与肩胛骨的关节盂相关节。头的下方稍细称为**解剖颈**(anatomical neck)。解剖颈下方向外侧突出的隆起,称**大结节**,大结节内前方的突起称**小结节**。两结节向下延续的骨嵴,分别称为**大结节嵴**与**小结节嵴**。大、小结节嵴之间的沟称**结节间沟**,内有肱二头肌长头腱通过。肱骨上端与体的移行处称**外科颈**(surgical),是骨折的好发部位。

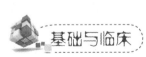

基础与临床

肱骨外科颈骨折的表现

肱骨外科颈骨折可发生于任何年龄,但以中、老年人多见。一般分为无移位性骨折、外展性骨折、内收性骨折和粉碎性骨折。主要表现为受伤后肩部疼痛、肿胀、淤斑、肩关节或上肢活动障碍。一般 X 线摄片可以确定诊断。

体的中部外侧面有一粗糙的隆起,有三角肌附着,称**三角肌粗隆**(deltoid tuberosity),体的后面中部有一条斜向外下的浅沟,称**桡神经沟**,有桡神经和肱深动脉通过,肱骨中段骨折时易损伤桡神经。

下端膨大、前后略扁。外侧有较小半球形的**肱骨小头**,与桡骨相关节。内侧呈滑车状的关节面,称**肱骨滑车**,与尺骨相关节。下端前面有一**冠突窝**,后面有一深窝叫**鹰嘴窝**。下端的两侧面各有一结节样隆起,分别称为**内上髁**和**外上髁**。内上髁后面有一纵行浅沟,称尺神经沟,有尺神经通过(图2-1-32,图2-1-33)。

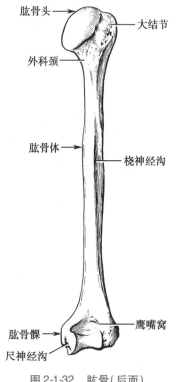

图 2-1-32　肱骨(后面)

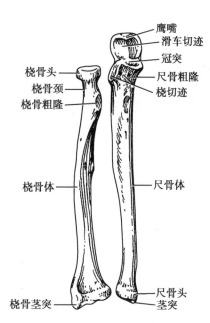

图 2-1-33　尺骨和桡骨(前面)

(4)**桡骨**(radius):位于前臂外侧,包括一体、两端。上端有圆柱形的**桡骨头**(head of radius),上面有凹陷称**桡骨头凹**,与肱骨小头相关节。桡骨头周缘有环状关节面,与尺骨的桡切迹相关节。桡骨头下方为**桡骨颈**,颈的内下方有一个粗糙隆起名**桡骨粗隆**(radial tuberosity)。桡骨体呈三棱形,其内侧缘锐利,与尺骨的骨间嵴相对。下端膨大,其内侧面有**尺切迹**,与尺骨头相关节;外侧面向下突出,称为**茎突**(styloid process)(图2-1-34,图2-1-35)。

(5)**尺骨**(ulna):位于前臂内侧份,一体、两端。上端粗大,前方有半月形的关节面,称为**滑车切迹**或**半月切迹**,与肱骨滑车构成关节。切迹后上方的突起称为**鹰嘴**(olecranon),前下方的突起为**冠突**。冠突的外侧面有一关节面,称**桡切迹**,与桡骨头的环状关节面相关节。体稍细长弯曲,呈三棱柱状。下端有位于外侧呈球形的**尺骨头**和向下伸出的**茎突**(styloid process)(图2-1-34,图2-1-35)。

(6)**手骨**:由腕骨、掌骨和指骨组成(图2-1-36)。

腕骨(carpal bones)位于手腕部,均属短骨,共有

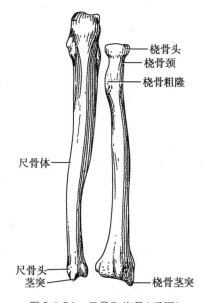

图 2-1-34　尺骨和桡骨(后面)

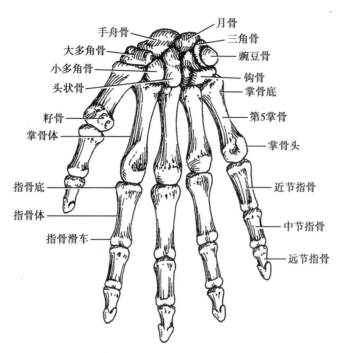

图 2-1-35　手骨(前面)

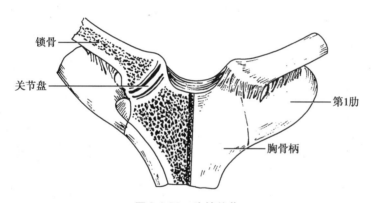

图 2-1-36　胸锁关节

8块,排成近侧、远侧两列,每列4块,以其形状命名。近侧列由桡侧向尺侧依次是**手舟骨**、**月骨**、**三角骨**和**豌豆骨**。远侧列为**大多角骨**、**小多角骨**、**头状骨**和**钩骨**。

掌骨为5块长骨,从桡侧向尺侧依次为第1~5掌骨。掌骨的近侧端为底,接腕骨。远侧端为头,接指骨。头底之间的部分为体。

指骨共14块,除拇指为2节外,其余4指均为3节。由近侧向远侧依次为**近节指骨**、**中节指骨**、**远节指骨**。近节和中节指骨近侧端为底,中部为体,远侧端为滑车,而远节指骨远侧端没有滑车而称为粗隆。

2. 上肢骨的连结

(1)**胸锁关节**(sternoclavicular joint):由锁骨的胸骨端与胸骨的锁切迹构成,是上肢骨与躯干骨之间唯一的关节。其关节囊坚韧紧张,周围有韧带加强,囊内有关节盘。该关节可使锁骨外侧端小幅度向上、下、前、后及轻微的旋转、环转运动(图2-1-37)。

(2)**肩锁关节**(acromioclavicular joint):由肩峰与锁骨肩峰端构成,属微动关节。

(3)**肩关节**(shoulder joint):由肩胛骨的关节盂和肱骨头构成。该关节的特点是:肱骨头大、关节盂小而浅。周缘有纤维软骨环构成的盂唇,加深了关节窝。关节囊薄而松弛,囊

笔记

61

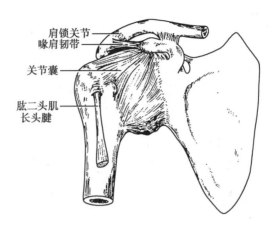

图 2-1-37　肩关节(前面)

内有肱二头肌长头腱通过。在关节囊外有韧带,以加强关节的稳固性。囊的下壁没有肌和韧带加强,最为薄弱,故肩关节脱位时,肱骨头常从下方脱出,发生前下方脱位(图 2-1-38,图 2-1-39)。肩关节是人体活动范围最大、最灵活的关节,可作屈、伸、内收、外展、旋内、旋外和环转运动。

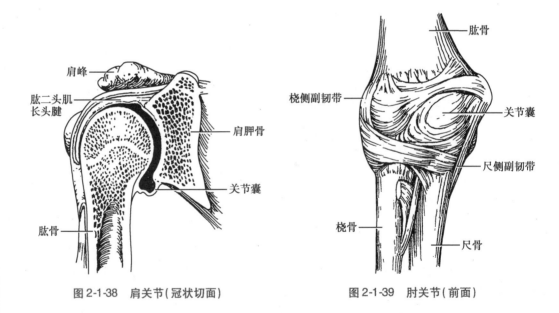

图 2-1-38　肩关节(冠状切面)　　　　　图 2-1-39　肘关节(前面)

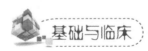

肩关节脱位的表现

　　肩关节由于受到直接或间接暴力作用后发生的移位。一般包括前脱位、后脱位、盂下脱位和盂上脱位四型,其中以前脱位为最多见。主要表现为:患处疼痛,肿胀,患者不敢活动肩关节,以健手托住患侧前臂,出现方肩畸形。

　　(4) **肘关节**(elbow joint):由肱骨下端与桡、尺骨上端构成。包括**肱尺关节**(humeroulnar joint)、**肱桡关节**(humeroradial joint)和**桡尺近侧关节**(proximal radioulnar joint)三个关节(图 2-1-40,图 2-1-41)。肱骨滑车与尺骨半月切迹构成肱尺关节,是肘关节的主体部分。肱骨小头与桡骨头凹构成肱桡关节。桡骨头环状关节面与尺骨的桡骨切迹构成桡尺近侧关节。三个关节共同包裹在一个关节囊内。关节囊前后松弛薄弱,两侧紧张增厚形成侧副韧带。此外,在桡骨头周围有桡骨环状韧带,可防止桡骨头脱出。幼儿桡骨头发育不全,且环状韧带较松弛,故当肘关节伸直位牵拉前臂时,易发生桡骨头半脱位。

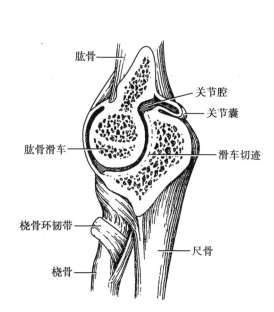

图 2-1-40 肘关节(冠状切面)

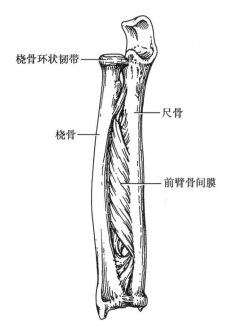

图 2-1-41 前臂骨的连结(前面)

肘关节可做屈、伸运动。当肘关节伸直时,肱骨内、外上髁与尺骨鹰嘴尖三点位于一条直线上,屈肘时则形成以鹰嘴尖为顶角的等腰三角形,临床上常以此鉴别肘关节脱位或肱骨髁上骨折。

(5)**前臂骨的连结**:除上端的桡尺近侧关节参与构成肘关节的一部分外,还有连于桡、尺两骨相对缘间的骨间膜以及下端的桡尺远侧关节。桡尺近侧关节和远侧关节是联合关节,可使前臂旋前和旋后(图 2-1-42)。

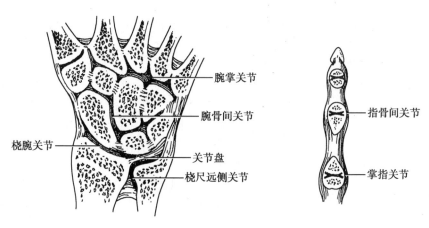

图 2-1-42 手骨的连结(冠状切面)

(6)**手骨的连结**:包括桡腕、腕骨间、腕掌、掌指及手指骨间关节(图 2-1-43)。

桡腕关节(radiocarpal joint)又称**腕关节**(wrist joint),桡骨腕关节面和尺骨下方的关节盘形成关节窝,舟、月、三角骨的近侧关节面联合组成的关节头。关节囊薄而松弛,周围有韧带增强。桡腕关节可作屈、伸、收、展以及环转运动。

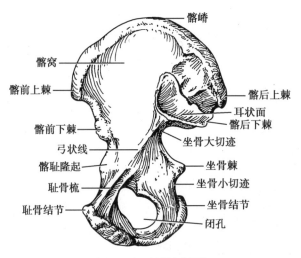

图 2-1-43 髋骨(内面)

3. 上肢主要的骨性标志

锁骨、肩胛冈、肩峰、喙突、肩胛骨上角和下角、肱骨大结节和小结节、肱骨内上髁和外上髁、尺骨茎突、桡骨茎突、尺骨鹰嘴、手舟骨和豌豆骨等。

(二) 下肢骨及其连结

1. 下肢骨 每侧有31块,包括下肢带骨和自由下肢骨。下肢带骨包括**髋骨**。自由下肢骨包括**股骨、髌骨、胫骨、腓骨和足骨**。

(1) **髋骨**(hip bone):由髂骨、坐骨和耻骨组成,一般在15岁以前三块骨之间以软骨连结,成年后软骨骨化,三骨互相融合而成一大而深的窝称**髋臼**(acetabulum)。窝的周围骨面光滑,附以关节软骨,称为**月状面**(lunate surface)。髋臼的前下部骨缘凹入,叫**髋臼切迹**(图2-1-44,图2-1-45)。

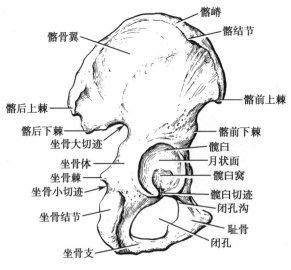

图 2-1-44 髋骨(外面)

髂骨(ilium)位于髋骨的后上部,分为**髂骨体**和**髂骨翼**两部,髂骨体参与构成髋臼后上部。体向上方伸出的扇形骨板称为髂骨翼,翼的内面凹陷称**髂窝**,窝的下方以**弓状线**与髂骨体分界。其上缘称**髂嵴**(iliac crest),髂嵴的前后突起分别称为**髂前上棘**(anterior superior iliac spine)和**髂后上棘**(posterior superior iliac spine),它们下方各有一突起,分别称为**髂**

前下棘和**髂后下棘**。两侧髂嵴最高点的连线约平齐第4腰椎棘突,是计数椎骨的标志。髂嵴的前、中 1/3 交界处向外突出,称为**髂结节**(tubercle of iliac crest)。临床上常选择髂前上棘作为骨髓穿刺点。

坐骨(ischium)位于髋骨的后下部,下端肥厚粗糙,称为**坐骨结节**(ischial tuberosity),坐骨结节后上方有一锐利突起,称为**坐骨棘**(ischial spine),棘的上方为**坐骨大切迹**,其下方为**坐骨小切迹**。

耻骨(pubis)构成髋骨的前下部,可分为体及支两部分。耻骨体构成髋臼的前下部。由体向前下延伸为**耻骨上支**,继而转折向下外方称为**耻骨下支**。耻骨上、下支移行处的内侧面为一卵圆形粗糙面,称为**耻骨联合面**。耻骨上支的上缘有一锐利的骨嵴,称**耻骨梳**,其后端起于髂耻隆起,前端终于**耻骨结节**。耻骨结节内侧的骨嵴称为耻骨嵴,由坐骨和耻骨围成的孔,称为**闭孔**(obturator foramen)。

(2)**股骨 femur**:位于大腿,是人体最长的长骨,约占身高的 1/4,可分为一体和两端(图 2-1-46,图 2-1-47)。

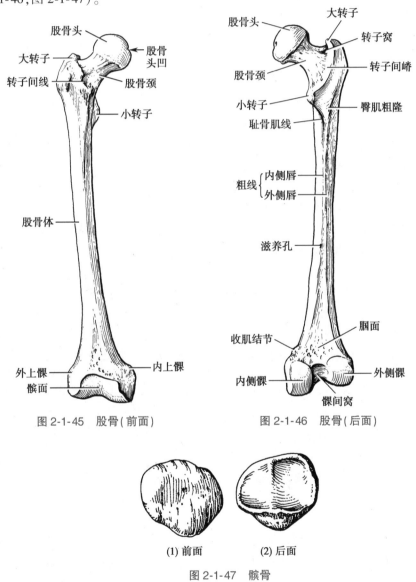

图 2-1-45 股骨(前面)　　图 2-1-46 股骨(后面)

图 2-1-47 髌骨

(1)前面　　(2)后面

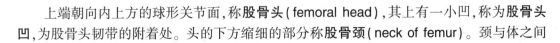

上端朝向内上方的球形关节面,称**股骨头**(femoral head),其上有一小凹,称为**股骨头凹**,为股骨头韧带的附着处。头的下方缩细的部分称**股骨颈**(neck of femur)。颈与体之间

形成一钝角称**颈干角**,男性平均为 132°,女性约为 127°,儿童约为 150°～160°。颈体交界处的外侧,有一向上的粗糙隆起称**大转子**,其内下方较小的隆起称为**小转子**。大、小转子间,前有**转子间线**,后有**转子间嵴**相连。

股骨体粗壮,为圆柱形。前面光滑,后面有一纵行的骨嵴,称为**粗线**。此线向上延续为粗糙的突起称**臀肌粗隆**(gluteal tuberrosity)。

下端为两个膨大的隆起,向后方卷曲,分别称为**内侧髁**和**外侧髁**。两髁之间深凹陷,称为**髁间窝**。内侧髁的内侧面和外侧髁的外侧面各有一粗糙隆起,分别称为**内上髁**和**外上髁**,体表可触及。

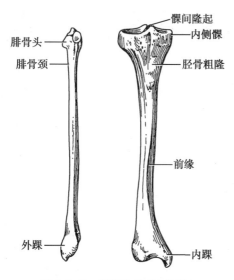
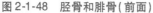

图 2-1-48　胫骨和腓骨(前面)

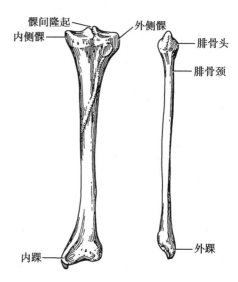

图 2-1-49　胫骨和腓骨(后面)

(3) **髌骨**(patella):为三角形的扁骨,位于膝关节前面。底朝上,尖向下,是人体内最大的籽骨,包于股四头肌肌腱内(图 2-1-48)。

(4) **胫骨**(tibia):位于小腿的内侧部,是三棱形粗大的长骨,分为一体和两端(图 2-1-49,图 2-1-50)。

上端粗大,形成与股骨相对应的**内侧髁**和**外侧髁**,两髁之间的向上隆凸称**髁间隆起**。上端的前面有一粗糙的隆起,称为**胫骨粗隆**(tibial tuberosity)。外侧髁的后下面有一关节面,接腓骨小头,称为**腓关节面**。体呈三棱柱形,前缘锐利,内侧面平坦。下端膨大,内侧有伸向下的骨突称**内踝**(medial malleolus)。外侧有与腓骨相接的三角形凹陷称为**腓切迹**。

(5) **腓骨**(fibula):细长,位于小腿部的后外侧,分为一体和两端(图 2-1-49,图 2-1-50)。上端膨大称**腓骨头**,下方缩细称**腓骨颈**。下端膨大稍扁称**外踝**(lateral malleolus)。临床上常截取一段带血管的腓骨,作

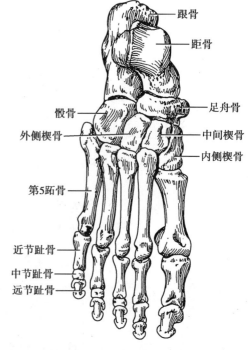

图 2-1-50　足骨(上面)

为自身移植的供骨。

（6）足骨：由跗骨、跖骨、趾骨组成（图2-1-51）。

跗骨（tarsal bones）属于短骨，位于足的近侧部，相当于手的腕骨，共7块。可分为近、中、远三列，即近侧列的**距骨**和**跟骨**，中间列的**足舟骨**，远侧列的**内侧楔骨**、**中间楔骨**、**外侧楔骨**和**骰骨**。跟骨的后下方膨大为**跟骨结节**。

跖骨（metatarsal bones）属于长骨，其形状大致与掌骨相当，但比掌骨长而粗壮，共5块，由内侧向外侧依次称第1至第5跖骨。

趾骨（bones of toes）属于长骨，其形状大致与指骨相当。共14块，一般姆趾为2节，其余各趾为3节。临床常截取第2趾代替手的拇指再造。各节趾骨的名称和结构名称均与手指骨相同。

2. 下肢骨的连结

（1）**髋骨的连结**：左右髋骨在后方借骶髂关节及韧带与骶骨相连，前方借耻骨联合相连（图2-1-52，图2-1-53）。

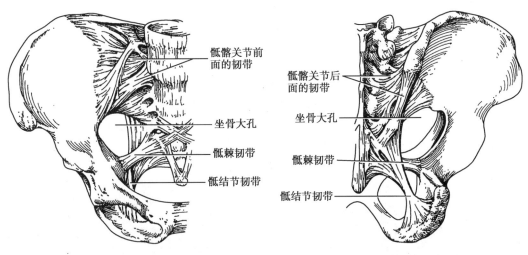

图2-1-51 骨盆的连结（前面）　　　　图2-1-52 骨盆的连结（后面）

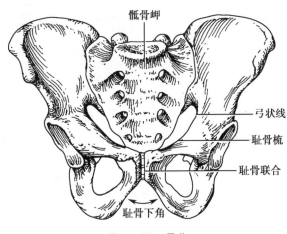

图2-1-53 骨盆

骶髂关节（sacroiliac joint）由骶、髂两骨的耳状面构成，结合非常紧密，关节囊紧张，并有韧带加强，几乎无活动性，以支持体重和传导重力为主。

髋骨与骶骨的韧带连结　髋骨与骶骨有很多韧带相连，其中，骶骨与坐骨之间有两条：

一条称**骶结节韧带**(sacrotuberous ligament),从骶骨、尾骨侧缘连至坐骨结节内侧缘,呈扇形。另一条称**骶棘韧带**(sacrospinous ligament),位于骶结节韧带前方,从骶骨、尾骨侧缘连至坐骨棘,呈三角形。这两条韧带与坐骨大、小切迹共同构成坐骨大孔和坐骨小孔。

耻骨联合(pubic symphysis)由两侧耻骨联合面借纤维软骨连结而成,内有一条矢状位裂隙,女性分娩时稍分离有利于胎儿娩出。

骨盆 pelvis 由骶、尾、髋骨及骨连结共同构成,有保护骨盆内脏和传导身体重力的作用(图2-1-54)。

骨盆以界线分为**大骨盆**和**小骨盆**。**界线**是由骶骨岬向两侧经弓状线、耻骨梳、耻骨结节、耻骨联合上缘连接而成的线。小骨盆上口即界线。下口由尾骨尖、骶结节韧带、坐骨结节、坐骨支、耻骨下支和耻骨联合下缘围成。两侧耻骨下支夹角称为**耻骨下角**。骨盆腔是一短而稍弯曲的骨性管道,前壁短,侧壁和后壁稍长,是胎儿娩出的通道。

骨盆由于内分泌激素的作用,从青春期开始,逐渐出现明显的性别差异:女性骨盆外形宽而短,髂骨翼外展,且较平。骨盆上口呈圆形,耻骨下角约80°~100°,骶骨岬低平,小骨盆腔呈圆桶形,下口宽大。男性骨盆的特点是外形窄而长,上口呈心形,骶骨岬前突,耻骨下角70°~75°,骨盆腔呈漏斗形,下口窄小。

(2)**髋关节**(hip joint):由髋臼与股骨头构成,髋臼深,在髋臼周缘,有关节唇加深关节窝,使股骨头关节面几乎全部纳入髋臼内。关节囊紧张而坚韧,股骨颈除其后面的外侧部之外,都被包入囊内,故股骨颈骨折有囊内、囊外和混合性骨折三种。关节囊周围均有韧带加强,其中最坚韧的为位于关节囊前方的**髂股韧带**,该韧带可限制髋关节过伸,有利于维持人体直立姿势。关节囊后下方较薄弱,故髋关节脱位时,股骨头常从后下方脱出。囊内有股骨头韧带,内含营养股骨头的血管(图2-1-55,图2-1-56)。

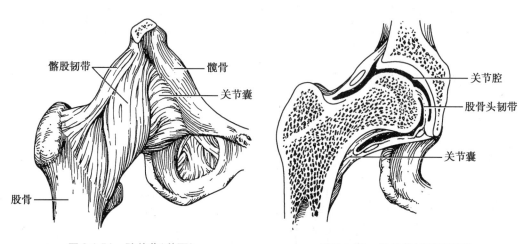

图2-1-54 髋关节(前面)　　　　　图2-1-55 髋关节(冠状切面)

髋关节可作屈、伸、收、展、旋转和环转运动,但不如肩关节灵活;然而其稳固性大,适于负重和行走。

(3)**膝关节**(knee joint):是人体最大、最复杂的关节。由股骨内、外侧髁、胫骨内、外侧髁及髌骨构成。关节囊宽阔而松弛,其前壁有股四头肌腱、髌骨和髌韧带加强,内侧壁有**胫侧副韧带**加强,外侧壁有**腓侧副韧带**加强。关节囊内有**前交叉韧带**和**后交叉韧带**,可防止胫骨前、后移位。在股骨与胫骨两关节面之间,还有两个纤维软骨板,称半月板。内侧半月板较大,呈"C"形;外侧半月板较小,近似"O"形。两半月板周缘厚,内缘薄,下面较平,上面凹陷,可略加深关节窝,使两关节面相适应。半月板增加了膝关节的稳固性和运动的灵活性,并可减缓冲击(图2-1-56,图2-1-57,图2-1-58)。

笔记

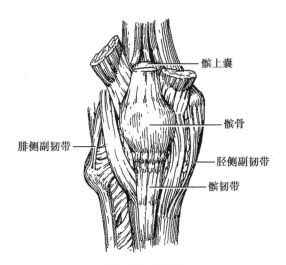

图 2-1-56 膝关节

髌上囊
髌骨
腓侧副韧带
胫侧副韧带
髌韧带

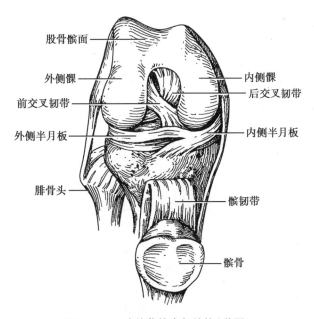

图 2-1-57 膝关节的内部结构(前面)

股骨髌面
外侧髁
前交叉韧带
外侧半月板
腓骨头
内侧髁
后交叉韧带
内侧半月板
髌韧带
髌骨

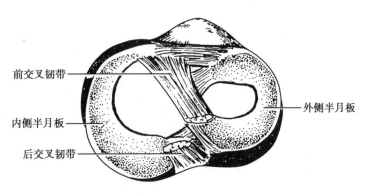

图 2-1-58 膝关节半月板(上面)

前交叉韧带
内侧半月板
后交叉韧带
外侧半月板

膝关节主要作屈、伸运动,在半屈膝位时,小腿还可作轻微的旋内、旋外运动。

（4）**小腿骨间的连结**：胫、腓骨间的连结包括上端由胫骨外侧髁和腓骨头构成的微动的胫腓关节,下端的韧带连结以及两骨干间的骨间膜。连结稳固几乎不能运动（图2-1-59）。

（5）**足骨的连结**：包括距小腿、跗骨间、跗跖、跖趾及足趾骨间关节（图2-1-60）。

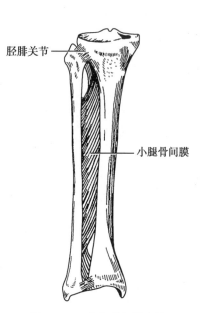

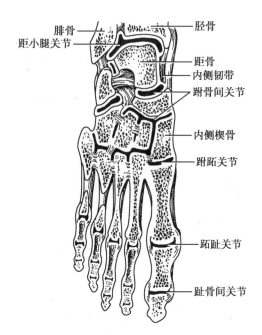

图2-1-59　小腿骨间的连结　　　　　　　　　图2-1-60　足关节

距小腿关节(talocrural joint)又称**踝关节**(ankle joint),由胫、腓骨下端与距骨构成。关节囊前、后壁薄而松弛,内、外侧均有韧带加强。踝关节可使足作屈(跖屈)和伸(背屈)运动,当踝关节高度跖屈时,还可作轻微的侧方运动。

跗骨间关节主要包括**距跟关节**、**距跟舟关节**和**跟骰关节**。前两关节联合运动可使足作内翻和外翻运动;后两关节常合称跗横关节,关节腔呈横位的"S"形,临床上可经此关节进行足的离断术。

足弓(arches of foot)跗骨和跖骨借韧带牢固地连结在一起,形成向上凸的足弓（图2-1-61）。足弓分前后方向的足纵弓和内外方向的足横弓。站立时,足以跟骨结节、第1和第5跖骨头着地,使身体稳立于地面,并有利于行走和跑跳,缓冲运动时产生的震荡,也能保护足底的血管、神经免受压迫。足弓的维持除靠骨连结的韧带外,足底短肌和小腿长肌腱的牵拉也起着重要的作用。如果维持足弓的软组织过度劳损、先天性发育不良或损伤等因素,出现扁平足,站立或行走时容易发生疲劳。

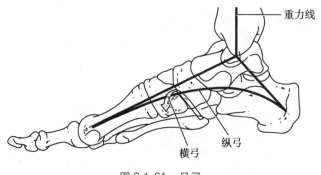

图2-1-61　足弓

3. 下肢重要的骨性标志

髂前上棘、髂嵴、髂后上棘、耻骨结节、坐骨结节、股骨大转子、股骨内上髁和外上髁、髌骨、胫骨粗隆、腓骨小头、内踝、外踝、跟结节。

第二节 肌

一、概 述

运动系统的肌均属于骨骼肌,多附着于骨上,在神经系统的支配下随意运动,亦称随意肌。人体全身共有600余块骨骼肌,约占体重的40%。每块肌都有一定的形态和结构,执行一定的功能,都含有丰富的血管、神经,每块肌都是一个器官。

(一)肌分类和构造

根据肌的形态,肌可分为长肌、短肌、扁肌和轮匝肌4种(图2-1-62):①长肌呈长梭形或带状,多分布于四肢。②短肌较短小,多分布于躯干深层。③扁肌呈薄片状,多分布于胸腹壁,除有运动功能外,还有保护腔内器官的作用。④轮匝肌呈环形,多位于孔裂周围,收缩时可关闭孔裂。

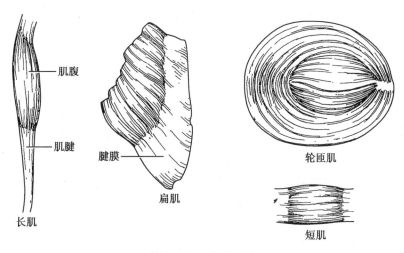

图2-1-62 肌的形态

根据肌的作用,肌可分为屈肌、伸肌、收肌、展肌、旋内肌和旋外肌等。

根据肌所在部位,可分为头颈肌、躯干肌、四肢肌。

每块肌一般由**肌腹**和**肌腱**构成。肌腹位于中间,主要由肌纤维构成,色红而柔软,具有收缩和舒张功能。肌腱位于肌的两端,由致密结缔组织构成,呈银白色,坚韧无收缩功能。肌借肌腱附着于骨上。长肌的肌腱多呈条索状,扁肌的肌腱宽阔呈膜状,又称**腱膜**。

(二)肌的起止、作用和配布

肌通常以两端附着于两块或两块以上的骨上,跨过一个或多个关节。肌收缩时,肌在相对固定骨上的附着点称**起点**或定点,在移动骨上的附着点称**止点**或动点。全身肌的起、止点有一定的规律。通常起点靠近身体正中线或四肢近侧端,止点则在另一端。起点和止点是相对的,在一定条件下可以互换。

肌大多配布在关节的周围,每个关节至少配布有两组运动方向相反的肌,在运动轴的两侧相互对抗的肌,称**拮抗肌**;在运动轴同一侧作用相同的肌,称**协同肌**。它们既相互拮抗,又相互协调。

（三）肌的辅助装置

肌的辅助装置主要有筋膜、滑膜囊、腱鞘等，它们具有保护肌和辅助肌运动的作用。

1. **筋膜（fascia）** 遍布全身，可分为浅筋膜和深筋膜（图 2-1-63）。

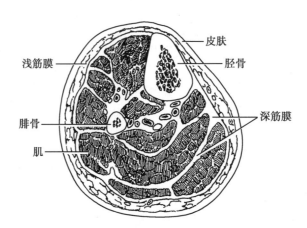

图 2-1-63　小腿横切面模式图（示筋膜）

（1）**浅筋膜**：位于皮下，亦称皮下筋膜，由疏松结缔组织构成，内含脂肪组织、浅动脉、皮下静脉、皮神经以及表浅淋巴结和淋巴管等。脂肪的多少因人而异，并与性别、部位、营养状况等有关。浅筋膜有维持体温和保护深部结构的作用。临床上常用的皮下注射，即将药物注入浅筋膜内。

（2）**深筋膜**：位于浅筋膜深面，亦称固有筋膜，由致密结缔组织构成。深筋膜包被肌或肌群形成筋膜鞘，在四肢深入肌群间的深筋膜附着于骨面形成肌间隔，包被血管、神经等形成血管神经鞘。

2. **滑膜囊（synovial bursa）** 为封闭的结缔组织小囊，扁薄，内含滑液，多位于肌腱与骨面相接触的部位，起减少摩擦的作用。滑膜囊炎可致局部疼痛和功能障碍。

3. **腱鞘（tendinous sheath）** 为套于某些长肌腱外面的结缔组织鞘管，多见于活动性较大的腕、踝、手指、足趾等处。腱鞘分外层的**纤维层**和内层的**滑膜层**。滑膜层又分为**脏层**和**壁层**，包在肌腱表面的部分为脏层，紧贴于纤维层的内面部分为壁层，脏、壁两层相互移行，形成滑膜腔，腔内含有少量滑液，起润滑作用，以减少长肌腱在腱鞘内滑动时的摩擦（图 2-1-64）。腱鞘炎时，由于腱鞘损伤，可导致疼痛和影响肌腱的滑动，严重时局部呈结节性肿胀。

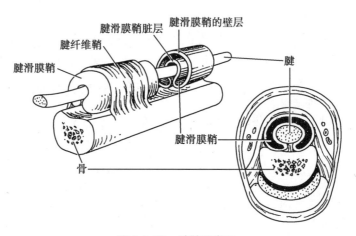

图 2-1-64　腱鞘示意图

二、头颈肌

(一)头肌

头肌分为面肌和咀嚼肌两部分(图2-1-65)。

1. **面肌** 为扁薄的皮肌,大多起自颅骨,止于面部皮肤。面肌大多分布于睑裂、口裂和鼻孔周围,肌纤维呈环形或辐射状排列。面肌收缩时开大或闭合孔裂,并牵动面部皮肤产生各种表情,故又称**表情肌**。面肌主要有眼轮匝肌、口轮匝肌、枕额肌和颊肌等。枕额肌在颅盖中线两侧各有一块,有两个肌腹(枕腹和额腹),分别位于额部和枕部的皮下,二者之间连有**帽状腱膜**。颅顶皮肤、浅筋膜和帽状腱膜共同构成头皮。它与深部组织连接疏松。额腹收缩能提睑扬眉,形成额纹。

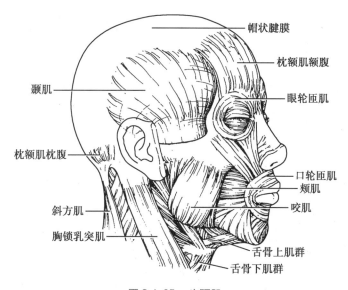

图2-1-65 头颈肌

2. **咀嚼肌** 配布于颞下颌关节周围,参与咀嚼运动,主要有咬肌、颞肌、翼内肌和翼外肌(图2-1-65)。

(1) **咬肌**:位于下颌支外面,起自颧弓,止于下颌角外侧面。

(2) **颞肌**:位于颞窝内,起自颞窝,肌束呈扇形,经颧弓深面止于下颌骨冠突。

(3) **翼内肌**:起自翼突,止于下颌角内面。

(4) **翼外肌**:起自翼突,止于下颌颈。

咀嚼肌收缩均能上提下颌骨,使牙咬合。两侧翼外肌同时收缩,使下颌向前,助张口。两侧翼内、外肌交替收缩,使下颌骨向左右移动。

(二)颈肌

颈肌位于颅和胸廓之间,分为浅、深两群。

1. **浅群** 包括颈阔肌、胸锁乳突肌和舌骨上、下肌群。

(1) **颈阔肌**:位于颈前部两侧浅筋膜中,为扁阔的皮肌(图2-1-66),收缩时可下拉口

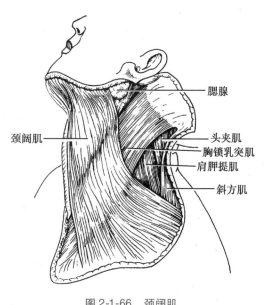

图2-1-66 颈阔肌

角,并使颈部皮肤出现皱褶。

(2)**胸锁乳突肌**(sternocleidomastoid):位于颈部两侧,以两个头分别起自胸骨柄前面和锁骨的内侧端,两头会合后,斜向后上方,止于颞骨乳突(图2-1-65)。单侧收缩使头向同侧倾斜,颜面转向对侧;两侧同时收缩可使头后仰。

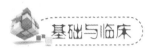

斜 颈

指头歪向患侧并前倾及面转向健侧伴有面部畸形。一般指一侧胸锁乳突肌挛缩造成的肌性斜颈。胚胎时期,因胎位不正,颈部胸锁乳突肌受压缺血,而致肌肉发育不良,或肌肉出现水肿、炎症使肌细胞退化,产生纤维变性,最终为结缔组织所代替,而造成挛缩。对斜颈患儿,在出生后两周即可开始被动牵拉矫正,一岁以上的病儿则需手术治疗,术后仍要继续矫正及保持头颈部正常姿势,方可取得良好的效果。

(3)**舌骨上肌群**:位于舌骨和下颌骨之间,参与构成口腔的底。包括二腹肌、下颌舌骨肌、颏舌骨肌和茎突舌骨肌。主要作用是上提舌骨,协助吞咽;当舌骨固定时,可下降下颌骨,协助张口。

(4)**舌骨下肌群**:位于颈前正中线两侧,舌骨与胸骨之间,喉、气管和甲状腺的前方。包括胸骨舌骨肌、肩胛舌骨肌、胸骨甲状肌和甲状舌骨肌。作用是下降舌骨和使喉上、下移动,参与吞咽运动。

2. **深群** 主要有前斜角肌、中斜角肌和后斜角肌。

它们均起自颈椎横突,其中前、中斜角肌止于第1肋,后斜角肌止于第2肋。前、中斜角肌与第1肋围成的三角形肌间隙称**斜角肌间隙**,内有锁骨下动脉和臂丛通过。两侧斜角肌同时收缩,可上提第1、2肋,协助吸气;一侧斜角肌收缩,使颈侧屈。

三、躯 干 肌

躯干肌分为背肌、胸肌、膈、腹肌和会阴肌。

(一)背肌

背肌位于躯干后面,分浅、深两群肌(图2-1-67)。

1. **浅群** 是连于躯干和上肢的肌,主要有斜方肌、背阔肌、肩胛提肌和菱形肌。

(1)**斜方肌**(trapezius):位于项部和背上部的浅层,一侧呈三角形,两侧合起来呈斜方形。斜方肌起自上项线、枕外隆凸、项韧带、第7颈椎及全部胸椎棘突,上部肌束斜向外下方,中部肌束平行向外,下部肌束斜向外上方,止于锁骨外侧1/3、肩峰和肩胛冈。其主要作用是使肩胛骨向脊柱靠拢;上部肌束上提肩胛骨,下部肌束使肩胛骨下降;当肩胛骨固定时,双侧斜方肌收缩可使头后仰。

(2)**背阔肌**(latissimus dorsi):位于背下部及胸的后外侧,为全身最大的扁肌。起自下6个胸椎及全部腰椎的棘突、骶正中嵴和髂嵴后部,肌束向外上方集中,止于肱骨小结节嵴。其作用是使肩关节内收、后伸和旋内;当上肢上举于固定位时,可上提躯干。

(3)**肩胛提肌**:在斜方肌深面,收缩时能上提肩胛骨。

(4)**菱形肌**:在斜方肌中部深面,呈菱形,收缩时拉肩胛骨移向内上方。

2. **深群** 主要有**竖脊肌**,又称骶棘肌,纵列于棘突两侧的沟内。起自骶骨背面和髂嵴后部,向上沿途止于各椎骨、肋骨和枕骨。其作用是使脊柱后伸和仰头,是维持人体直立姿势的重要肌。

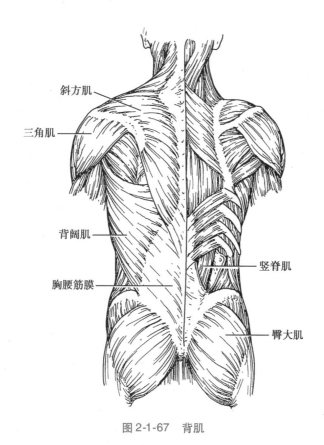

图 2-1-67　背肌

在背阔肌与臀大肌之间筋膜增厚形成**胸腰筋膜**(thoracolumbar fascia)。

（二）胸肌

参与构成胸壁,可分为胸上肢肌和胸固有肌(图 2-1-68)。

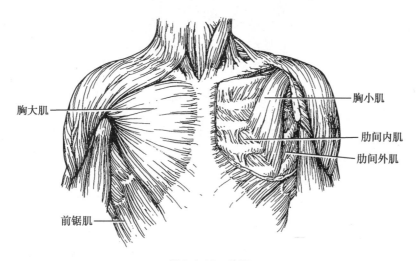

图 2-1-68　胸肌

1. **胸上肢肌**　均起自胸廓外面,止于上肢骨,包括胸大肌、胸小肌和前锯肌。

（1）**胸大肌**(pectoralis major):位于胸廓前壁浅层,呈扇形,起自锁骨内侧半、胸骨和第 1~6 肋软骨等处,向外以扁腱止于肱骨大结节嵴。其作用是使肩关节内收、旋内和前屈;当上肢固定时,可上提躯干,还可提肋助吸气。

（2）**胸小肌**(pectoralis minor):位于胸大肌深面,呈三角形,主要作用是拉肩胛骨向前

75

下方。

（3）**前锯肌**：位于胸廓侧壁，起自第1～8肋外侧，肌束斜向后上方，止于肩胛骨内侧缘及下角，主要作用是拉肩胛骨向前紧贴胸廓及协助臂上举。

2. **胸固有肌**　起、止均在胸廓，包括肋间外肌、肋间内肌等。

（1）**肋间外肌**（intercostales externi）：位于肋间隙的浅层，起自上位肋的下缘，肌束斜向前下，止于下位肋的上缘。其作用是提肋助吸气。

（2）**肋间内肌**（intercostales interni）：位于肋间外肌的深层，起自下位肋的上缘，肌束斜向内上，止于上位肋的下缘。其作用是降肋助呼气。

（三）膈

膈（diaphragm）位于胸腔和腹腔之间，封闭胸廓下口。为一向上膨隆的宽阔扁肌。其周围为肌部，起自胸廓下口的周缘和上2～3腰椎体前面，肌束向中央集中移行为**中心腱**（图2-1-69）。

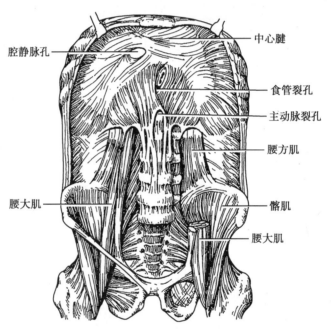

图2-1-69　膈

膈上有3个裂孔：①**主动脉裂孔**　位于第12胸椎前方，有主动脉和胸导管通过。②**食管裂孔**　位于主动脉裂孔的左前上方，约平第10胸椎，有食管和迷走神经通过。③**腔静脉孔**　位于主动脉裂孔的右前上方，约平第8胸椎，有下腔静脉通过。

膈为重要的呼吸肌。收缩时，膈顶下降，胸腔容积扩大，引起吸气；舒张时，膈顶上升恢复原位，胸腔容积缩小，引起呼气。膈与腹肌联合收缩，可增加腹内压，协助排便、分娩等活动。膈肌麻痹可出现呼吸困难。

（四）腹肌

腹肌位于胸廓下部与骨盆上缘之间，参与构成腹腔的前外侧壁和后壁，分为前外侧群和后群（图2-1-70，图2-1-71）。

1. **前外侧群**　主要有腹直肌、腹外斜肌、腹内斜肌和腹横肌。

（1）**腹直肌**（rectus abdominis）：位于腹前壁正中线两侧的腹直肌鞘内，上宽下窄，起自耻骨嵴，向上止于胸骨剑突及第5～7肋软骨前面。肌的全长被3～4条横行的腱划分成多个肌腹。腱划与腹直肌鞘前层结合紧密，不能分离。

76

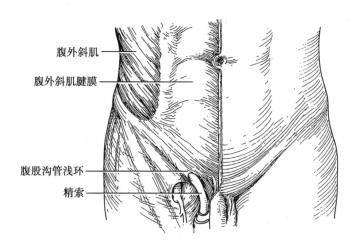

图 2-1-70 腹前外侧壁肌（浅层）

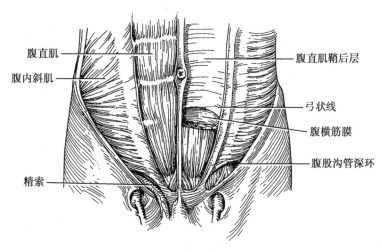

图 2-1-71 腹前外侧壁肌（深层）

（2）**腹外斜肌**（obliquus externus abdominis）：为腹前外侧壁最浅层的扁肌，起自下8肋外面，肌束斜向前下方，近腹直肌外侧缘移行为腱膜，参与组成腹直肌鞘的前层和腹前壁正中的白线。

腹外斜肌腱膜的下缘卷曲增厚连于髂前上棘与耻骨结节之间，称为**腹股沟韧带**（inguinal liganent），在耻骨结节外上方，腱膜分裂形成一个略呈三角形的裂孔，称**腹股沟管浅（皮下）环**。

（3）**腹内斜肌**（obliquus internus abdominis）：位于腹外斜肌深面，起自胸腰筋膜、髂嵴和腹股沟韧带的外侧半，肌束呈扇形展开，其腱膜在腹直肌外侧缘分为前、后两层，包绕腹直肌，参与白线组成。

（4）**腹横肌**（transversus abdominis）：位于腹内斜肌深面，起自下6肋内面，胸腰筋膜、髂嵴和腹肌沟韧带外1/3，肌束横行向前，延为腱膜，参与白线的组成。贴附于腹横肌和腹直肌鞘深面的筋膜，称**腹横筋膜**。

腹内斜肌下部肌束呈弓形，跨过男性的精索或女性的子宫圆韧带，与腹横肌腱膜结合止于耻骨梳，形成**腹股沟镰**，亦称**联合腱**。腹内斜肌和腹横肌下缘的部分肌纤维向下包绕精索和睾丸，形成**提睾肌**（cremaster），收缩时可上提睾丸。

2. **后群** 有腰大肌和腰方肌。腰大肌在下肢肌中叙述。

腰方肌位于腹后壁腰椎两侧，起自髂嵴，止于第12肋。

77

腹前外侧群肌具有保护腹腔脏器的作用;腹肌收缩时,可增加腹内压,协助排便、分娩、呕吐和咳嗽等功能;可使脊柱前屈、侧屈和旋转;还可降肋助呼气。

3. **腹肌形成的结构**(图 2-1-72,图 2-1-73)

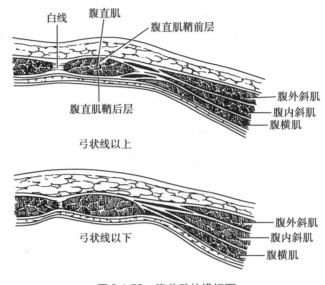

图 2-1-72 腹前壁的横切面

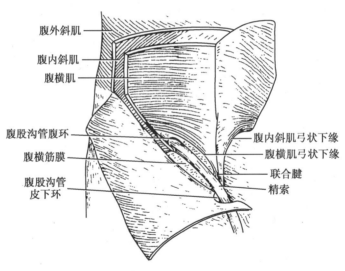

图 2-1-73 腹股沟管

(1)**腹直肌鞘**(sheath of rectus abdominis):由腹前外侧群三层扁肌的腱膜包裹腹直肌形成的腱膜鞘,分为前、后两层。前层由腹外斜肌腱膜和腹内斜肌腱膜的前层愈合而成;后层由腹内斜肌腱膜的后层和腹横肌腱膜愈合而成。在脐下 3～4cm 处,鞘的后层缺如,其下缘形成一凸向上的弧形界线,称**弓状线**。弓状线以下,腹直肌后面直接与腹横筋膜相贴。

(2)**白线**:位于腹前壁正中线上,两侧腹直肌鞘之间,由三层扁肌的腱膜交织而成。上端附于剑突,下端附于耻骨联合。白线坚韧而缺少血管,常作为腹部手术入路的切口。白线中部有脐环,是腹壁薄弱点之一,若腹腔内容物由此膨出,则形成脐疝。

(3)**腹股沟管**(inguinal canal):位于腹股沟韧带内侧半的上方,为腹壁三块扁肌之间的一条斜形间隙,长 4～5cm,男性的精索或女性的子宫圆韧带由此通过。腹股沟管是下腹壁的薄弱点,为腹股沟疝的好发部位。

腹股沟管有两口、四壁。内口称**腹股沟管深环（腹环）**，位于腹股沟韧带中点上方约1.5cm处的腹横筋膜上；外口称**腹股沟管浅环（皮下环）**。前壁为腹外斜肌腱膜和腹内斜肌；后壁为腹横筋膜和腹股沟镰；上壁为腹内斜肌和腹横肌的弓状下缘；下壁为腹股沟韧带。

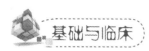

基础与临床

直疝与斜疝

腹股沟（海氏）三角位于腹前壁下部，是由腹直肌外侧缘、腹股沟韧带和腹壁下动脉围成的三角形区域；腹股沟管是腹前壁三块扁肌之间的一条斜形肌间裂隙。腹股沟三角和腹股沟管都是腹壁下部的薄弱区。在病理情况下，腹腔内容物可经腹股沟管深环，进入腹股沟管，经皮下突出，下降入阴囊，形成腹股沟斜疝；若腹腔内容物从腹股沟三角处膨出，则形成腹股沟直疝。

（五）会阴肌

是指封闭小骨盆下口的诸肌，又称盆底肌（图2-1-74），主要有**肛提肌、会阴浅横肌、会阴深横肌**和**尿道括约肌**等。肛提肌上、下面分别被覆盆膈上、下筋膜，三者共同构成**盆膈**，有肛门通过。会阴深横肌等肌的上、下面分别被覆尿生殖膈上、下筋膜，三者共同构成**尿生殖膈**，在男性有尿道通过，女性有尿道和阴道通过。

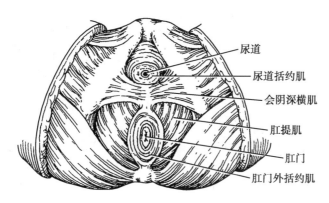

尿道
尿道括约肌
会阴深横肌
肛提肌
肛门
肛门外括约肌

图2-1-74 会阴肌

四、四 肢 肌

（一）上肢肌

上肢肌按部位分为肩肌、臂肌、前臂肌和手肌。

1. **肩肌** 配布于肩关节周围（图2-1-75）。肩肌主要有三角肌，此外还有冈上肌、冈下肌、小圆肌、大圆肌以及肩胛下肌。

三角肌（deltoid）呈三角形，起自锁骨外侧份、肩峰和肩胛冈，肌束从前、后、外侧三面包围肩关节，向下集中止于肱骨三角肌粗隆。其主要作用是外展肩关节；前部肌束可使肩关节屈并旋内，后部肌束则使肩关节伸并旋外。

肱骨上端由于三角肌的覆盖，使肩部呈圆隆状，肩关节脱位时，此圆隆消失，出现"方形肩"。三角肌中部较为肥厚，且深面无重要神经和血管通过，可作为肌内注射的部位。

2. **臂肌** 配布于肱骨周围，分前、后两群（图2-1-75）。

（1）**前群**：包括浅层的肱二头肌和深层的喙肱肌、肱肌。

1）**肱二头肌（biceps brachii）**：以长、短两头分别起自肩胛骨的盂上结节和喙突，长头

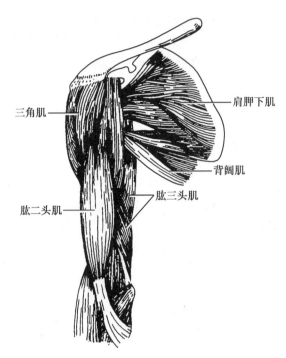

图 2-1-75　肩肌和臂肌（前群）

穿过肩关节囊,沿肱骨结节间沟下降,与短头合成一个肌腹,向下移行为肌腱止于桡骨粗隆。其作用是屈肘关节,同时也有屈肩关节和使前臂旋后的作用。

2）**喙肱肌**:位于肱二头肌短头的后内侧,起自喙突,止于肱骨中部内侧。其作用是屈和内收肩关节。

3）**肱肌**:位于肱二头肌下半部的深面,起自肱骨体下半部的前面,止于尺骨粗隆。其作用是屈肘关节。

（2）**后群**:主要有**肱三头肌**(triceps brachii),起端有三个头,长头起自肩胛骨的盂下结节,内、外侧头分别起自肱骨后面桡神经沟的内下方和外上方,三个头会合后以肌腱止于尺骨鹰嘴。其作用是伸肘关节(图 2-1-76)。

3. **前臂肌**　配布于尺、桡骨的周围,分前、后两群。

（1）**前群**:位于前臂骨的前面,共 9 块,分为浅、深两层(图 2-1-77)。

1）**浅层**:有 6 块肌,自桡侧向尺侧依次为:**肱桡肌**、**旋前圆肌**、**桡侧腕屈肌**、**掌长肌**、**指浅屈肌**和**尺侧腕屈肌**。肱桡肌起自肱骨外上髁,向下止于桡骨茎突,作用是屈肘关节。其余均起自肱骨内上髁及附近的前臂深筋膜,向下分别止于桡骨、腕骨、掌骨和指骨。

2）**深层**:有 3 块肌,**拇长屈肌**位于桡侧半,**指深屈肌**位于尺侧半,**旋前方肌**贴在桡、尺骨远端的前面(图 2-1-78)。

前臂前群肌的作用多数与名称一致,主要是屈肘、屈腕、屈指骨间关节,还可使前臂旋前。

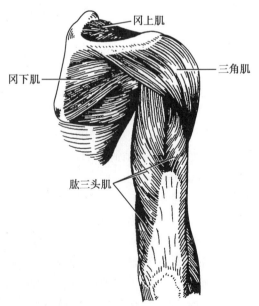

图 2-1-76　肩肌和臂肌（后群）

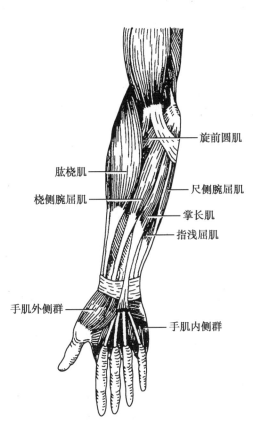

图 2-1-77 前臂肌前群和手肌(浅层)

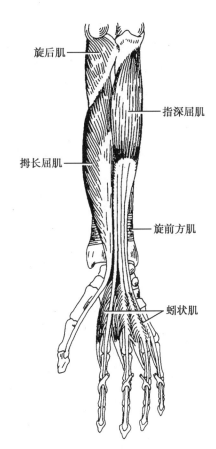

图 2-1-78 前臂肌前群和手肌(深层)

（2）**后群**：位于前臂骨的后面,共 10 块,分为浅、深两层。

1）浅层：有 5 块肌,由桡侧向尺侧依次为**桡侧腕长伸肌**、**桡侧腕短伸肌**、**指伸肌**、**小指伸肌**和**尺侧腕伸肌**。5 块肌共同起自肱骨外上髁,其中桡侧腕长伸肌、桡侧腕短伸肌、尺侧腕伸肌分别止于第 2、3、5 掌骨底背面;指伸肌止于第 2~5 指中、远节指骨背面;小指伸肌止于小指指背腱膜(图 2-1-79)。

2）深层：有 5 块肌,由上外向下内依次为**旋后肌**、**拇长展肌**、**拇短伸肌**、**拇长伸肌**和**示指伸肌**。除旋后肌起自肱骨外上髁止于桡骨前面外,其余 4 块肌均起自尺、桡骨后面,分别止于拇指和示指(图 2-1-80)。

前臂后群肌的作用与名称一致,主要是伸肘、伸腕、伸指,还可使前臂旋后、拇指外展。

4. **手肌**　集中配布于手的掌侧面,分为外侧群、内侧群和中间群。

（1）**外侧群**：较为发达,在手掌拇指侧形成隆起,称**鱼际**(thenar)。共 4 块肌:拇短展肌、拇短屈肌、拇对掌肌、拇收肌。作用与名称一致。

（2）**内侧群**：在手掌小指侧,形成**小鱼际**。共 3 块肌:小指短屈肌、小指展肌、小指对掌肌。作用与名称一致。

（3）**中间群**：位于掌心,共 11 块肌:4 块蚓状肌屈掌指关节,伸指间关节;3 块骨间掌侧肌使手

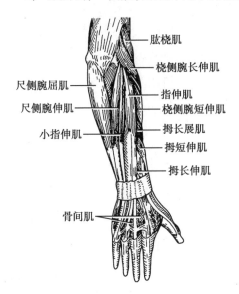

图 2-1-79 前臂肌后群和手肌(浅层)

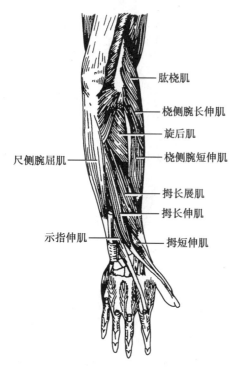

图 2-1-80 前臂肌后群和手肌(深层)

肱桡肌
桡侧腕长伸肌
旋后肌
桡侧腕短伸肌
尺侧腕屈肌
拇长展肌
拇长伸肌
示指伸肌
拇短伸肌

指内收(向中指靠拢);4 块骨间背侧肌使手指外展(远离中指)。

5. 上肢的局部结构

(1) **腋窝**:是位于胸外侧壁与臂上部内侧之间的四棱锥形腔隙,有尖、底和四壁。腋窝的尖由第 1 肋、锁骨和肩胛骨的上缘围成,腋窝借此与颈部相通。底被筋膜和皮肤封闭。前壁为胸大肌、胸小肌。后壁为肩胛下肌、背阔肌。内侧壁为胸前外侧壁和前锯肌。外侧壁为肱骨、肱二头肌。腋窝内有血管、神经、淋巴结等。

(2) **肘窝**:是位于肘关节前面呈三角形的浅窝。外侧界为肱桡肌,内侧界为旋前圆肌,上界为肱骨内、外上髁之间的连线。窝内有血管和神经通过。

(二) 下肢肌

下肢肌按部位分为髋肌、大腿肌、小腿肌和足肌。

1. 髋肌 配布于髋关节周围,分前、后两群。

(1) **前群**:包括髂腰肌和阔筋膜张肌(图 2-1-81)。

1) **髂腰肌**:由**髂肌**和**腰大肌**组成,髂肌起自髂窝,腰大肌起自腰椎体侧面和横突,两肌向下经腹股沟韧带深面止于股骨小转子。其作用是屈髋关节并使大腿旋外;当下肢固定时,可使躯干前屈。

2) **阔筋膜张肌**:位于大腿上部前外侧,起自髂前上棘,肌腹在阔筋膜两层之间,向下移行为髂胫束,止于胫骨外侧髁。其作用是紧张阔筋膜并屈髋关节。

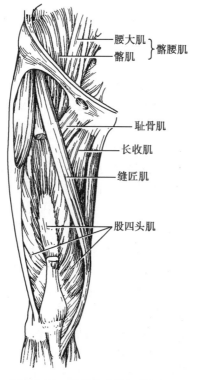

腰大肌 }髂腰肌
髂肌 }
耻骨肌
长收肌
缝匠肌
股四头肌

图 2-1-81 髋肌和大腿肌前面肌群

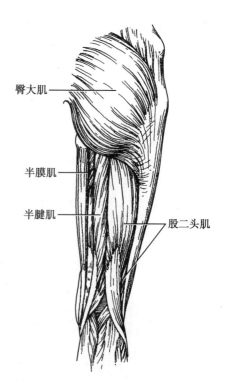

臀大肌
半膜肌
半腱肌
股二头肌

图 2-1-82 髋肌和大腿肌后群

笔记

（2）**后群**：主要位于臀部，又称**臀肌**（图 2-1-82、83）。主要有臀大、中、小肌、梨状肌和闭孔内肌等。

1）**臀大肌**（gluteus maximus）：位于臀部浅层，与皮下组织共同构成臀部膨隆状。臀大肌起自骶骨背面和髂骨翼外面，止于股骨臀肌粗隆和髂胫束。其作用是伸髋关节并旋外，下肢固定时，能防止躯干前倾。此肌的外上部为肌内注射常用部位。

2）**臀中肌和臀小肌**：臀中肌位于臀部外上方，大部分被臀大肌覆盖。臀小肌位于臀中肌深面。两肌均起自髂骨翼外面，止于股骨大转子。其作用可使髋关节外展。

3）**梨状肌**：位于臀中肌内下方，起自骶骨前面，向外穿坐骨大孔止于股骨大转子。其作用可使髋关节外展和旋外。此肌将坐骨大孔分隔成**梨状肌上孔**和**梨状肌下孔**，内有血管和神经通过。

4）**闭孔内肌**：起自闭孔膜内面及其周围骨面，肌束向后集中成为肌腱，由坐骨小孔出骨盆转折向外，止于转子窝。其作用使髋关节旋外。

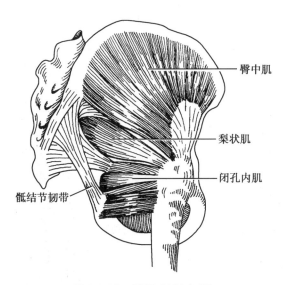

图 2-1-83　髋肌后群（中层）

2. **大腿肌**　位于股骨周围，分为前群、后群和内侧群（图 2-1-81）。

（1）**前群**：位于大腿前面，包括缝匠肌和股四头肌。

1）**缝匠肌**（sartorius）：是全身最长的肌，呈扁带状，起自髂前上棘，斜向内下方，止于胫骨上端内侧面。其作用是屈髋关节和膝关节。

2）**股四头肌**（quadriceps femoris）：为全身体积最大的肌，有四个头，分别称**股直肌**、**股内侧肌**、**股外侧肌**和**股中间肌**。除股直肌起自髂前下棘外，其余三头均起自股骨，四个头合并向下移行为股四头肌腱，包绕髌骨后向下延续为髌韧带，止于胫骨粗隆。其主要作用是伸膝关节，股直肌还可屈髋关节。

（2）**内侧群**：位于大腿内侧，共 5 块，分层排列。浅层自外向内依次为**耻骨肌**、**长收肌**和**股薄肌**，在耻骨肌和长收肌的深面为**短收肌**，诸肌的深面为**大收肌**。其主要作用可使大腿内收。

（3）**后群**：位于大腿后面，包括外侧的股二头肌、内侧的半腱肌和半膜肌（图 2-1-82）。

1）**股二头肌**（biceps femoris）：长头起自坐骨结节、短头起自股骨粗线，两头会合，以长腱止于腓骨头。

2）**半腱肌和半膜肌**：均起自坐骨结节，向下分别止于胫骨上端内侧面和胫骨内侧髁后面。

大腿后群肌的主要作用是伸髋关节、屈膝关节。

3. **小腿肌**　位于胫、腓骨周围,分为前群、外侧群和后群。

(1) **前群**:位于小腿骨的前面,共三块,由胫侧向腓侧依次为**胫骨前肌**、**跗长伸肌**和**趾长伸肌**。三块肌均起自胫、腓骨上端和骨间膜,下行经踝关节前方至足背。胫骨前肌止于内侧楔骨和第 1 跖骨底,可使足背屈和内翻。跗长伸肌止于跗趾远节趾骨,趾长伸肌分成 4 条长腱止于第 2~5 趾,两肌的作用与名称一致,并可使足背屈(图 2-1-84)。

(2) **外侧群**:位于腓骨的外侧面,包括浅层的**腓骨长肌**和深层的**腓骨短肌**。两肌均起自腓骨外侧面,肌腱均经外踝后方至足底,前者止于内侧楔骨和第 1 跖骨底,后者止于第 5 跖骨粗隆。两肌均可使足跖屈并外翻(图 2-1-85)。

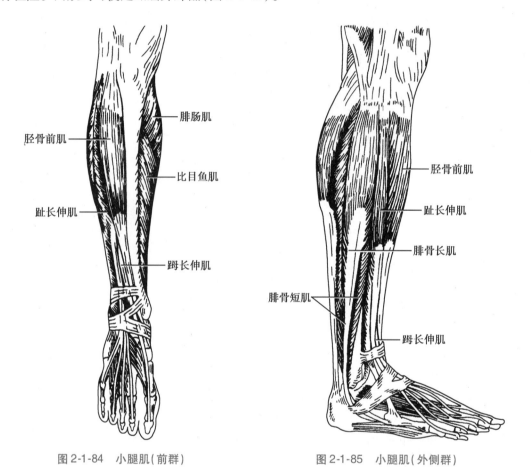

图 2-1-84　小腿肌(前群)　　　　　　图 2-1-85　小腿肌(外侧群)

(3) **后群**:位于小腿骨的后面,分浅、深两层。

1) **浅层**:为小腿三头肌,由**腓肠肌**和**比目鱼肌**组成。腓肠肌内、外侧头分别起自股骨内、外侧髁的后面,比目鱼肌位于腓肠肌的深面,起自胫、腓骨上端的后面,3 个头会合后向下移行为粗大的**跟腱**,止于跟骨结节。其作用是使足跖屈,并屈膝关节;在站立时,能固定膝关节和踝关节,防止身体前倾(图 2-1-86)。

2) **深层**:主要有 3 块,由胫侧向腓侧依次为**趾长屈肌**、**胫骨后肌**和**跗长屈肌**。它们均起自胫、腓骨后面和骨间膜,肌腱均经内踝后方至足底。胫骨后肌止于足舟骨和楔骨,作用使足跖屈和内翻。趾长屈肌腱分成 4 条止于第 2~5 趾,跗长屈肌止于跗趾,两肌的作用可使足跖屈和屈趾(图 2-1-87)。

4. **足肌**　分为足底肌和足背肌。

(1) **足背肌**:有跗短伸肌和趾短伸肌,分别伸跗趾和第 2~4 趾。

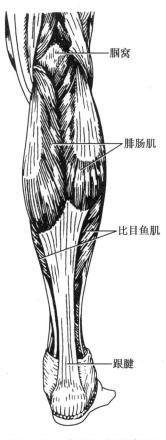

图 2-1-86 小腿肌后群(浅层)

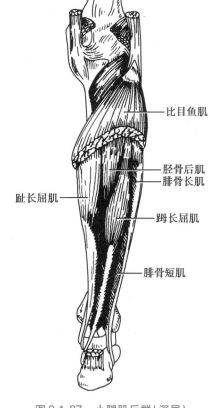

图 2-1-87 小腿肌后群(深层)

（2）**足底肌**：其配布和作用与手肌相似,也分外侧群、内侧群和中间 3 群,主要作用是运动足趾和维持足弓。

5. 下肢的局部结构

（1）**股三角**：位于大腿前面的上部,呈倒置的三角形。其上界为腹股沟韧带,内侧界为长收肌的内侧缘,外侧界为缝匠肌内侧缘。股三角向上经腹股沟韧带的深面与髂窝相通,尖端向下后通收肌管。股三角内有股神经、股动脉、股静脉和淋巴结等。

（2）**收肌管**：位于大腿中部,在缝匠肌深面,大收肌与股内侧肌之间。管的上口为股三角尖,下口为收肌腱裂孔,通向腘窝,管内有隐神经、股动脉和股静脉通过。

（3）**腘窝**：位于膝关节后方,呈菱形。窝的上外侧界为股二头肌,上内侧界为半腱肌和半膜肌,下外侧界为腓肠肌外侧头,下内侧界为腓肠肌内侧头。腘窝内有腘动脉、腘静脉、胫神经、腓总神经和淋巴结等。

附：全身主要肌简表(表 2-1-1)

表 2-1-1 全身主要肌简表

一、头 肌

肌群	名称	起点	止点	主要作用
面肌	枕额肌	帽状腱膜、上项线	眉部皮肤	提眉
	口轮匝肌	口裂周围		口裂闭合
	眼轮匝肌	眼裂周围		眼裂闭合

85

肌群	名称	起点	止点	主要作用
咀嚼肌	咬肌	颧弓	下颌角	上提下颌
	颞肌	颞窝	下颌骨冠突	上提下颌
	翼内肌	翼突	下颌骨	上提下颌
	翼外肌	翼突	下颌骨	拉下颌向前或对侧

二、颈 肌

肌群		名称	起点	止点	主要作用
颈浅肌群		颈阔肌	颈前部浅筋膜	颈前部皮肤	颈部皮肤起皱
		胸锁乳突肌	胸骨、锁骨内侧端	颞骨乳突	一侧收缩头偏向同侧,两侧收缩使头后仰
颈中肌群	舌骨下肌群	肩胛舌骨肌 胸骨舌骨肌 胸骨甲状肌 甲状舌骨肌	起、止点与名称一致		下降舌骨
	舌骨上肌群	二腹肌	乳突和下颌骨体	舌骨体	降下颌骨、提舌骨
		下颌舌骨肌 颏舌骨肌 茎突舌骨肌	起、止点与名称一致		上提舌骨
颈深肌群		前斜角肌	颈椎横突	第1肋上面	一侧收缩,使颈侧屈。两侧同时收缩,上提肋助吸气
		中斜角肌	颈椎横突	第1肋上面	
		后斜角肌	颈椎横突	第2肋上面	

三、背 肌

肌群	名称	起点	止点	主要作用
浅肌群	斜方肌	枕外隆起、项韧带、全部胸椎棘突	锁骨外1/3、肩峰、肩胛冈	拉肩胛骨向脊柱靠拢
	背阔肌	第6胸椎以下全部椎骨棘突、髂嵴	肱骨小结节下方	上臂后伸、内收并内旋
	肩胛提肌	上4位颈椎横突	肩胛骨上角	上提肩胛骨
	菱形肌	下2位颈椎和上4位胸椎棘突	肩胛骨内侧缘	上提和内牵肩胛骨
深肌群	竖脊肌	骶骨背面、髂嵴后部	椎骨、肋骨、枕骨	伸脊柱、仰头

四、胸 肌

肌群	名称	起点	止点	主要作用
胸上肢肌	胸大肌	锁骨内侧半、胸骨、第1~6肋软骨	肱骨大结节下方	内收、旋内、屈上臂
	胸小肌	第3~5肋骨	肩胛骨喙突	拉肩胛骨向前下
	前锯肌	第1~8肋外侧	肩胛骨内侧缘及下角	拉肩胛骨向前
胸固有肌	肋间外肌	上位肋骨下缘	下位肋骨上缘	提肋助吸气
	肋间内肌	下位肋骨上缘	上位肋骨下缘	降肋助呼气
	膈	胸廓下口周围	中心腱	助吸气、增加腹压

笔记

五、腹　肌

肌群	名称	起点	止点	主要作用
前外侧群	腹直肌	耻骨嵴	胸骨剑突、第 5~7 肋软骨	脊柱前屈
	腹外斜肌	下 8 肋外面	白线、髂嵴、腹股沟韧带	增加腹压、使脊柱前屈或旋转躯干
	腹内斜肌	胸腰筋膜、髂嵴、腹股沟韧带	白线	
	腹横肌	胸腰筋膜、腹股沟韧带	白线	
后群	腰方肌	髂嵴	第 12 肋	降第 12 肋、脊柱腰部侧屈

六、上　肢　肌

（一）肩肌

名称	起点	止点	主要作用
三角肌	锁骨外侧端、肩峰、肩胛冈	肱骨三角肌粗隆	肩关节外展、前屈、旋内或后伸、旋外
冈上肌	肩胛骨冈上窝	肱骨大结节上份	肩关节外展
冈下肌	肩胛骨冈下窝	肱骨大结节中份	肩关节旋外
小圆肌	肩胛骨外侧缘	肱骨大结节下份	肩关节旋外
大圆肌	肩胛骨下角	肱骨小结节嵴	肩关节后伸、内收及旋内
肩胛下肌	肩胛下窝	肱骨小结节	肩关节内收、旋内

（二）臂肌

肌群	名称	起点	止点	主要作用
前群	肱二头肌	长头：肩胛骨关节盂上方 短头：肩胛骨喙突	桡骨粗隆	屈前臂、前臂旋后
	肱肌	肱骨体下半前面	尺骨上端	屈前臂
后群	肱三头肌	长头：肩胛骨关节盂下方 内（外）侧头：肱骨背面	尺骨鹰嘴	伸前臂

（三）前臂肌

肌群		名称	起点	止点	主要作用
前群	浅层（6 块）	肱桡肌、旋前圆肌、桡侧腕屈肌、掌长肌、尺侧腕屈肌、指浅屈肌	肱骨内外上髁、尺、桡骨及前臂骨间膜掌侧等处	桡骨下端、腕骨、掌骨及第 2~5 指骨	屈前臂、屈腕及屈指
	深层（3 块）	拇长屈肌、指深屈肌、旋前方肌	肱骨内上髁、尺、桡骨及前臂骨间膜掌侧等处	同上	同上
后群	浅层（5 块）	桡侧腕长伸肌、桡侧腕短伸肌、指伸肌、小指伸肌、尺侧腕伸肌	肱骨外上髁	掌骨及指骨底面	伸腕、伸指
	深层（5 块）	旋后肌、拇长展肌、拇短伸肌、拇长伸肌、示指伸肌	肱骨外上髁及尺桡骨背面	桡骨上端、第 1 掌骨底及指骨	前臂旋后、拇指外展、伸拇指、伸示指

（四）手肌

肌群	名称	起点	止点	主要作用
外侧群（鱼际）	拇短展肌、拇短屈肌、拇对掌肌、拇收肌	腕横韧带、腕骨、第3掌骨	拇指及第1掌骨	拇指屈、内收、外展、对掌
内侧群（小鱼际）	小指短屈肌、小指展肌、小指对掌肌	腕横韧带、腕骨	小指、第5掌骨	小指屈、外展、对掌
中间群	蚓状肌、骨间肌（11块）	掌骨	第2～5指近节指骨底	

七、下 肢 肌

（一）髋肌

肌群	名称	起点	止点	主要作用
前群	髂腰肌	腰椎体两侧、髂窝	股骨小转子	屈髋关节
后群	臀大肌	髂骨、骶骨背面	股骨臀肌粗隆	伸大腿并旋外
	臀中（小）肌	髂骨外面	股骨大转子	大腿外展
	梨状肌	骶骨、骶前孔外侧	股骨大转子	大腿外展、旋外
	闭孔内肌	闭孔膜内面及周围骨面	转子窝	大腿旋外

（二）大腿肌

肌群	名称	起点	止点	主要作用
前群	缝匠肌	髂前上棘	胫骨上端内侧	屈大腿、屈小腿
	股四头肌	髂前下棘、股骨干	胫骨粗隆	伸小腿
内侧群	长收肌、耻骨肌	耻骨支、坐骨支	胫骨上端和股骨中段	大腿内收、旋内
后群	股二头肌	长头：坐骨结节 短头：股骨中段	腓骨小头	伸大腿 屈小腿
	半腱肌、半膜肌	坐骨结节	胫骨上端内侧	伸大腿、屈小腿

（三）小腿肌

肌群		名称	起点	止点	主要作用
前群		胫骨前肌	胫腓骨上端、骨间膜前面	内侧楔骨和第1跖骨底	足背屈、内翻
		踇长伸肌	同上	踇远节骨	伸踇趾
		趾长伸肌	同上	第2～5趾中远节骨	伸2～5趾
外侧群		腓骨长肌	腓骨	第1跖骨底	足跖屈、外翻
		腓骨短肌	腓骨	第5跖骨底	足跖屈、外翻
后群	浅层	腓肠肌	股骨内、外上髁	跟骨结节	屈小腿、足跖屈
		比目鱼肌	胫腓骨上端		
	深层	胫骨后肌	胫腓骨后面	舟骨	跖屈、内翻
		踇长屈肌		踇远节骨	屈踇趾
		趾长屈肌		第2～5趾远节骨	伸2～5趾

（四）足肌

肌群		主要作用
足背肌		伸趾
足底肌	内侧群、外侧群、中间群	外展、内收、屈趾等

（李朝鹏　田志逢）

 思考题

1. 简述膈的裂孔及其通过的结构。
2. 临床上肌内注射时通常选用的部位有哪几处？为什么？
3. 椎间盘的形态、结构特点、功能及临床意义。
4. 如何区别男、女性骨盆。
5. 驾车时急刹车为何容易导致髋关节损伤。

笔记

第二章 消 化 系 统

学习目标

掌握:1. 消化系统的组成

　　　2. 牙的形态和结构

　　　3. 腮腺的位置及导管的开口

　　　4. 胃的形态和分布,胃的微细结构特点,胃腺的功能

　　　5. 大肠的分布,结肠外形特征,阑尾的位置及体表投影

　　　6. 肝的形态,位置及微细结构

　　　7. 胆囊和输胆管道的组成

理解:1. 消化管的一般结构

　　　2. 咽的分部

　　　3. 食管的狭窄

　　　4. 小肠的分布和微细结构

　　　5. 肛管的结构

　　　6. 胰腺的位置,形态和细微结构

了解:1. 胸部的标志线和腹部的分区

　　　2. 口腔三对唾液腺位置及开口

　　　3. 腹膜与脏器的关系及腹膜形成的结构

第一节 概　　述

消化系统(digestive system) 是内脏的一部分,由消化管和消化腺组成(图 2-2-1)。

消化管是从口腔到肛门粗细不等迂回的管道。包括口腔、咽、食管、胃、小肠(十二指肠、空肠、回肠)和大肠(盲肠、阑尾、结肠、直肠、肛管)。临床上通常把十二指肠及以上部分称**上消化道**,空肠及以下部分称**下消化道**。消化腺包括口腔腺、肝、胰和消化管内的小腺体(如胃腺、肠腺),它们均开口于消化管腔。

消化系统的主要功能是消化食物,吸收营养物质和排出食物残渣。

消化器官大部分位于胸、腹腔内,为便于描述各器官的位置和体表投影,通常在胸、腹部体表确定若干标志线,将腹部分为若干区。

一、胸部标志线

1. **前正中线**　沿人体前面正中所做的垂直线。
2. **胸骨线**　沿胸骨外侧缘所做的垂直线。
3. **锁骨中线**　通过锁骨中点所做的垂直线。

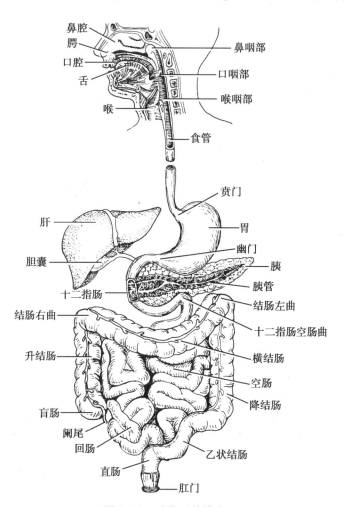

鼻腔
腭
口腔
舌
喉
鼻咽部
口咽部
喉咽部
食管
贲门
肝
胃
幽门
胆囊
胰
胰管
十二指肠
结肠左曲
结肠右曲
十二指肠空肠曲
升结肠
横结肠
空肠
盲肠
降结肠
阑尾
回肠
直肠
乙状结肠
肛门

图 2-2-1 消化系统模式图

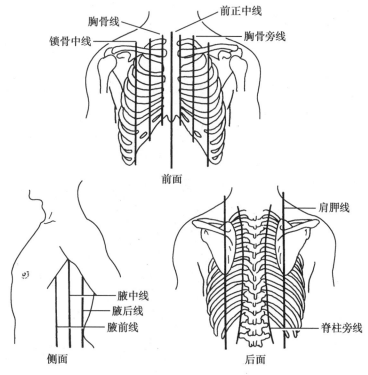

胸骨线
前正中线
锁骨中线
胸骨旁线
前面
腋中线
腋后线
腋前线
肩胛线
脊柱旁线
侧面
后面

图 2-2-2 胸部标志线（前面、侧面和后面）

笔记

91

4. **腋前线**　通过腋前襞所做的垂直线。

5. **腋后线**　通过腋后襞所做的直线。

6. **腋中线**　通过腋前、后线之间中点所做的直线（图2-2-2）。

二、腹部的分区

在腹部前面通过两条横线和两条纵线将腹部分为九个区。两条横线分别是两肋弓最低点的连线和两髂结节间的连线。两条纵线分别是通过左右腹股沟韧带中点的垂直线。九个区分别是**左、右季肋区、腹上区、左、右腹外侧区、脐区、左、右腹股沟区和腹下区**（图2-2-3）。

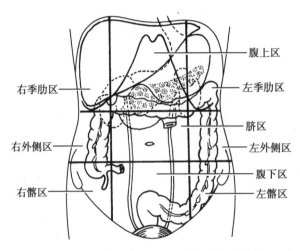

图2-2-3　腹部九分区和主要器官的体表投影

临床上，有时通过脐作一横线和垂直线，将腹部分为右上腹、左上腹、右下腹、左下腹四个区。

第二节　消　化　管

一、消化管的一般结构

除口腔与咽外，消化管壁由内向外分为黏膜、黏膜下层、肌层和外膜四层（图2-2-4）。

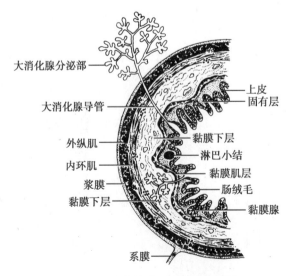

图2-2-4　消化管壁一般结构模式图

（一）黏膜

黏膜位于管壁最内层,是消化管各段结构差异最大、功能最重要的部分。黏膜由上皮、固有层和黏膜肌层组成(彩图4)。

1. **上皮** 衬于消化管腔面。口腔、咽、食管和肛管的下部是复层扁平上皮,耐摩擦,具有保护作用。其余部分为单层柱状上皮,主要具有消化和吸收的作用。

2. **固有层** 位于上皮深面,为疏松结缔组织,内含血管、淋巴管和淋巴组织。淋巴组织以咽、回肠及阑尾最多,具有防御功能。胃肠固有层内还有腺体,开口于上皮。

3. **黏膜肌层** 由1~2层平滑肌构成。其收缩与舒张可改变黏膜形态,促进分泌物质排出和血液、淋巴的运行,有助于食物的消化和吸收。

（二）黏膜下层

黏膜下层由疏松结缔组织构成,含有较大的血管,淋巴管,淋巴组织和黏膜下神经丛。

在消化管的某些部位,黏膜和部分黏膜下层共同突向管腔,形成纵向或环形皱襞,以扩大表面积,有利于营养物质的吸收。

（三）肌层

肌层在口腔、咽、食管上段和肛门外括约肌是骨骼肌,其余部分都是平滑肌。肌层一般呈内环外纵两层排列,肌层之间有肌间神经丛。某些部位环行肌增厚,形成括约肌。

（四）外膜

外膜是消化管的最外层。在咽,食管和直肠下部的外膜由薄层结缔组织构成,称纤维膜。其他部分外膜由结缔组织和间皮共同构成,称浆膜,其表面光滑湿润,有利于器官的活动。

二、口 腔

口腔(oral cavity)是消化管的起始部,向前经口裂通向外界,向后经咽峡通咽。口腔上壁为腭,下壁为口腔底,前壁为上,下唇,两侧壁为颊。

口腔以上、下牙弓为界分为前外侧方的口腔前庭和后内侧方的固有口腔。上、下牙咬合时,二者仅借最后一个磨牙后方的间隙相通。临床上可通过此间隙对牙关紧闭的病人灌注营养物质或紧急药物。

（一）口唇和颊

口唇分为上唇和下唇,两唇之间的裂隙称**口裂**,上、下唇两侧结合处称**口角**。上唇外面正中有一纵行浅沟称人中,昏迷病人急救时,可在此处进行指压或针刺。上唇两侧与颊交界处的弧形浅沟称鼻唇沟。

颊位于口腔两侧。在正对上颌第二磨牙处的颊黏膜上有腮腺导管的开口,由皮肤、颊肌及黏膜组成。

（二）腭

腭构成口腔的顶(图2-2-5),分隔鼻腔与口腔。腭的前2/3以骨腭为基础被覆黏膜,称**硬腭**;后1/3由肌和腱为基础外被黏膜构成,称**软腭**。

软腭后缘游离,中央有一向下突起,称**腭垂**。腭垂两侧各有一对弓形皱襞,前方的一对向下续于舌根,称**腭舌弓**,后方一对向下延至咽侧壁,称**腭咽弓**。两弓之间的凹陷,称**扁桃体窝**,容纳腭扁桃体。

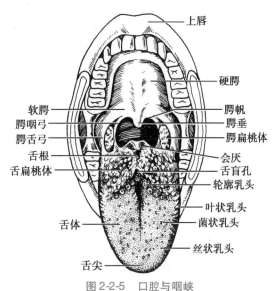

图 2-2-5　口腔与咽峡

上唇
软腭
腭咽弓
腭舌弓
舌根
舌扁桃体
舌体
舌尖
硬腭
腭帆
腭垂
腭扁桃体
会厌
舌盲孔
轮廓乳头
叶状乳头
菌状乳头
丝状乳头

腭垂、左右腭舌弓和舌根共同围成**咽峡**,是口腔与咽的分界。软腭后部结构松弛、塌陷可导致打鼾。

(三)舌

舌位于口腔底,具有搅拌食物、协助吞咽、感受味觉、辅助发音的功能。

1. 舌的形态

舌呈扁椭圆形,分上、下两面,上面拱起称舌背。舌后 1/3 为**舌根**,舌前 2/3 为**舌体**,舌体的前端称**舌尖**(图2-2-6)。

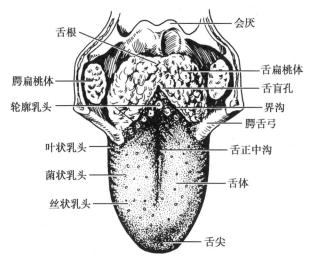

图 2-2-6　舌(背面)

舌下面的中线处有连于口腔底的黏膜皱襞,称**舌系带**。如舌系带过短,可影响舌的运动,导致吐字不清。舌系带根部两侧各有一个圆形隆起,称**舌下阜**,是下颌下腺导管和舌下腺大管的共同开口。舌下阜后外侧延续成带状黏膜皱襞,称**舌下襞**,其深面有舌下腺,舌下腺小管开口于舌下襞(图2-2-7)。

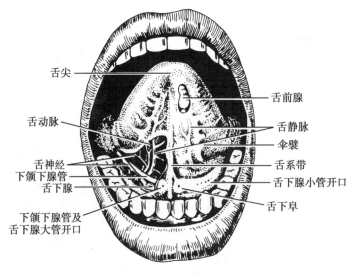

图 2-2-7　舌下面

2. 舌的结构由舌黏膜和舌肌构成

(1)**舌黏膜**:呈红色,覆于舌的表面。在舌背和舌的侧缘有许多大小不等的黏膜隆起,称**舌乳头**,具有触觉和味觉等功能。在舌根的黏膜内,有许多由淋巴结集聚而成的突起,称**舌扁桃体**。

部分乳头浅层上皮细胞不断角化脱落,并与食物残渣,细菌等混杂在一起,附于黏膜表面,形成舌苔。健康人的舌苔白色淡薄。舌苔是中医诊断疾病的重要依据之一。

(2)**舌肌**:是骨骼肌(图2-2-8),分为舌内肌和舌外肌。舌内肌起止点均在舌内,构成舌的主体,肌束呈纵、横、垂直三个方向排列,收缩时可改变舌的外形。舌外肌起自舌周围的结构而止于舌内,收缩时可改变舌的位置。其中最重要的是颏舌肌,该肌左右各一,起自下颌骨内面中线两侧,肌束呈扇形伸入舌内。两侧颏舌肌同时收缩,舌前伸,一侧收缩,舌尖偏向对侧。

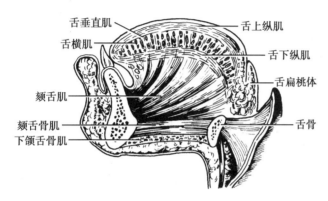

图2-2-8 舌(矢状切面)

(四)牙

牙是人体最坚硬的器官,嵌于上、下颌骨的牙槽内,具有咬切、撕裂、磨碎食物和辅助发音的功能。

1. 牙的形态和构造(图2-2-9)

每个牙的外形分为**牙冠**,暴露在口腔内。嵌入牙槽窝内的那部分称为**牙根**。介于牙冠、牙根之间被牙龈覆盖的那部分称为**牙颈**。牙的中央有牙腔。位于牙冠内较大的称为**牙冠腔**。位于牙根内的称为**牙根管**。

牙主要由牙质、釉质、牙骨质和牙髓构成。牙质构成牙的主体。在牙冠部,牙质的表面覆有**釉质**。在牙颈和牙根,牙质的表面包有**牙骨质**。**牙髓**位于牙腔内,由神经、血管、淋巴管、结缔组织共同构成。

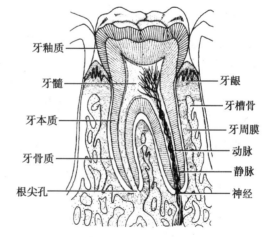

图2-2-9 牙体牙周组织

2. 牙的分类和排列

人的牙根据发生的顺序可分为乳牙和恒牙两套(图2-2-10,图2-2-11)。小儿出生后6个月,乳牙开始萌出,三岁前出齐,共计20颗,分为乳切牙、乳尖牙、乳磨牙。乳牙萌出时间过晚,可考虑佝偻病、呆小症等原因。6~7岁起乳牙陆续脱落,恒牙相继萌出,共计32颗,分为切牙、尖牙、前磨牙、磨牙,约13~14岁基本出齐,只有第三磨牙往往在18~28岁或更晚才萌出,故又称迟牙或智齿,有的终身不萌出。

临床上为了记录牙的位置,以被检查者的方位为准,以"+"记号划分四区,表示上、下颌左、右侧的牙位,以罗马数字 I~V 表示乳牙,以阿拉伯数字 1~8 表示恒牙。如 $\underline{V|}$ 表示右上

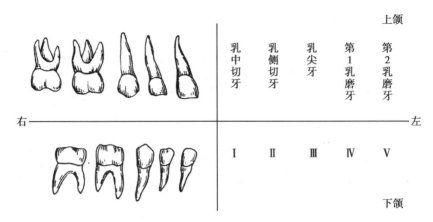

图 2-2-10 乳牙的名称及符号

恒牙的名称和符号表格中：上颌，中切牙、侧切牙、尖牙、第1前磨牙、第2前磨牙、第1磨牙、第2磨牙、第3磨牙；右——左；1 2 3 4 5 6 7 8；下颌

图 2-2-11 恒牙的名称和符号

颌第二乳磨牙，$\overline{4|}$ 表示左下颌第一前磨牙。

3. **牙周组织** 包括**牙槽骨**、**牙周膜**和**牙龈**三部分。对牙起保护、固定和支持作用。

牙槽骨是牙根周围的骨质。牙周膜是介于牙根与牙槽骨之间的致密结缔组织，固定牙根，并可缓冲咀嚼时的压力。牙龈是包被牙颈并与牙槽骨的骨膜紧密相连的口腔黏膜。富含血管，色淡红。牙周疾病极为常见。可引起牙龈出血、牙松动和牙龈萎缩等，故必须注意口腔卫生。疾病时更应重视口腔护理。

（五）口腔腺

口腔腺分泌唾液，又称唾液腺。是所有开口于口腔腺体的总称。唾液有湿润口腔黏膜、帮助消化等功能。除唇腺、颊腺等小腺外，主要有三对大唾液腺（图 2-2-12）。

1. **腮腺** 是最大的一对，呈不规则的三角形，位于耳郭的前下方和下颌支与胸锁乳突肌之间的窝内。腮腺管从腮腺前缘的上部发出，在颧弓下方一横指处沿咬肌表面水平前行至前缘转向内侧，穿颊肌开口于平对上颌第二磨牙的颊黏膜。

2. **下颌下腺** 位于下颌体的深

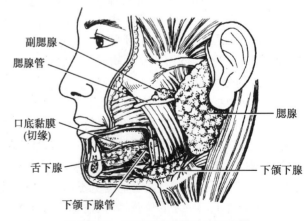

图 2-2-12 三对唾液腺的外观和位置

面,呈卵圆形,其导管开口于舌下阜。

3. **舌下腺** 位于口腔底舌下襞的深面,略偏而长,其导管开口于舌下襞和舌下阜。

知识拓展

氟与牙代谢的关系

牙是人体最硬的器官,其主要成分为羟基磷灰石结晶。不过在牙的组成中,除钙磷以外,氟也是牙至关重要的无机成分之一,参与羟基磷灰石结晶的形成。氟能增加牙的硬度,少量的氟对牙有保护作用,能在牙表面形成氟磷酸石保护层,有耐酸作用,能防牙龋齿。因为酸是造成龋齿的重要因素,氟可抑制细菌内酶的活性,防止其使糖变酸,不致使局部酸性增高导致牙产生龋洞。成人每摄取 0.3 ~ 0.4mg 的氟就能够预防龋齿病的发生。

但过量的氟,则可致斑釉症、使牙冠表面出现黄褐色斑,釉质失去光泽变得粗糙。严重的可引起脊柱等全身骨骼发生变化,即氟骨症、四肢麻木、腰背酸痛、骨骼变形等。

三、咽

咽(pharynx)是消化道和呼吸道的共同通道,为前后略扁的漏斗形肌性管道。位于颈椎前方,上起颅底,向下于第 6 颈椎体下缘平面与食管相续,全长约 12cm。咽的后壁和侧壁完整,而前壁不完整,分别与鼻腔、口腔和喉腔相通,因而分为鼻咽、口咽、喉咽三部分(图 2-2-13,图 2-2-14)。

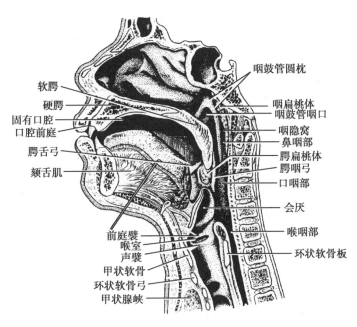

图 2-2-13 咽腔正中矢状断面

(一)鼻咽

位于软腭平面以上,向前经鼻后孔通鼻腔。在鼻咽两侧壁,相当于上鼻甲后方约 1cm 处,在**咽鼓管咽口**,通向中耳鼓室。此口的周边有一向上的马蹄铁形隆起,称**咽鼓管圆枕**,在圆枕的后方有一纵行的凹陷,称**咽隐窝**,为鼻咽癌的好发部位。咽后上壁的黏膜内有丰富的淋巴组织,称**咽扁桃体**,在幼儿时期最为发达。

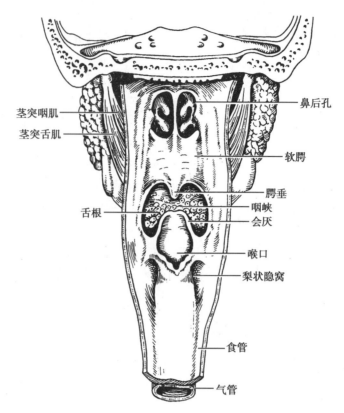

图 2-2-14　咽的后面观

图中标注（自上而下、左右）：
- 茎突咽肌
- 茎突舌肌
- 鼻后孔
- 软腭
- 腭垂
- 咽峡
- 会厌
- 舌根
- 喉口
- 梨状隐窝
- 食管
- 气管

（二）口咽

位于软腭与会厌上缘平面之间，向前经咽峡通口腔。外侧壁上腭舌弓与腭咽弓之间有一凹陷称**咽扁桃体窝**，容纳**腭扁桃体**。腭扁桃体是扁椭圆形的淋巴器官，其表面的黏膜凹陷，形成 10~20 个**扁桃体小窝**，是食物残渣、脓液易于滞留的部位。

（三）喉咽

在会厌上缘平面以下，至第 6 颈椎体下缘与食管相续连处，向前经喉口与喉腔相通。在喉口两侧各有一个深窝，称**梨状隐窝**，是异物易于滞留的部位。咽黏膜下淋巴组织丰富，较大的淋巴组织团块呈环状排列，称为**咽淋巴环**（waldeyer 淋巴环），主要由上方的咽扁桃体（腺样体）、两侧的咽鼓管扁桃体、腭扁桃体、下方的舌扁桃体及咽侧索、咽后壁淋巴滤泡构成内环。内环淋巴结流向颈部淋巴结，后者又互相交通，自成一环，称外环，主要由咽后淋巴结、下颌下淋巴结、颏下淋巴结等组成。

四、食　管

（一）食管的形态、位置和分部

食管（esophagus）为一前后扁平的肌性管道，上端在第 6 颈椎下缘与咽相连，下端穿膈的食管裂孔，在第 11 胸椎体左侧与胃的贲门相续（图 2-2-15）。全长约 25cm。按其行程可分为颈部、胸部和腹部。颈部长约 5cm，其前壁与气管相贴，后方与脊柱相邻，两侧有颈部的大血管。胸部长 18~20cm，前方自上而下依次有气管、左主支气管和心包。腹部最短，长仅 1~2cm，在膈的下方与贲门相续。

（二）食管的狭窄

食管有三处生理性狭窄，第一处狭窄在食管起始处，距中切牙约 15cm。第二处狭窄在食管与左主支气管交叉处，距中切牙约 25cm。第三处狭窄在食管穿膈处，距中切牙约 40cm。

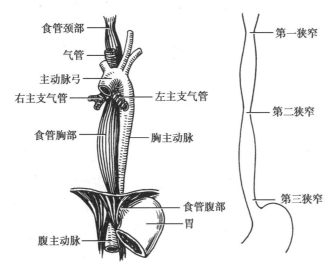

图 2-2-15 食管(前面观及三个狭窄)

这些狭窄是食管肿瘤的好发部位,也是异物易滞留处。在进行食管内插管时,要注意这 3 处狭窄。

(三)食管壁的组织结构特点

食管壁内面是黏膜层,有 7～10 条纵行的皱襞,当食物通过时,皱襞消失,管腔扩大。食管黏膜的上皮是复层扁平上皮,具有保护功能。黏膜下层内含有大量食管腺,其导管穿过黏膜开口于食管腔。肌层,上段为骨骼肌,下段为平滑肌,中段由骨骼肌和平滑肌混合构成。外膜是纤维膜,较薄。

五、胃

胃(stomach)是消化管中最膨大的部分,成人容量约 1500ml。胃能接纳和初步消化食物,还具有内分泌功能。

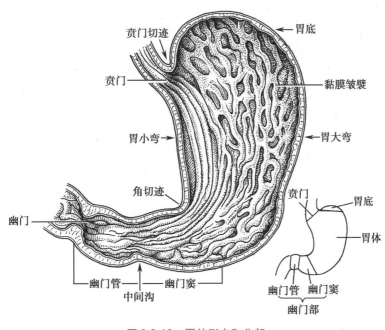

图 2-2-16 胃的形态和分部

（一）胃的形态和分布

胃具有两壁、两口和两缘（图2-2-16）。两壁即胃的前、后壁。入口称**贲门**，与食管相连，出口称**幽门**，与十二指肠相续。上缘较短，凹向右上方称**胃小弯**，其最低处形成一切迹，**称角切迹**，下缘较长，凸向左下方称**胃大弯**。

胃通常分为4部分：贲门附近的部分称**贲门部**，贲门平面向左上方凸出的部分称**胃底**，胃的中间部分称**胃体**，自角切迹向右至幽门之间的部分称**幽门部**。幽门部的大弯侧有一不明显的浅沟，把幽门部分分为左侧的**幽门窦**和右侧的**幽门管**。临床上常将幽门部称为**胃窦**。胃小弯和幽门部是胃溃疡及胃癌的好发部位。

（二）胃的位置和毗邻

胃在中等充盈时，大部分位于左季肋区，小部分位于腹上区。

胃前壁的右侧与肝右叶相邻，左侧与膈相邻，被左季肋弓遮掩，左、右肋弓之间的部分，直接于腹前壁相贴，是胃的触诊部位。胃后壁与左肾，左肾上腺，横结肠，胰和脾等器官相邻。

（三）胃壁的组织结构特点

胃壁具有消化管壁的4层结构，特点主要在黏膜层和肌层（图2-2-17、彩图3）。

1. **黏膜层**　胃空虚或半充盈时黏膜形成许多皱襞，充盈时皱襞变低或消失。黏膜表面有许多尖针状小窝，称**胃小凹**，凹底有胃腺开口。

（1）**上皮**：为单层柱状上皮。上皮细胞分泌黏液，覆盖在上皮的游离面，与上皮细胞的紧密连接构成胃黏膜屏障，有阻止胃液内盐酸和胃蛋白酶对自身消化作用。

（2）**固有层**：由结缔组织构成，内含大量管状的胃腺。根据所在的部位和结构不同，胃腺可分为**贲门腺、幽门腺和胃底腺**。

1）**贲门腺**：位于贲门部的固有层内，为管状黏液腺，分泌黏液、溶菌酶等。

2）**胃底腺**：位于胃底和胃体部的固有层内，是分泌胃液的主要腺体，其主要由两种细胞组成。

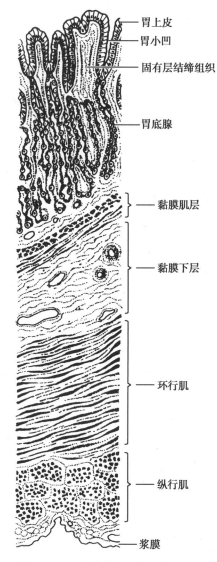

图2-2-17　胃底横切面低倍镜模式图

（图中标注：胃上皮、胃小凹、固有层结缔组织、胃底腺、黏膜肌层、黏膜下层、环行肌、纵行肌、浆膜）

①**主细胞**（胃酶细胞）：数量较多，多分布在腺的中、下部。细胞呈柱状，核圆型，靠近细胞的基底部，胞质呈嗜碱性。主细胞分泌胃蛋白酶原。胃蛋白酶原经盐酸激活成为有活性的胃蛋白酶，参与分解蛋白质。②**壁细胞**（盐酸细胞）：在腺体的上、中部较多。细胞呈圆形或锥形，核圆形，位于细胞中央，胞质呈嗜酸性。壁细胞分泌盐酸，盐酸有激活胃蛋白酶原和杀菌作用。人的壁细胞还分泌内因子，能促进回肠对维生素 B_{12} 的吸收。

3）**幽门腺**位于幽门部，为分支管状黏液腺。其中有内分泌功能的 G 细胞，产生**胃泌素**，可刺激壁细胞分泌，还能促进胃肠黏膜细胞增殖。

2. **肌层**　较厚，由内斜、中环、外纵三层平滑肌组成。环行肌在幽门处增厚，形成**幽门括约肌**。

六、小 肠

小肠(small intestine)平均长 5 ~ 7m,是消化管中最长的一段,也是消化和吸收的主要场所。它上起幽门,下连盲肠,从上向下依次分为十二指肠、空肠和回肠三部分。

(一)十二指肠

十二指肠(duodenum)是小肠的起始段,长约25cm,其大部分紧贴腹后壁,位置深,几乎无活动度。十二指肠呈"C"字形从右侧包绕胰头。可分为四部分(图 2-2-18)。

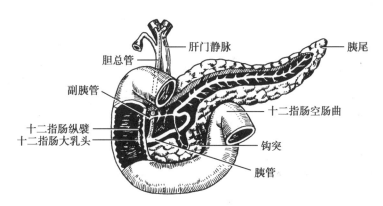

图 2-2-18　十二指肠、胆道、胰(前面观)

1. **上部** 在第 1 腰椎体右侧起于幽门,斜向右上方至胆囊颈的附近急转向下移行为十二指肠降部。其起始部肠壁较薄,黏膜面较光滑,称**十二指肠球**,是十二指肠溃疡的好发部位。

2. **降部** 在第 1 腰椎右侧下降至第 3 腰椎体下缘平面向左与水平部相续。降部后内侧壁上有一纵行黏膜皱襞,称十二指肠纵襞,其下端有一隆起,称**十二指肠大乳头**,是胆总管和胰管共同开口处,距中切牙约 75cm,可作为十二指肠引流插管长度的参考。

3. **水平部** 在第 3 腰椎平面横向左,跨过下腔静脉至腹主动脉前方与升部相续。

4. **升部** 斜向左上至第 2 腰椎体左侧急转向前下方,形成**十二指肠空肠曲**,移行为空肠。此曲被十二指肠悬肌固定于腹后壁,十二指肠悬肌和包绕其下段的腹膜皱襞共同构成**十二指肠悬韧带**,又称 Treitz 韧带,是手术中确认空肠始端的标志。

(二)空肠和回肠

空肠(jejunum)上端接十二指肠,回肠(ileum)下端连盲肠,两者迂回盘曲在腹腔的中下部,相互延续呈袢状,称**肠袢**。空、回肠无明显界线,通常将近侧 2/5 称空肠,主要位于左上腹、管径较大、管壁较厚、血管较多、颜色较红、腔内有高而密的环状黏膜皱襞、黏膜内有散在的孤立淋巴滤泡。远侧 3/5 称回肠,主要位于右下腹、管径较小、管壁薄、颜色较淡、黏膜皱襞低而稀疏、黏膜内除了孤立淋巴滤泡,还有集合淋巴滤泡,它是伤寒杆菌易侵犯的部位,易发生溃疡、出血和穿孔。空、回肠均由系膜连于腹后壁,有较大的活动度(图 2-2-19)。

(三)小肠壁的组织结构特点

小肠壁结构特点主要是管壁腔面有环形皱襞和肠绒毛,固有层内有肠腺和淋巴组织。

1. **环形皱襞** 小肠各段的腔面,除十二指肠起始段较光滑外,其余各段多分布满环形皱襞。在小肠的近段高而密,向远端逐渐减少并变低。

2. **肠绒毛**(intestinal villus) 由上皮和固有层共同向肠腔形成的细小突起,是小肠黏膜特有的结构,绒毛高 0.5 ~ 1.5mm。

(1) **上皮**:为单层柱状上皮,主要由吸收细胞和杯状细胞构成。

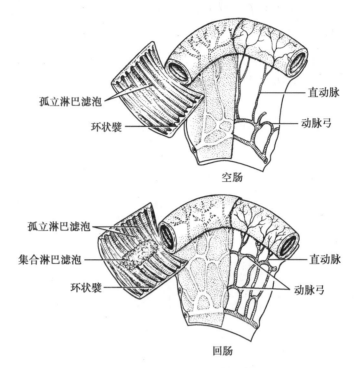

图 2-2-19 空肠和回肠的比较

1）**吸收细胞**：数量多、呈高柱状。细胞核呈椭圆形，位于细胞基底部。细胞游离面有纹状缘，电镜下可见纹状缘由密集排列的微绒毛构成。

2）**杯状细胞**：散在于吸收细胞间，在小肠上段较少，下段较多。杯状细胞分泌黏液，有润滑和保护黏膜的作用。

（2）**固有层**：位于上皮深面并形成绒毛中轴，由结缔组织构成。中央有 1～2 条纵行走向的毛细淋巴管，称**中央乳糜管**，其周围有丰富的毛细血管和散在的平滑肌，平滑肌舒缩有利于物质的吸收及血液、淋巴的运行。

3. **小肠腺** 是上皮下陷于固有层形成的管状腺，开口于绒毛根部。其上皮与绒毛上皮相延续。肠腺主要由柱状细胞、杯状细胞和**帕内特细胞**（Paneth cell）构成。柱状细胞分泌多种消化酶，帕内特细胞位于肠腺底部，胞质内含有嗜酸颗粒，能分泌溶菌酶、防御素，有杀灭肠内细菌的作用。

十二指肠的黏膜下层有十二指肠腺。导管穿过黏膜肌层，开口于肠腺的底部，分泌碱性黏液，有保护十二指肠黏膜免受酸性胃液侵蚀的作用。

4. **淋巴组织** 小肠固有层内有许多淋巴组织，是小肠重要的防御结构。淋巴组织在十二指肠较少，排列疏散。在空肠较多，并形成形状大小不一的孤立淋巴滤泡。

七、大　肠

大肠（large intestine）全长约 1.5m，起自右髂窝处的回肠末端，终于肛门。全程围绕在空、回肠周围，分为盲肠、阑尾、结肠、直肠和肛管 5 部分（图 2-2-20）。

盲肠和结肠在外型上有三个特征性结构：①**结肠带**：由肠壁纵行平滑肌增厚而成共三条，沿肠的纵轴排列，并汇集于阑尾根部。②**结肠袋**：是肠壁向外呈囊袋状膨出的部分。③**肠脂垂**：是沿结肠带两侧分布的许多大、小不等的脂肪突起。以上结构是肉眼区别盲肠、结肠与小肠的重要依据。

（一）盲肠

盲肠（cecum）是大肠的起始段（图 2-2-21），长 6～8cm，位于右髂窝内。盲肠呈囊袋状，

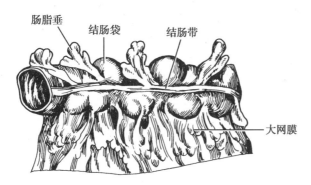

图 2-2-20 结肠的特征性结构

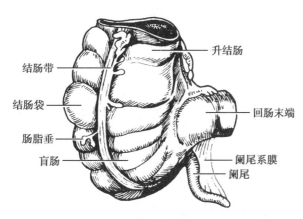

图 2-2-21 盲肠和阑尾

其上续升结肠,左接回肠。回肠末端开口于盲肠,开口处有上、下两片唇状皱襞称**回盲瓣**,此瓣可阻止小肠内容物过快进入大肠,并防止大肠内容物逆流入回肠。在回盲瓣下方约 2cm 处,有阑尾的开口。

(二)阑尾

阑尾(vermiform appendix)为一蚓状盲管,一般长 6～8cm。阑尾多位于右髂窝内,因末端游离,其位置变化较大,但根部连于盲肠后内侧壁,位置较固定,是三条结肠带汇集处。手术时可据此寻找阑尾。

阑尾根部的体表投影约在脐与右髂前上棘连线的中、外 1/3 交点处,称麦氏点。急性阑尾炎时,此点附近常有明显的压痛。

(三)结肠

结肠(colon)围绕在空、回肠周围,呈向下开放的门框形。分为**升结肠**、**横结肠**、**降结肠**和**乙状结肠** 4 部分。**升结肠**是盲肠的直接延续,在右腹外侧区上升至肝右叶下方,弯向左前方移行与横结肠,弯曲部称**结肠右曲**(肝区)。**横结肠**向左行至脾的下方,以锐角与**降结肠**相连,弯曲部称**结肠左曲**(脾区)。横结肠活动度较大,常下垂成弓形,最低点可达脐平面或脐下方。降结肠在左腹外侧区下降,至左髂嵴处移行为**乙状结肠**。乙状结肠在左髂区内,呈乙字形弯曲,活动度较大,向下至第 3 骶椎平面,移行于直肠。

结肠腔面有半环形皱襞,黏膜平滑无肠绒毛。黏膜上皮为单层柱状上皮,上皮内有许多杯状细胞。固有层内有密集排列的管状大肠腺,腺上皮内有大量杯状细胞。淋巴组织发达,常穿过黏膜肌层,突入黏膜下层。

(四)直肠

直肠长 10～14cm,位于小骨盆腔后部,在第 3 骶椎前方续乙状结肠,沿骶、尾骨前方下行,穿过盆膈移行于肛管。直肠并非直行的肠管,在矢状面上有两个弯曲:位于骶骨前方,凸向前的弯曲,称**骶曲**。位于尾骨尖前方转向后下,形成一凸向前的弯曲,称**会阴曲**。

直肠的下段肠腔膨大,形成**直肠壶腹**,直肠内面有上、中、下三个半月形皱襞,称**直肠横襞**(图2-2-22),由黏膜和环行肌构成。中间的直肠横襞最大且最为恒定,位于直肠右前壁,距肛门约7cm。临床上做直肠镜、乙状结肠镜检查时,应注意直肠的横襞和弯曲,以免损伤肠壁。

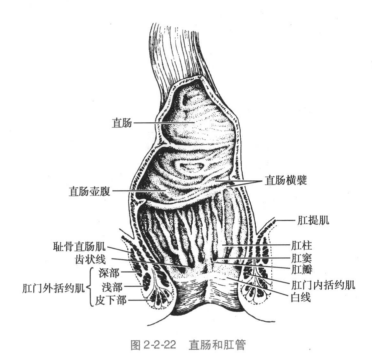

图 2-2-22　直肠和肛管

(五)肛管

肛管是盆膈以下的消化管,长3~4cm,上续直肠,末端终于肛门(图2-2-22)。肛管内有6~10条纵行的黏膜皱襞,称**肛柱**。相邻肛柱下端之间的半月状黏膜皱襞,称**肛瓣**。肛瓣与相邻肛柱下端共同围成向上开口的小隐窝,称**肛窦**。窦内常有粪便存留,易诱发感染。

肛柱下端与各肛瓣边缘共同连成锯齿状的环形线,称**齿状线**(dentate line),又称**肛皮线**,齿状线是皮肤与黏膜分界线,此线以上为黏膜,以下为皮肤。在齿状线下方有约1cm宽的光滑环状带称**肛梳或痔环**。肛管黏膜下和皮下有丰富的静脉丛,病理情况下曲张突起形成**痔**。发生在齿状线以上的,称内痔,齿状线以下的称外痔。

第三节　消　化　腺

人体消化腺除口腔腺、胃肠道的消化腺外,还有肝和胰。消化腺的主要功能是分泌消化液,参与食物的消化。

一、肝

肝(liver)是人体最大的腺体。肝不仅能分泌胆汁,参与食物的消化,还具有物质代谢、解毒和防御的功能。

(一)肝的形态和位置

肝呈红褐色,质软而脆,似楔形,一般分为前、后两缘,上、下两面。前缘锐薄,后缘钝圆。

肝上面隆凸,与膈相贴,称**膈面**(图2-2-23),其上借矢状位的镰状韧带分为小而薄的肝左叶和大而厚的肝右叶。肝下面凹凸不平,与腹腔脏器相邻,称**脏面**(图2-2-24)。脏面呈"H"形的三条沟,即两条矢状位的纵沟和位于纵沟之间的横沟。横沟称**肝门**,是左、右肝管、肝固有动脉、肝门动脉、神经、淋巴管等出入肝的部位。左纵沟前部有**肝圆韧带**,后部有**静脉韧带**。右纵沟前部有一浅窝容纳胆囊称**胆囊窝**,后部有下腔静脉通过。肝的脏面被"H"形的沟分为四叶:右纵沟右侧的右叶,左纵沟的左叶,横沟前方的方叶和后方的尾状叶。

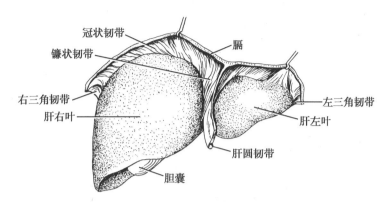

图 2-2-23　肝的膈面

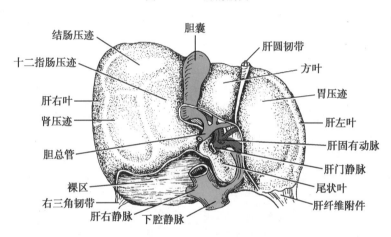

图 2-2-24　肝的脏面

　　肝大部分位于右季肋区及腹上区,小部分位于左季肋区。肝的上界与膈穹窿一致,其最高点在右侧相当于右锁骨中线与右第 5 肋的交点,左侧相当于左锁骨中线与第 5 肋间隙的交点处。肝的下界,右侧大致与右肋弓一致,在上腹区可达剑突下方 3～5cm。7 岁以下的儿童,肝的下界可超出肋弓下缘 2cm 以内。肝的位置随膈的运动而上、下移动,在平静呼吸时肝可上、下移动 2～3cm。

　　(二)肝的微细结构

　　肝表面被覆有致密结缔组织被膜,内含较多的弹性纤维。在肝门处,结缔组织随血管、神经和肝管的分支伸入肝实质,将其分隔成 50 万～100 万个肝小叶(图2-2-25)。相邻肝小叶间有肝门管区。

　　1. **肝小叶(hepatic lobule)**　是肝的基本结构和功能单位,呈多面棱柱状。主要由肝细胞构成。正常人肝小叶之间结缔组织较少,界限不明显。每个肝小叶中央有一条纵行的**中央静脉**,肝细胞单层排列呈板状称**肝板**,在切片上,肝板的断面呈索状,故又称**肝索**。肝板以中央静脉为中轴,大致呈放射排列,相邻的肝板连接呈网状,其间有不规则的腔隙是**肝血窦**,肝板内有胆小管(图2-2-26、彩图5)。

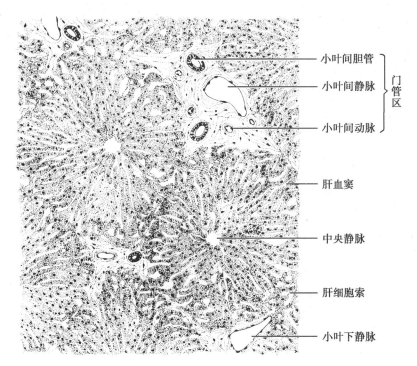

图2-2-25　肝小叶(低倍)

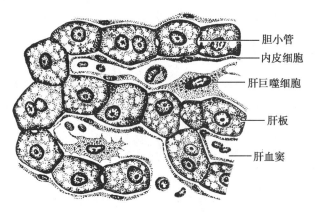

图2-2-26　肝板与肝血窦

（1）**肝细胞**：呈多边形,体积较大。细胞核大而圆,位于细胞中央,核仁明显,有的可见双核。细胞质呈嗜酸性,胞质内各种细胞器十分发达,这与肝细胞复杂多样的功能有关(图2-2-25）。

线粒体为肝细胞功能活动提供能量。粗面内质网能合成血浆蛋白质,如白蛋白、纤维蛋白原、凝血酶原等多种蛋白质。滑面内质网具有合成胆汁、参与脂质代谢、固醇类激素的灭活及解毒等多方面的功能。溶酶体消化分解肝细胞吞噬吞饮的物质和退化的细胞器等。高尔基复合体与肝细胞的分泌活动有关。此外,肝细胞内还含有糖原、脂滴等。

（2）**肝血窦**：位于肝板间的网状管道,形态不规则,其内有来自肝固有动脉和肝门静脉的血液。血液从周边流经肝血窦,然后汇入中央静脉。窦壁由内皮细胞构成,内皮细胞有孔,细胞之间有较大间隙,内皮外无基膜,因此通透性较大,肝细胞分泌的蛋白质和血液中的血浆成分均可通过,有利于肝细胞与血液间的物质交换。肝血窦内散在有多突起的**肝巨噬细胞**（Kupffer cell）,它具有很强的吞噬能力,能吞噬血液中的细菌、异物和衰老的红细胞等。

电镜显示,肝血窦的内皮细胞与肝细胞之间有一狭窄间隙,称**窦周隙**,其内充满由肝血

笔记

窦渗出的血浆,肝细胞的微绒毛伸入其间浸润于血浆中,有利于肝细胞与血液间的物质交换。窦周隙内还有一种贮脂细胞,有贮存维生素 A 和产生网状纤维的功能。

（3）**胆小管**:是位于肝细胞之间的微细管道,互相吻合成网状。管壁由相邻肝细胞邻接面的细胞膜局部向胞质内凹陷而形成。在胆小管的两侧,相邻的肝细胞形成紧密连接可阻止胆小管内容物渗出血管外。肝细胞分泌的胆汁进入胆小管,从中央向周边流到小叶间胆管。当肝的病变引起肝细胞的紧密连接被破坏时,胆汁可经肝细胞之间的间隙,流入窦周间隙和肝血窦,这是黄疸形成的原因之一。

2. **门管区**　是相邻肝小叶间结缔组织较多的区域(图 2-2-25)。内有小叶间胆管、小叶间动脉、小叶间静脉通过。小叶间胆管由胆小管汇集而成,管径小,管壁为单层立方上皮。小叶间动脉是肝固有动脉的分支,管腔小,管壁相对较厚,内皮细胞外面有数层平滑肌围绕。小叶间静脉是肝门静脉的分支,管腔大而不规则,管壁薄。

3. **肝的血液循环**　肝的血液供应丰富,入肝的血管主要有肝固有动脉和肝门静脉,出肝的是肝静脉。肝的循环途径如下:

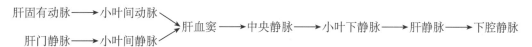

肝固有动脉──→小叶间动脉
肝门静脉──→小叶间静脉　　　肝血窦──→中央静脉──→小叶下静脉──→肝静脉──→下腔静脉

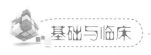
基础与临床

黄　疸

黄疸是一种由于血清中胆红素升高致使皮肤、黏膜和巩膜发黄的症状和体征。某些肝脏病、胆囊病和血液病经常会引发黄疸的症状。通常,血液的胆红素浓度高于 2 ~ 3mg/dL 时,人体的这些部分便会出现肉眼可辨别的颜色。基本症状除皮肤、巩膜等组织的黄染外;还有尿和粪的色泽改变;消化道症状,常有腹胀、腹痛、食欲不振、恶心、呕吐、腹泄或便秘等症状。

（三）胆囊和输胆管道

1. **胆囊(gallbladder)**　位于右季肋区肝脏面的胆囊窝内,上面借结缔组织与肝相连,下面游离与横结肠的起始部和十二指肠上部相邻。胆囊有贮存和浓缩胆汁的作用。胆囊呈梨形,分为四部分:前端钝圆称**胆囊底**,中间称**胆囊体**,后端称**胆囊颈**,颈弯向下移行为**胆囊管**(图 2-2-27)。胆囊底常露出于肝的前缘,与腹前壁相贴,其体表投影在右锁骨中线

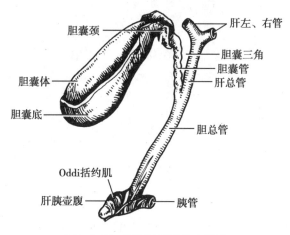

胆囊颈　　　　　　肝左、右管
　　　　　　　　胆囊三角
　　　　　　　　胆囊管
胆囊体　　　　　　肝总管
胆囊底
　　　　　　　　胆总管
Oddi括约肌
肝胰壶腹　　　　胰管

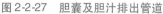

图 2-2-27　胆囊及胆汁排出管道

与右肋弓交点处的稍下方。胆囊炎时,此处常有明显的压痛。胆囊内面衬有黏膜,在胆囊管和胆囊颈处黏膜呈螺旋状突入管腔,形成**螺旋襞**,有调节胆汁进出的作用。胆囊结石易嵌顿于此处。

2. **输胆管道**(图 2-2-27)　是将胆汁输送到十二指肠的管道,分肝内和肝外两部分。肝内胆道有胆小管、小叶间胆管等。肝外胆道包括肝左管、肝右管、肝总管、胆囊和胆总管。肝内的小叶间胆管逐渐汇合成**肝左管**和**肝右管**,肝左、右管汇合成**肝总管**,肝总管下行与胆囊管合成**胆总管**。

胆总管长 4~8cm,直径 0.3~0.6cm。在肝十二指肠韧带游离缘内下行,经十二指肠上部的后方,至十二指肠降部与胰头之间与胰管汇合,形成略膨大的**肝胰壶腹**(Vater 壶腹),斜穿十二指肠降部的后内侧壁,开口于十二指肠大乳头。在肝胰壶腹周围有增厚的环形平滑肌环绕,称**肝胰壶腹括约肌**(Oddi 括约肌)。肝胰壶腹括约肌的收缩舒张,可控制胆汁和胰液的排出。胆汁由肝细胞分泌排出到十二指肠腔的途径,可归纳如下:

肝细胞分泌胆汁→胆小管→小叶间胆管→左、右肝管→肝总管→胆总管→肝胰壶腹→十二指肠

　　　　　　　　　　　　　　　　　　　↓　　　　　↑

　　　　　　　　　　　　　　　　胆囊管→胆囊

二、胰

胰是人体第二大腺体,由内分泌部和外分泌部两部分构成。具有参与调节糖代谢和参与消化过程的重要作用。

(一) 胰的位置与形态

胰(pancreas)位于胃的后方,在第 1、2 腰椎水平横贴于腹后壁,其前面被有腹膜。胰质软,色灰红。胰分为胰头、胰体、胰尾三部分。胰右端膨大被十二指肠环抱的,称**胰头**。中间部呈棱柱状为**胰体**。左端较细,伸向脾门称**胰尾**。

在胰实质内,有一条从胰尾至胰头的输出管,称**胰管**。它沿途收集各级小管,输送胰液,与胆总管汇合后,共同开口于十二指肠大乳头。

(二) 胰的微细结构

胰的实质由外分泌部和内分泌部构成(图 2-2-28,彩图 6)。

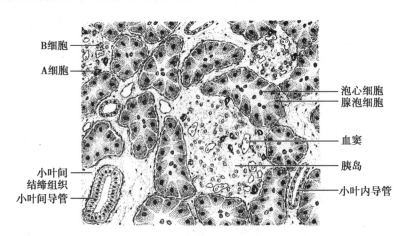

图 2-2-28　胰的微细结构

1. **外分泌部**　占胰的大部分,由腺泡和导管组成。腺泡由浆液性细胞围成,细胞呈锥体形,细胞核圆,位于细胞基底部,顶部胞质含嗜酸性的酶原颗粒。导管起始于腺泡腔,逐级汇合成小叶内导管、小叶间导管和胰管。胰的外分泌部分泌胰液,内含多种消化酶,经导管

排入十二指肠,参与糖、蛋白质、脂肪的消化。

2. 内分泌部 是散在于腺泡之间大小不等的细胞团,又称**胰岛**(pancreasislet)。胰岛主要有 A、B、D3 种内分泌细胞。在 HE 染色切片中胰岛细胞的种类不易区别。A 细胞多分布于胰岛的周围部,分泌胰高血糖素,可促进肝糖原分解和抑制糖原合成,使血糖升高。B 细胞多分布在胰岛中央,数量最多,能分泌胰岛素,胰岛素最主要的作用是促进血液中的葡萄糖进入细胞内作为细胞代谢的主要能源,同时也促进血液中的葡萄糖合成使肝糖原而被贮存起来,其作用与胰高血糖素相反,降低血糖。D 细胞数量较少,分泌生长抑素,以调节A、B 细胞的分泌活动。

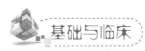

糖 尿 病

糖尿病是一组由于胰岛素分泌缺陷和/或胰岛素作用障碍所致的以高血糖为特征的代谢性疾病。持续高血糖与长期代谢紊乱等可导致全身组织器官,特别是眼、肾、心血管及神经系统的损害及其功能障碍和衰竭。严重者可引起失水,电解质紊乱和酸碱平衡失调等急性并发症酮症酸中毒和高渗昏迷。

第四节 腹 膜

腹膜(peritoneum)是位于腹、盆壁内面和腹、盆腔脏器表面的一层薄而光滑的浆膜。其中被覆于盆、腹腔壁内面的称**壁腹膜**,被覆于腹、盆腔脏器表面的称**脏腹膜**。脏腹膜和壁腹膜相互延续、移行,共同围成不规则潜在的腔隙,称**腹膜腔**,腔内仅有少量浆液(图 2-2-29)。男性腹膜腔是封闭的,女性腹膜腔则由于输卵管开口于腹膜腔,故可借输卵管、子宫和阴道与体外间接相通。

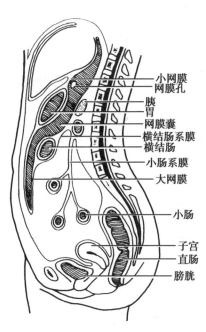

图 2-2-29 腹膜的配布
(女性矢状切面)

　　腹膜具有分泌、吸收、保护、支持、修复等功能。正常腹膜分泌少量的浆液,起润滑和减少脏器间摩擦的作用。腹膜的吸收能力以上部最强,下部较弱,因此临床上对腹膜炎或腹部手术后的病人多采取半卧位,以减少和延缓腹膜对毒素的吸收。

一、腹膜与腹、盆腔脏器的关系

　　根据腹、盆腔脏器被腹膜覆盖的范围不同,可将腹、盆腔脏器分为三类(图 2-2-30)。

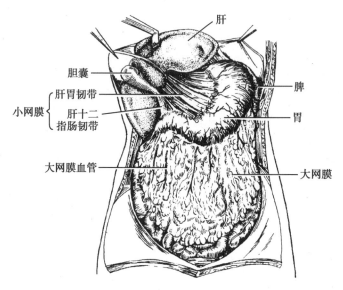

图 2-2-30　腹膜与脏器的关系及网膜囊

　　1. **腹膜内位器官**　脏器表面均被腹膜覆盖。如胃、空肠、回肠、阑尾、横结肠、乙状结肠和脾等。这类器官活动度大。

　　2. **腹膜间位器官**　脏器表面大部分或三面被腹膜覆盖。如升结肠、降结肠、肝、胆囊、子宫和膀胱等。这类器官活动度较小。

　　3. **腹膜外位器官**　脏器一面被腹膜覆盖。如肾、输尿管、胰、十二指肠降部和下部等。其位置固定,几乎不能活动。

二、腹膜形成的主要结构

　　腹膜从腹、盆腔内面移行于脏器的表面,或由一个脏器向另一个脏器移行的过程中,形成了网膜、系膜、韧带和陷凹等结构。它们对器官起连接和固定作用,也常常是血管、神经出入脏器的途径。

(一)韧带

　　韧带是连于腹、盆壁与脏器之间,或连于相邻脏器之间的腹膜结构,对器官有固定作用。

　　1. **肝的韧带**　包括位于肝下方的**肝胃韧带**和**肝十二指肠韧带**,以及肝上方的镰状韧带、冠状韧带和三角韧带。**镰状韧带**是腹膜自腹前壁上部移行至膈与肝的膈面之间的双层腹膜结构,其下缘内含有肝圆韧带。**冠状韧带**是膈与肝之间,呈冠状位的双层腹膜结构,分前、后两层,两层之间为肝裸区。在冠状韧带左右两端处,两层合并,形成左右三角韧带。

　　2. **脾的韧带**　主要有胃脾韧带和肾脾韧带。胃脾韧带连于胃底和脾门之间。脾肾韧带连于脾门和左肾之间。

(二)系膜

　　主要是指将肠管连于腹后壁的双层腹膜结构。两层腹膜间有血管、神经、淋巴管和淋巴结等。

1. **肠系膜** 是指把空、回肠固定于腹后壁的双层腹膜结构。其附着处称**肠系膜根**,起自第2腰椎体左侧,斜向右下方,至右骶髂关节前方。因肠系膜长而宽阔,故空、回肠的活动性大。

2. **横结肠系膜** 连于横结肠和腹后壁之间的双层腹膜结构。

3. **乙状结肠系膜** 将乙状结肠连于左下腹。该系膜较长,因而乙状结肠活动度较大,易发生肠扭转。

4. **阑尾系膜** 是阑尾与回肠末端之间的三角形腹膜双层皱襞,其游离缘内有动、静脉等。

(三)网膜

网膜包括小网膜和大网膜(图2-2-31)。

1. **小网膜** 是肝门至胃小弯和十二指肠上部之间的双层腹膜结构。其中连于肝门和胃小弯之间的称**肝胃韧带**,构成小网膜的左半部。连于肝门和十二指肠上部之间的称**肝十二指肠韧带**,构成小网膜的右半部。肝十二指肠韧带内有肝固有动脉、肝门静脉和胆总管通过。小网膜游离缘的后方为网膜孔,经此孔可通过网膜囊。

2. **大网膜** 是连于胃大弯与横结肠之间的四层腹膜结构。呈围裙状悬垂于横结肠、小肠前面。大网膜内有丰富的血管、脂肪等,其中含有许多巨噬细胞,具有重要的防御功能。大网膜下垂部常可移动位置,当腹腔器官有炎症时,可向病变处移动,并将病灶包裹,限制炎症蔓延。因此,在腹部手术时,可根据大网膜的移动情况,探查病变部位。小儿的大网膜较短,当下腹器官炎症或阑尾炎穿孔时,病灶不易被包裹,常造成弥漫性腹膜炎。

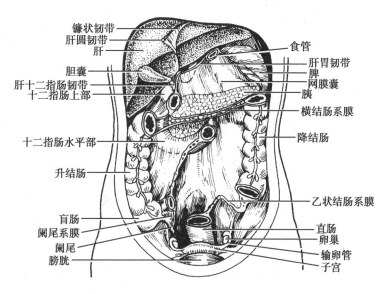

图 2-2-31 腹膜形成的结构

3. **网膜囊** 是位于小网膜和胃后方的扁窄间隙,又称小腹膜腔。

(四)隐窝和陷凹

肝肾隐窝位于肝右叶下方与右肾之间,仰卧时为腹膜腔最低处,是液体易于积聚的部位。

腹膜陷凹主要位于盆腔内,男性在膀胱与直肠之间有**直肠膀胱陷凹**,凹底距肛门约7.5cm。女性在膀胱与子宫之间有**膀胱子宫陷凹**(vesicouterine pouch) 。直肠与子宫之间为**直肠子宫陷凹**(rectouterine pouch) ,又称 Douglas 腔,较深,与阴道后穹间仅隔以薄的阴

111

道壁,凹底距肛门约 3.5cm。站立或半卧位时,男性直肠膀胱陷凹和女性直肠子宫陷凹是腹膜腔最低部位,故积液多存在于这些陷凹内。

（李巍　甘泉涌）

 思考题

1. 试述胃的位置、形态和微细结构。
2. 简述食管的 3 个狭窄的位置及到中切牙的距离及临床意义。
3. 试述阑尾位置、形态及其在体表投影?
4. 试述肝的位置、形态和微细结构。
5. 简述胆汁的产生及排出途径。
6. 试述胆囊位置、形态及胆囊底的体表投影?
7. 某人吃了一个豆瓣,后在粪便中发现,详述豆瓣在消化系统经过的结构。

笔记

第三章 呼 吸 系 统

呼吸系统(respiratory system)由呼吸道和肺组成(图2-3-1)。**呼吸道**包括鼻、咽、喉、气管、主支气管及其分支,是气体进出肺的通道。临床上常把鼻、咽、喉称**上呼吸道**;气管、主支气管及其分支称**下呼吸道**。肺是进行气体交换的器官。

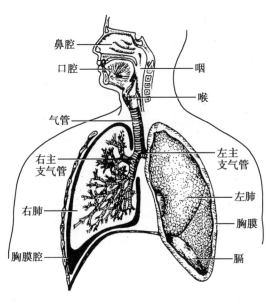

图 2-3-1 　呼吸系统概观

第一节 上 呼 吸 道

一、鼻

鼻(nose)既是呼吸道的起始部,又是嗅觉器官,并辅助发音。鼻由**外鼻**、**鼻腔**和**鼻旁窦**三部分组成。

(一)外鼻

外鼻(external nose)位于面部中央,以骨和软骨作为支架,外覆皮肤。外鼻呈锥体形,上端狭窄与额部相连的部分称**鼻根**,鼻根向下方延伸为**鼻背**,其下端隆起称为**鼻尖**。鼻尖两侧弧形隆突的部分称为**鼻翼**。此部只有软骨支撑,平静呼吸时没有明显活动,而在呼吸困难时,可见鼻翼扇动。外鼻下方的一对近似圆形的开口称为**鼻孔**,为气体出入的门户(图2-3-2)。

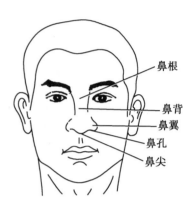

图2-3-2 外鼻

(二)鼻腔

鼻腔(nasal cavity)是由骨和软骨围成的空腔,内衬黏膜和皮肤。鼻腔被一纵行的鼻中隔分为左、右两腔,鼻腔向前经鼻孔与外界相通,向后经鼻后孔通向鼻咽,每侧鼻腔分为前部的鼻前庭和后部的固有鼻腔两部分。

1. **鼻前庭**(nasal cavit) 是鼻腔前下方鼻翼内面较宽大的部分,前界为鼻孔,后界为**鼻阈**。鼻前庭内面衬以皮肤,并长有鼻毛,具有过滤和净化吸入空气的作用。鼻前庭是疖肿好发的部位。

2. **固有鼻腔**(nasal cavity proper) 为鼻腔的主要部分,前至鼻阈,后借鼻后孔通鼻咽。由骨性鼻腔内衬黏膜构成。外侧壁自上而下有3个向下突出的鼻甲,分别称为上鼻甲、中鼻甲和下鼻甲。各鼻甲下方的裂隙,分别称为上鼻道、中鼻道和下鼻道。位于上鼻甲后上方的凹陷,称为**蝶筛隐窝**。下鼻道的前端有鼻泪管的开口(图2-3-3)。

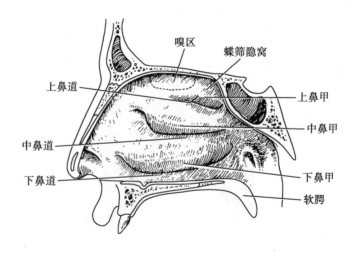

图2-3-3 鼻腔外侧壁(右侧)

鼻腔的内侧壁由**鼻中隔**构成,它由筛骨垂直板、犁骨和鼻中隔软骨覆以黏膜构成。鼻中隔前下部的黏膜内,血管丰富,且位置表浅,受外伤或干燥空气刺激时,血管易破裂出血,90%左右的鼻出血均发生于此区,故称**易出血区**(Little区)。固有鼻腔的黏膜因结构不同而功能各异,分为嗅区和呼吸区。位于上鼻甲内侧面及其相对应的鼻中隔上部的黏膜,活体呈苍白或淡黄色,内含嗅细胞,能感受气味的刺激,故称**嗅区**。其余部分的黏膜在活体呈粉红色,其内含有丰富的血管和腺体,具有提高吸入空气的温度、调节其湿度以及净化空气的作用,称**呼吸区**。

(三)鼻旁窦

鼻旁窦(paranasal sinuses)由骨性鼻旁窦内衬黏膜构成,共4对,依其所在骨的位置而命名为**上颌窦**、**额窦**、**筛窦**和**蝶窦**,其中筛窦又分为前、中、后三部分。各鼻旁窦都开口于鼻腔的外侧壁。蝶窦开口于蝶筛隐窝,后筛窦开口于上鼻道,其余均开口于中鼻道(图2-3-4、图2-3-5)。

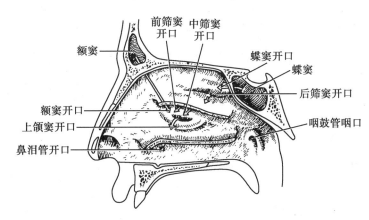

图 2-3-4　鼻旁窦及鼻泪管的开口

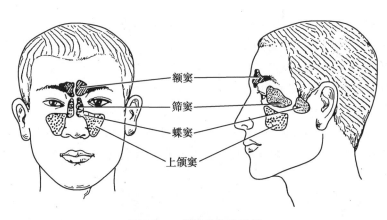

图 2-3-5　鼻旁窦体表投影

由于鼻旁窦的黏膜与固有鼻腔的黏膜相延续,所以鼻腔黏膜的炎症常可蔓延到鼻旁窦,引起鼻窦炎。上颌窦是鼻旁窦中容积最大的一对,由于窦口高于窦底,其腔内的分泌物常引流不畅,故上颌窦的慢性炎症在临床上较为常见。鼻旁窦可协助调节吸入空气的温度和湿度,并对发音起共鸣作用。

二、咽

见第二章消化系统。

三、喉

喉(larynx)既是呼吸道,又是发音器官。

（一）喉的位置

喉位于第 3～6 颈椎的前方,上借甲状舌骨膜与舌骨相连,向下与气管相续。喉的前方被皮肤、浅筋膜、深筋膜和舌骨下肌群所覆盖,后紧邻喉咽。两侧有颈部的大血管、神经和甲状腺侧叶等。喉的活动性较大,可随吞咽活动及发音而上下移动。

（二）喉的构造

喉以软骨为支架,借关节、韧带和喉肌连结,内衬黏膜构成。

1. **喉软骨** 由不成对的甲状软骨、环状软骨、会厌软骨和成对的杓状软骨等构成(图 2-3-6)。

（1）**甲状软骨**(thyroid cartilage):位于舌骨下方,环状软骨的上方,构成喉的前壁和外侧壁。其上缘中部向前突出称为**喉结**,成年男性较明显。其后缘游离并向上、下发出突起,称**上角**和**下角**。

（2）**环状软骨**(cricoid cartilage):位于甲状软骨的下方,由前部低窄的**环状软骨弓**和后部高宽的**环状软骨板**构成。是喉软骨中唯一完整的呈环状的软骨,对维持呼吸道的畅通有极为重要的作用,损伤后易引起喉腔狭窄。环状软骨弓平对第 6 颈椎,是颈部的重要标志之一。

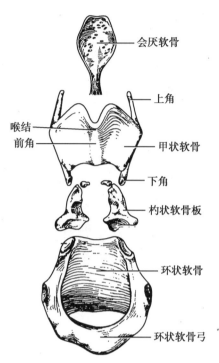

图 2-3-6 分离的喉软骨

（3）**会厌软骨**(epiglottic cartilage):形似树叶,上宽下窄,下端借韧带连于甲状软骨后面。会厌软骨及其表面覆盖的黏膜构成**会厌**。会厌位于喉入口的前方,当吞咽时,喉上提,会厌盖住喉口,防止食物误入喉腔。

（4）**杓状软骨**(arytenoid cartilage):位于环状软骨板上方,是一对呈三棱锥体形的软骨,尖向上,底朝下,与环状软骨板上缘构成环杓关节。底有二个突起,前方的称声带突,有声韧带附着,声韧带是发音的结构基础。外侧的称肌突,有喉肌附着。

2. **喉的连结** 包括喉软骨之间的连结以及喉与舌骨和气管之间的连结(图 2-3-7)。

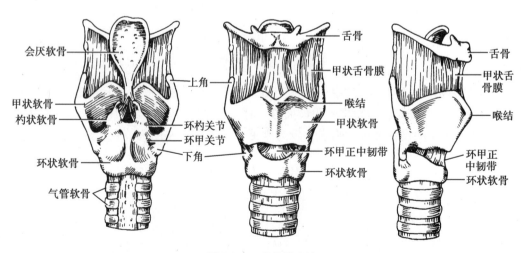

图 2-3-7 喉软骨连结

（1）**环甲关节**(cricothyroid joint)：由甲状软骨下角和环状软骨两侧的关节面构成。甲状软骨通过此关节在冠状轴上可做前倾和复位运动，借以调节声带的紧张程度。

（2）**环杓关节**(cricoarytenoid joint)：由杓状软骨底和环状软骨板上缘关节面构成。杓状软骨可沿此关节的垂直轴做旋转运动，使声带突向内、外侧转动，因而能缩小或开大声门裂。

（3）**弹性圆锥**(conus eiasticus)：为圆锥形的弹性纤维膜，起自甲状软骨前部的后面，向下、向后止于环状软骨上缘和杓状软骨声带突。此膜上缘游离增厚，紧张于甲状软骨内面和杓状软骨的声带突之间，称**声韧带**。声韧带和声带肌及覆盖其表面的喉黏膜构成**声带**。在甲状软骨下缘与环状软骨弓之间，弹性圆锥中部纤维增厚称**环甲正中韧带**。当急性喉阻塞时可在此做穿刺，建立临时气体通道。

（4）**甲状舌骨膜**(thyrohyoid membrane)：是连于甲状软骨上缘与舌骨之间的结缔组织膜。

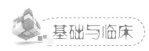

基础与临床

环甲正中韧带切开术

在甲状软骨与环状软骨之间作一皮肤切口，暴露环甲正中韧带，在此韧带上作一1cm左右的横切口，插入导管或直接将药物注入喉下腔内，以治疗下呼吸道和肺部的疾病，也适用于急性喉梗塞的抢救，以缓解呼吸困难或窒息。

3. **喉肌**(laryngeal muscle) 均属骨骼肌，附着于喉软骨。根据喉肌的功能可分为两群：一群使声门裂缩小或扩大，另一群可使声带紧张或松弛，从而调节声音的强弱和音调的高低。

4. **喉腔**(laryngeal cavity) 喉的内腔称为喉腔，向上经喉口与喉咽相交通，向下与气管相续。喉腔的入口称喉口，朝向后上方。

喉腔的黏膜与咽和气管的黏膜相互延续。喉腔中部的侧壁上有上、下两对呈前后方向走行的黏膜皱襞。上面的一对称**前庭襞**，两侧前庭襞之间的裂隙，称**前庭裂**。下面的一对称**声襞**，两侧声襞之间的裂隙，称**声门裂**，是喉腔最狭窄的部位(图2-3-8)。

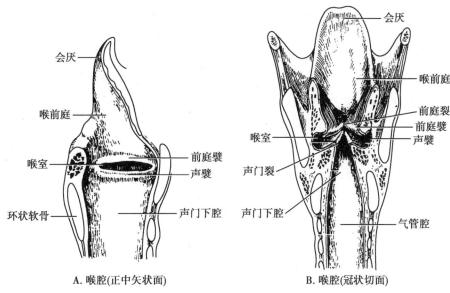

A. 喉腔(正中矢状面)　　　B. 喉腔(冠状切面)

图 2-3-8　喉腔

喉腔借前庭襞和声襞分为三部分。喉口至前庭裂平面之间的部分,称为**喉前庭**。前庭裂平面至声门裂平面之间的部分,称为**喉中间腔**,是喉腔三部分中容积最小的部位,该腔向两侧延伸至前庭襞与声襞之间的梭形隐窝,称**喉室**。声门裂平面至环状软骨下缘平面之间的部分,称**声门下腔**。此部黏膜下组织较疏松,故炎症时易引起喉水肿。婴幼儿喉腔较狭窄,喉水肿时易引起喉阻塞,导致呼吸困难。

第二节　下　呼　吸　道

下呼吸道包括气管和主支气管。

一、气　管

气管(trachea)由14～17个"C"形软骨环及连接各环间的平滑肌和结缔组织构成(图2-3-9)。位于食管的前方,其上端起自环状软骨下缘,向下经胸廓上口进入胸腔,至胸骨角平面(相当于第4胸椎体下缘)分为左、右主支气管。气管分叉处称**气管杈**,其内面形成向上凸的纵嵴,呈半月状,称**气管隆嵴**,常略偏向左侧,是气管镜检查的重要定位标志。

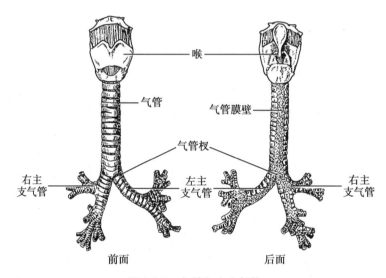

图2-3-9　气管与主支气管

气管根据其行程与位置,以胸骨的颈静脉切迹为界,可将其分为颈部和胸部两部分。颈部较短,位于颈前部的正中,位置表浅,两侧有颈部的大血管和甲状腺侧叶,第2～4气管软骨环的前方有甲状腺峡部,故临床上抢救呼吸困难的病人时,常选择在第3～5气管软骨环处沿前正中线作气管切开术。胸部较长,位于胸腔内。前面有大血管和胸腺,后面贴近食管。

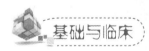　基础与临床

气管切开术

气管切开术是切开气管颈部的前壁,插入一种特制的套管,以解除窒息、呼吸机能失常或下呼吸道分泌物潴留所致呼吸困难的一种常见急救手术。

手术时病人仰卧,肩后部垫高,颈部保持正中。在环状软骨下方2～3cm处作颈前横向切口,将甲状腺峡部向上推开显露气管,沿正中线切开第3～5气管软骨环。

笔记

二、主支气管

主支气管(principal bronchus)由气管分出的第一级分支为左、右主支气管(图2-3-9)。左、右主支气管各自向外下行,分别经左、右肺门入肺。

左、右主支气管在形态上有明显的区别。**左主支气管**较细长,走行稍倾斜(较水平);**右主支气管**较粗短,走行较陡直,故气管异物多坠入右主支气管。

三、气管和主支气管的微细结构

气管和主支气管的管壁由内向外依次分黏膜、黏膜下层和外膜三层(图2-3-10)。

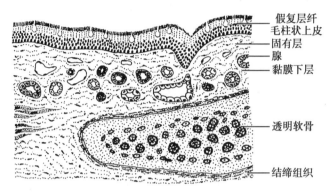

假复层纤毛柱状上皮
固有层
腺
黏膜下层

透明软骨

结缔组织

图2-3-10　气管的微细结构

1. **黏膜**　由上皮和固有层构成。上皮为假复层纤毛柱状上皮,上皮细胞之间夹有杯状细胞,可分泌黏液;纤毛可作麦浪状摆动,具有保护功能。固有层为结缔组织,含有丰富的弹性纤维、血管和弥散的淋巴组织等。

2. **黏膜下层**　为疏松结缔组织,含有血管、淋巴管、神经以及丰富的混合腺。腺体和杯状细胞分泌的黏液覆盖于黏膜表面,可黏附吸入空气中的灰尘和细菌等,借纤毛摆动推向咽部并以痰的形式被咳出体外,对呼吸道起到清洁、保护作用。

3. **外膜**　由软骨环和结缔组织构成,软骨环之间以韧带相连。软骨环的缺口在后,由平滑肌和结缔组织封闭。咳嗽反射时平滑肌收缩,使气管腔缩小,有助于清除痰液。

第三节　肺

一、肺的位置和形态

肺(lung)是进行气体交换的部位。质地软而轻,呈海绵状,富有弹性,内含空气,比重小于1,故浮水不沉。幼儿肺呈淡红色,随着年龄的增长,空气中尘埃不断在肺中沉积,肺的颜色逐渐变为灰暗乃至蓝黑色,并出现许多蓝黑色斑,吸烟者尤甚。

(一)肺的位置

肺位于胸腔内,左、右各一,纵隔的两侧。两肺下面借膈与腹腔器官相隔。右肺因受肝的影响而位置较高,故宽而短;左肺因受心位置偏左侧的影响,所以较狭长。

(二)肺的形态

肺形似圆锥形,有一尖、一底、两面和三缘。

肺尖(apex pulmonis)钝圆,向上经胸廓上口突至颈根部,超出锁骨内侧1/3上方2～3cm,故听诊肺尖部可在此处进行。**肺底**(basis pulmonis)向上微凹,位于膈的上方。**外侧**

面较大而圆凸,邻接肋及肋间肌,称**肋面**。**内侧面**与纵隔相邻,故又称**纵隔面**,该面近中央处有一椭圆形凹陷,称**肺门**(hilum pulmonis),是主支气管、肺动脉、肺静脉、淋巴管和神经出入肺的部位,这些出入肺门的结构,由结缔组织包绕在一起称**肺根**。肺的**前缘**和**下缘**都较锐利,**后缘**钝圆,位于脊柱两侧。左肺前缘的下部有一弧形凹陷,称为左肺心切迹。

左肺被自后上方斜向前下方的**斜裂**分为上、下两叶。右肺除有斜裂外,还有一条近似水平方向走行的**水平裂**,将右肺分为上、中、下三叶(图2-3-11,图2-3-12)。

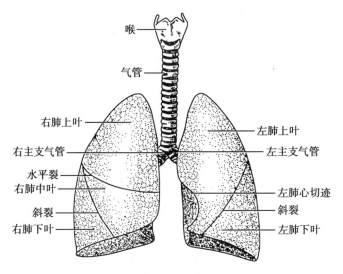

图2-3-11　肺(前面)

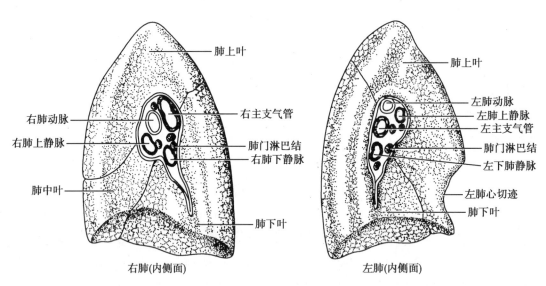

图2-3-12　肺(侧面)

二、肺 的 结 构

肺表面被覆有一层光滑的浆膜,即胸膜脏层,光滑润泽,它可以减少呼吸运动时肺与胸膜之间的摩擦。

肺组织由肺**实质**和肺**间质**两部分组成。肺实质包括肺内支气管的各级分支及其终末的大量肺泡。肺间质是指肺内的结缔组织、血管、神经以及淋巴管等结构。根据功能不同,肺实质可分为肺导气部和肺呼吸部两部分。

笔记

（一）肺导气部

肺导气部是指支气管入肺后反复分支直至终末细支气管的肺内支气管。包括肺叶支气管、肺段支气管、小支气管、细支气管和终末细支气管。导气部只有输送气体的功能,不能进行气体交换。

主支气管入肺后,首先分为肺叶支气管和肺段支气管,肺段支气管反复分支,统称小支气管,当小支气管的管径小于 1mm 时,称细支气管,细支气管的分支为终末细支气管,终末细支气管再不断分支,直至肺泡(图 2-3-13)。每一细支气管连同它的各级分支和肺泡组成一个**肺小叶**（pulmonary lobule）。肺小叶是肺的结构和功能单位。临床上把仅累及若干肺小叶的炎症称为小叶性肺炎。

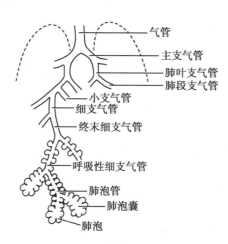

图 2-3-13　肺内结构模式图

气管
主支气管
肺叶支气管
肺段支气管
小支气管
细支气管
终末细支气管
呼吸性细支气管
肺泡管
肺泡囊
肺泡

肺导气部各级支气管是肺外支气管的延续和分支,因此管壁结构也分黏膜、黏膜下层和外膜。但随着支气管的反复分支,其管径渐细,管壁变薄,管壁结构也发生规律性变化,主要变化有:①黏膜逐渐变薄,上皮由假复层纤毛柱状上皮逐渐变为单层纤毛柱状上皮或单层柱状上皮,杯状细胞逐渐减少,直至消失。②黏膜下层内的腺体逐渐减少,直至消失。③外膜中的软骨也随之变为软骨碎片,且碎片逐渐减少乃至消失,而外膜中的平滑肌逐渐增多。至终末细支气管,上皮为单层柱状上皮,杯状细胞、腺体和软骨全部消失,平滑肌已形成完整的环行肌层。由于细支气管和终末细支气管失去软骨支撑,故管壁环行平滑肌的收缩和舒展可改变管径的大小,调节进出肺泡的气体量。若此处的平滑肌痉挛,可使管腔变小,进出肺的气流量减少,导致呼吸困难,临床上称支气管哮喘。

（二）肺呼吸部

肺呼吸部包括呼吸性细支气管、肺泡管、肺泡囊和肺泡(图 2-3-14,彩图 7),各部分的共同特点是都有肺泡,具有气体交换的功能。

1. **呼吸性细支气管**（respiratory bronchiole）　是终末细支气管的分支,由于管壁上出现少量肺泡,所以显微镜下显示其管壁不太完整,管壁上皮为单层立方上皮,上皮外有少量环行平滑肌。

2. **肺泡管**（alveolar duct）　是呼吸性细支气管的分支,管壁上有许多肺泡,故其自身的管壁结构很少,管壁结构仅存在于相邻肺泡开口之间,切片上呈结节状膨大。

3. **肺泡囊**（alveolar sac）　连于肺泡管的末端,是几个肺泡的共同开口处,其管壁也是由肺泡围成,但在相邻肺泡开口之间无平滑肌,故无结节状膨大。

4. **肺泡**（pulmonary alveolus）　肺泡是构成肺的主要结构。为多面形囊泡,开口于肺泡囊、肺泡管和呼吸性细支气管,是肺进行气体交换的部位。成人每个肺中约有 3 亿~4 亿

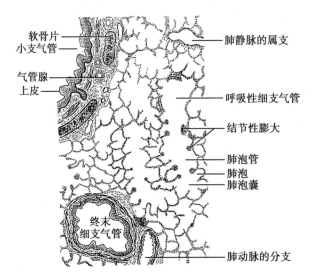

图 2-3-14 肺微细结构模式图

个肺泡,总表面积可达 70~80m²。肺泡壁很薄,由单层肺泡上皮和基膜组成。

(1) **肺泡上皮**:由 I 型肺泡细胞和 II 型肺泡细胞组成(图 2-3-15)。

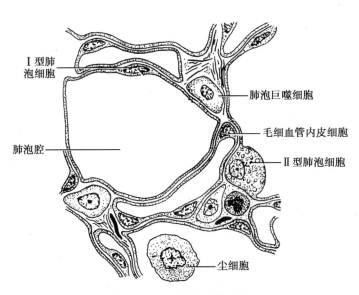

图 2-3-15 肺泡结构模式图

I 型肺泡细胞:细胞扁平,含核部分较厚,无核的部分很薄,光镜下难以辨认。 I 型肺泡细胞数量较 II 型肺泡细胞少,但宽大而扁薄,覆盖了肺泡约 95% 的表面积,是进行气体交换的部位,并参与气-血屏障的构成。

II 型肺泡细胞:细胞数量多,但体积小,呈立方形或圆形,散在分布于 I 型肺泡细胞之间,覆盖肺泡约 5% 的表面积。它能分泌表面活性物质,具有降低肺泡表面张力、稳定肺泡直径的作用。

(2) **肺泡隔(alveolar septum)**:相邻肺泡之间的薄层结缔组织称**肺泡隔**,其内含有丰富的毛细血管网、大量的弹性纤维以及散在的肺巨噬细胞等。其中弹性纤维有助于肺泡扩张后的回缩。炎症、吸烟等可破坏弹性纤维,使肺泡弹性下降,导致肺气肿。肺巨噬细胞由单核细胞分化而来,广泛分布于肺间质内,具有活跃的吞噬功能,能大量吞噬进入肺内的灰尘、细菌、异物以及渗出的红细胞等。肺巨噬细胞吞噬了大量灰尘后,称尘细胞。

（3）**肺泡孔**：为相邻肺泡之间气体流通的小孔，是相邻肺泡之间的气体通路。当某个终末细支气管或呼吸性细支气管阻塞时，肺泡孔将起到侧支通气的作用。若肺部感染时，肺泡孔也是炎症扩散的途径。

（4）**气-血屏障**（blood airbarrier）：肺泡隔内毛细血管与肺泡上皮紧贴，由Ⅰ型肺泡细胞及基膜、毛细血管内皮及基膜组成的薄壁，称**气-血屏障**，也称**呼吸膜**。它是肺泡内气体与血液内气体进行交换所通过的结构。

知识拓展

PM 2.5

PM，英文全称 particulate matter（颗粒物）。PM2.5 表示每立方米空气中 2.5 微米以下颗粒的含量，这个值越高，就代表空气污染越严重。颗粒物会对呼吸系统和心血管系统造成伤害，导致哮喘、肺癌、心血管疾病等。颗粒物的大小决定了它们最终在呼吸道中的位置。较大的颗粒物往往会被纤毛和黏液过滤，无法通过鼻子和咽喉。然而，小于 10 微米的颗粒物即可穿透这些屏障达到支气管和肺泡。而小于 2.5 微米的细颗粒物（PM2.5），由于体积更小，具有更强的穿透力，可抵达细支气管壁，并干扰肺内的气体交换。

三、肺 的 血 管

肺有两套血管：即功能性血管和营养性血管。

（一）功能性血管

功能性血管包括肺动脉和肺静脉，参与气体交换。肺动脉自肺门进入肺后，其分支与各级支气管伴行，直至肺泡隔内形成毛细血管网。毛细血管的血液与肺泡进行气体交换后，汇入小静脉。小静脉行于肺小叶间结缔组织内，不与肺动脉的分支伴行，当汇集成较大的静脉后，才与支气管及肺动脉分支伴行，最终汇集成肺静脉。

（二）营养性血管

营养性血管包括支气管动脉和支气管静脉，为肺组织提供氧气和营养物质。支气管动脉起自胸主动脉或肋间后动脉，与支气管的分支伴行，其终末支至呼吸性细支气管时，一部分毛细血管网与肺动脉的毛细血管网吻合，汇入肺静脉，另一部分则汇集成支气管静脉，与支气管伴行，经肺门出肺。

第四节 胸 膜

一、胸腔、胸膜和胸膜腔的概念

（一）胸腔（cavity thoracic）

由胸廓和膈围成的腔。上界为胸廓上口，经此与颈部连通，下界为膈。胸腔可分为三部，即左、右两侧为胸膜腔和肺，中间部为纵隔。

（二）胸膜（pleura）

是覆盖在肺表面、胸壁内面、纵隔侧面和膈上面的浆膜，根据其覆盖部位不同，可分为脏胸膜和壁胸膜两部分。

（三）胸膜腔（cavitas pleuralis）

是脏胸膜和壁胸膜在肺根周围相互移行而形成的密闭的潜在性腔隙。左右各一，互不

笔记

相通,腔内呈负压,含少量的浆液,可减少呼吸运动时脏、壁胸膜间的摩擦(图2-3-16)。

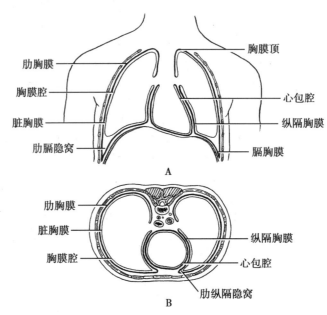

图2-3-16　胸膜和胸膜腔模式图
A. 冠状切面;B. 横切面

二、胸膜的分部与胸膜隐窝

(一) 胸膜的分部

脏胸膜紧贴肺表面,与肺紧密结合而不能分离,并伸入肺裂内。壁胸膜因衬覆部位不同可分为膈胸膜、肋胸膜、纵隔胸膜和胸膜顶四部分。①**膈胸膜**:贴附于膈的上面,与膈紧密相连,不易剥离。②**肋胸膜**:贴附于肋与肋间肌内面,由于肋胸膜与肋和肋间肌之间有胸内筋膜存在,故较易剥离。③**纵隔胸膜**:贴附于纵隔的两侧面,其中部包绕肺根移行于脏胸膜,并在肺根下方前、后两层重叠,连于纵隔外侧面与肺内侧面之间,称**肺韧带**,其对肺有固定作用,也是肺手术标志。④**胸膜顶**:突出胸廓上口,伸向颈根部,覆盖于肺尖上方,高出锁骨内侧1/3上方2~3cm。针灸或做臂丛神经麻醉时,应注意胸膜顶的位置,以免穿破胸膜顶造成气胸。

(二) 胸膜隐窝(pleural recesses)

壁胸膜相互移行转折处的胸膜腔,即使在深吸气时肺下缘也不能伸入此空间,胸膜腔的这些部分称**胸膜隐窝**。其中最大最重要的胸膜隐窝是在肋胸膜和膈胸膜相互转折处,称**肋膈隐窝**,是胸膜腔的最低部位,胸膜腔积液首先积聚于此处,同时也是易发生粘连的部位。

三、胸膜与肺的体表投影

胸膜和肺的前界、下界的体表投影具有较大的实用意义。

胸膜前界与肺前缘基本一致,都从肺尖开始,行向内下,左、右两侧靠拢,并沿正中线稍左垂直下行,至第4胸肋关节处分开。上部在胸骨柄的后方形成一个倒三角形的**胸腺区**;下部在胸骨体下份和第5、6肋软骨后方也形成一个三角形区域,称**心包区**。临床上可在心包区进行心包穿刺或心内注射,以免损伤胸膜和肺。

胸膜下界的体表投影是肋胸膜与膈胸膜的返折线,在锁骨中线处与第8肋相交,在腋中线处与第10肋相交,在肩胛线处与第11肋相交,最后在后正中线处平第12胸椎棘突高度(图2-3-17,图2-3-18,图2-3-19)。

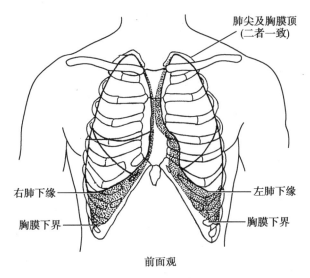

前面观

图 2-3-17 肺和胸膜的体表投影（前面）

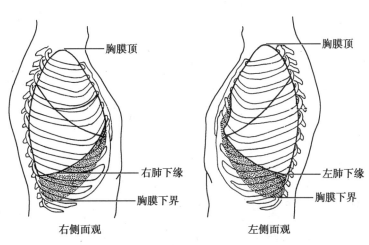

右侧面观   左侧面观

图 2-3-18 肺和胸膜的体表投影（侧面）

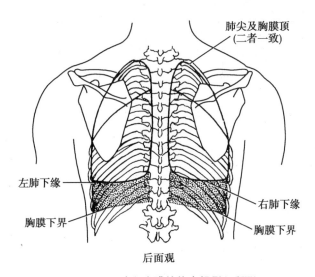

后面观

图 2-3-19 肺和胸膜的体表投影（后面）

125

肺下缘的体表投影在各标志线处其投影位置均较胸膜下界高出约两个肋的距离,详见表 2-3-1。

表 2-3-1 肺和胸膜下界的体表投影

部位	锁骨中线	腋中线	肩胛线	后正中线
肺下界	第 6 肋	第 8 肋	第 10 肋	第 10 胸椎棘突
胸膜下界	第 8 肋	第 10 肋	第 11 肋	第 12 胸椎棘突

第五节 纵 隔

一、纵隔的概念及境界

纵隔(mediastinus)是左、右两侧纵隔胸膜之间所有结构的总称。其前界为胸骨,后界为脊柱胸段,两侧为纵隔胸膜,上达胸廓上口,下至膈。

二、纵隔的分部

通常以胸骨角至第 4 胸椎体下缘平面为界,将纵隔分为上纵隔和下纵隔两部分。下纵隔又以心包为界分为前纵隔、中纵隔和后纵隔三部分(图 2-3-20)。位于胸骨与心包前面之间的部分为前纵隔,心包、心以及与其相连大血管根部所占据的部分为中纵隔,心包后面与脊柱之间的部分为后纵隔。

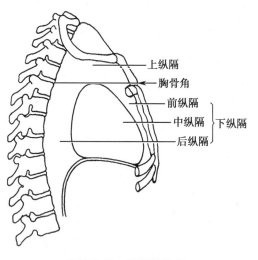

图 2-3-20 纵隔的分部

(鲍建瑛)

思考题

1. 鼻旁窦有哪几对？各开口于何处？
2. 试述喉软骨的组成以及喉腔的分部。
3. 肺泡上皮由几种细胞构成？各有何作用？
4. 试述氧气从外界吸入体内到肺泡隔毛细血管内经过的解剖学结构。
5. 试述左、右主支气管的区别及临床意义。

第四章 泌尿系统

🎯 学习目标

掌握:1. 肾的形态、位置、构造
　　　2. 肾的微细结构
　　　3. 输尿管的狭窄
理解:1. 泌尿系统的组成和功能
　　　2. 膀胱三角的位置、特点及意义
了解:1. 肾的被膜
　　　2. 肾的血液循环特点
　　　3. 女性尿道的形态特点

泌尿系统(urinary system)由肾、输尿管、膀胱及尿道组成(图2-4-1)。

机体在新陈代谢过程中所产生的废物,如尿素、尿酸、多余的无机盐和水分,随血液运送到肾,在肾内形成尿液,经输尿管流入膀胱暂时贮存,当尿液达到一定数量后,再经尿道排出体外。肾是人体重要的排泄器官,同时参与调节机体的体液总量、电解质和酸碱平衡,对保

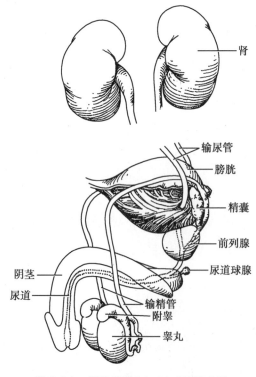

图2-4-1　男性泌尿(生殖)系统模式图

持人体内环境的相对稳定起重要作用。当肾功能发生障碍时,由于代谢产物的蓄积,破坏了机体内环境的相对稳定,从而影响正常新陈代谢的进行,严重时可出现尿毒症而危及生命。

第一节 肾

一、肾的位置和形态

肾(kidney)位于脊柱两侧,紧贴腹后壁的上部,腹膜后方,是腹膜外位器官(图 2-4-2)。肾的长轴向外下倾斜,左肾上端平第 12 胸椎上缘,下端平第 3 腰椎上缘;右肾由于受肝的影响比左肾略低,上端平第 12 胸椎下缘,下端平第 3 腰椎下缘。第 12 肋斜过左肾的后面的中部、右肾后面的上部(图 2-4-3)。

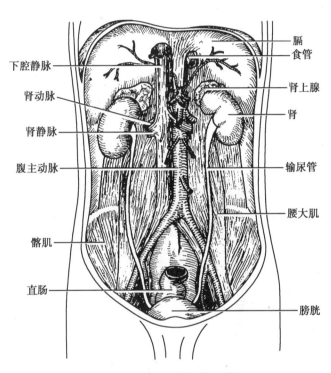

图 2-4-2　肾的位置(前面观)

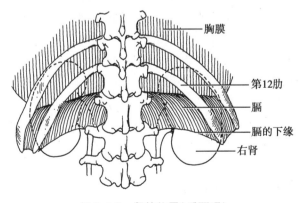

图 2-4-3　肾的位置(后面观)

肾的位置有个体差异。女性略低于男性,儿童低于成人,新生儿肾的位置最低。成人的肾门约平第 1 腰椎平面,距正中线约 5cm。在躯干背面,竖脊肌外侧缘与第 12 肋的夹角处称肾区(肋脊角)。当肾患某些疾病时,叩击或触压此区可引起疼痛。

肾为成对的实质性器官,形似蚕豆。成人的肾表面光滑,新鲜肾呈红褐色,质柔软。肾的大小因人而异,男性的肾略大于女性。肾可分上、下两端,前、后两面,内侧和外侧两缘。肾的上、下端钝圆。肾的前面较凸,后面偏扁平,紧贴腹后壁。外侧缘隆凸,内侧缘中部凹陷,称**肾门**(renal hilum),是肾的血管、神经、淋巴管和肾盂出入肾的部位,这些出入肾门的结构合称**肾蒂**(renal pedicle)。肾蒂主要结构的排列关系:由前向后依次为肾静脉、肾动脉和肾盂;从上向下依次为肾动脉、肾静脉和肾盂。右侧肾蒂较左侧者短,故右肾的手术难度较大。肾门向肾内凹陷形成一个较大的腔,称**肾窦**(renal sinus),其内容有肾小盏、肾大盏、肾盂、肾血管、淋巴管、神经及脂肪组织等。

二、肾的剖面结构

在肾的冠状面上,可见肾实质分为皮质和髓质两部分(图2-4-4)。

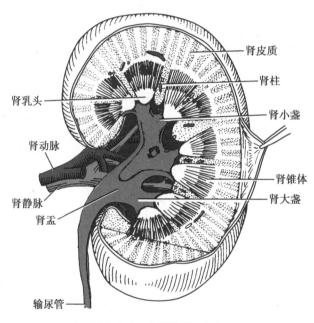

图2-4-4 右肾的冠状切面

肾皮质(renal cortex)主要位于肾的浅部,富含血管,新鲜标本呈红褐色,主要由肾小体和肾小管组成,前者肉眼可见,呈密布的细小红色颗粒,肾皮质伸入肾髓质内的部分称**肾柱**(renal coiumns)。**肾髓质**(renal medulla)位于肾皮质的深部,血管较少,色泽较浅,由许多密集的肾小管组成。肾髓质由15~20个**肾锥体**(renal pyramids)组成。肾锥体呈圆锥形,其底朝向皮质,尖端钝圆,稍伸入肾小盏,称**肾乳头**(renal papillae)。肾乳头的尖端有许多乳头管的开口,尿液由此流入**肾小盏**(minor renai calices)。肾小盏是漏斗状的膜性管道,包绕肾乳头。2~3个肾小盏合成一个**肾大盏**(major renal calices)。每肾有2~3个肾大盏。它们共同汇合成**肾盂**(renal pelvis)。肾盂出肾门后逐渐变细,弯行向下,移行为输尿管。

三、肾 的 被 膜

肾的表面有三层被膜,由内向外依次为纤维囊、脂肪囊和肾筋膜(图2-4-5)。

(一)纤维囊

纤维囊(fibrous capsule)是贴附于肾表面的薄层致密结缔组织,内含少量弹性纤维。纤维囊与肾连接疏松,易于剥离,但在病理情况下,则与肾实质发生粘连,不易剥离。在修复

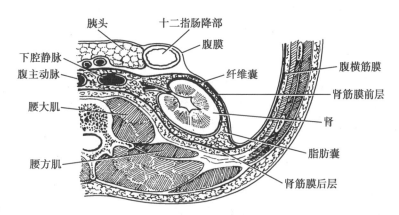

图 2-4-5　肾的被膜(横切面)

肾破裂或肾部分切除时,需缝合此膜。

(二)脂肪囊

脂肪囊(adipose capsule)是包被在纤维囊外周的囊状脂肪层,并通过肾门与肾窦内的脂肪组织相连续。肾囊封闭时,药物即注入此层。

(三)肾筋膜

肾筋膜(renal fascia)位于脂肪囊的外面,分前、后两层,包被肾及肾上腺。两层在肾上腺上方和肾的外侧缘互相吻合,向下仍分开,其间有输尿管通过。前层延至腹主动脉和下腔静脉的前面与对侧前层相续,后层与腰大肌筋膜相融合。肾筋膜向深部发出许多结缔组织小束,穿过脂肪囊与纤维囊相连,对肾有固定作用。

肾的正常位置依赖于肾的被膜以及肾血管、肾的邻近器官、腹膜和腹内压等多种因素维持,当上述因素不健全时,可引起肾下垂或游走肾。

四、肾的微细结构

肾实质含有大量泌尿小管,其间有少量的结缔组织、血管、淋巴管和神经等构成肾的间质。泌尿小管是形成尿的结构,包括肾单位和集合小管两部分(图 2-4-6)。

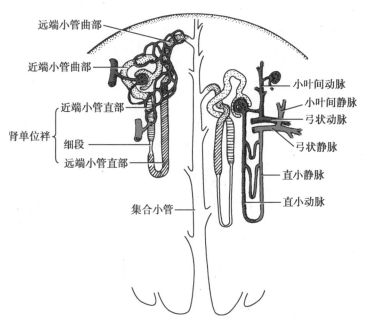

图 2-4-6　泌尿小管和肾血管模式图

（一）肾单位

肾单位（nephron）由肾小体和肾小管组成,是肾的结构和功能的基本单位。每个肾约有 100 万～150 万个肾单位。

1. **肾小体**（renal corpuscle）　也称肾小球,位于肾皮质内,呈球形。每个肾小体分两个极:血管进出处为血管极,此处有两条小血管,一条为短而粗的入球微动脉,另一条为细而长的出球微动脉;与血管极相对的为尿极,同肾小管相连。肾小体由血管球与肾小囊两部分组成（图 2-4-7,彩图 8）。

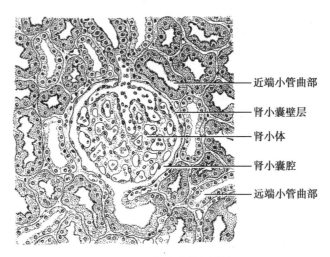

　　　　　　　　　　　　　　　　　　　　近端小管曲部
　　　　　　　　　　　　　　　　　　　　肾小囊壁层
　　　　　　　　　　　　　　　　　　　　肾小体
　　　　　　　　　　　　　　　　　　　　肾小囊腔
　　　　　　　　　　　　　　　　　　　　远端小管曲部

图 2-4-7　肾皮质微细结构

（1）**血管球**（glomerulus）:是肾小体内入球微动脉与出球微动脉之间一团盘曲成球状的毛细血管。入球微动脉从血管极进入肾小体后,经反复分支成若干条毛细血管,毛细血管之间互相吻合成毛细血管网。毛细血管再汇成出球微动脉,从血管极离开肾小体。在电镜下,毛细血管壁由一层内皮细胞及其外面的基膜构成。内皮细胞有很多小孔,直径 50～100nm。

（2）**肾小囊**（renal capsule）:是肾小管起始部膨大并凹陷而成的杯状双层囊。两层之间的空隙为肾小囊腔。壁层是单层扁平上皮,在尿极处与肾小管上皮相连。脏层的上皮细胞贴附在毛细血管基膜外面,称为**足细胞**（podocyte）（图 2-4-8）。足细胞的胞体较大,从胞体伸出几个较大的初级突起,初级突起再伸出许多指状的次级突起,相邻的次级突起相互镶嵌,形成栅栏状紧包在毛细血管外面,镶嵌的次级突起间有宽约 25nm 的裂隙,称**裂孔**（slit pore）。孔上覆以薄膜称**裂孔膜**（slit membrane）。血液从血管球的毛细血管渗入肾小囊腔

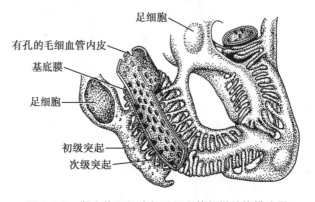

　　　　　　　　　　　　　　　　　　足细胞
　有孔的毛细血管内皮
　　　　　基底膜
　　　　　足细胞
　　　　　初级突起
　　　　　次级突起

图 2-4-8　肾小体足细胞与毛细血管超微结构模式图

内形成原尿时,必须通过毛细血管内皮、基膜和裂孔膜,这三层结构组成**滤过膜**(filtration membrane)亦称**滤过屏障**(filtrationbarrier)（图2-4-10）。若滤过屏障受损,则大分子物质,甚至血细胞都可漏入肾小囊腔内,出现蛋白尿或血尿。

2. **肾小管**(renal tubule) 是单层上皮性小管,有重吸收原尿中的某些成分和排泄等作用。根据肾小管的形态结构、分布位置和功能不同,由近侧端向远侧端依次分为近端小管、细段和远端小管三部（图2-4-6）。

（1）**近端小管**(proximal tubule)：是肾小管的起始部,与肾小囊腔相连。按其行程和结构分为曲部和直部。

1）**近端小管曲部**（近曲小管,proximal convoluted tubule)：是肾小管最粗最长的一段。光镜下,管壁厚、管腔小而不规则。管壁由单层立方形或锥体状细胞构成,细胞界限不清晰,胞质嗜酸性,核圆位于基底部,其游离面有刷状缘。电镜观察,刷状缘就是排列整齐的微绒毛,它们扩大了细胞的表面积,有利于近端小管对水、营养物质和部分无机盐的重吸收。

2）**近端小管直部**：近侧端与曲部相续,远侧端管径突然变细移行为细段。其结构与曲部相似,但上皮细胞高度略低,微绒毛不如曲部发达,因而其重吸收功能也差于曲部。

（2）**细段**(thin segment)：呈 U 字形,它与近端小管直部和远端小管直部共同构成**肾单位袢**(nephron loop),亦称**髓袢**(medullary loop)。肾单位袢的主要功能是减缓原尿在肾小管内的流速,吸收原尿中的水分和部分无机盐。细段管径是肾小管三部中最小的部分,由单层扁平上皮组成。上皮细胞胞质弱嗜酸性,着色较浅,核椭圆形,凸向管腔。

（3）**远端小管**(distal tubule)：连接于细段和集合管之间,按其行程可分为直部和曲部,两者都由单层立方上皮构成。

1）**远端小管直部**：近侧端与细段相续,远侧端与曲部相连,其管壁上皮的结构与近端小管直部相似。

2）**远端小管曲部**（远曲小管,distal convoluted tubule)：远端小管的曲部比近端小管的曲部短,盘曲于肾小体的附近,管壁上皮细胞的游离面微绒毛短而少。远曲小管的功能是继续吸收水和 Na^+,并向管腔内分泌 K^+、H^+ 和 NH_3,对维持血液的酸碱平衡有重要作用。肾上腺皮质分泌的醛固酮和神经垂体释放的抗利尿激素对此段有调节作用。

（二）集合小管

续接远端小管曲部,自肾皮质行向肾髓质,当到达髓质深部后,陆续与其他集合小管汇合,最后形成管径较粗的乳头管,开口于肾乳头。其管壁的上皮细胞由单层立方上皮渐变为单层柱状,乳头管处的上皮细胞为高柱状。上皮细胞的特点是:胞质清明,分界清楚,核圆或卵圆形,位于细胞中央,核染色较深（图2-4-9）。

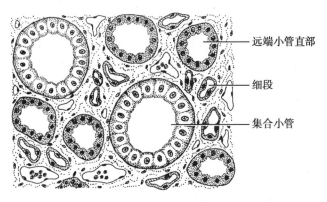

远端小管直部

细段

集合小管

图2-4-9 肾髓质的微细结构

（三）球旁复合体

球旁复合体（juxtaglomerular compiex）由球旁细胞和致密斑等组成（图2-4-10）。

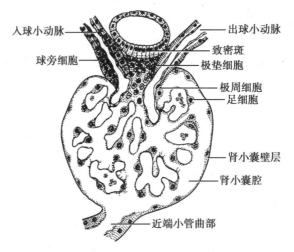

图 2-4-10　球旁复合体模式图

1. **球旁细胞（juxtaglomerular cell，JC）**　为入球微动脉近血管极处的中膜平滑肌细胞特化而成的上皮样细胞。细胞呈立方形或多边形，细胞核呈圆形，胞质内有分泌颗粒，颗粒内含有**肾素**。肾素是一种蛋白水解酶，在血液内经过复杂的生化反应后，能使血压升高。

2. **致密斑（macular densa）**　是远曲小管近血管极一侧的管壁上皮细胞变形所形成的椭圆形的结构。此处细胞变高变窄，排列紧密，细胞核多位于细胞的顶部。致密斑是一种离子感受器，有调节球旁细胞分泌肾素的作用。

五、肾的血液循环

肾血液循环的作用，一是营养肾组织，二是参与尿的生成。其特点是：①肾动脉直接起于腹主动脉，血管短粗，流速快且流量大。②血管球的入球微动脉短粗，出球微动脉细长，使血管球内的压力较高，有利于血管球的滤过作用。③肾血循环中动脉两次形成毛细血管网，第一次是入球微动脉形成血管球，第二次是出球微动脉在肾小管周围形成毛细血管网。前者有利于原尿的形成，后者有利于肾小管对原尿中水分和无机盐的重吸收。

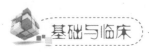

尿液"检验"室观察肾脏病变的窗口

肾是人体的排泄器官，其主要功能是产生尿液、排除废物。由于肾脏疾病可影响肾小球滤过膜的通透性，导致肾小球滤过、肾小管重吸收和分泌功能障碍，从而使尿量和尿液成分发生变化（如多尿、少尿、无尿、蛋白尿、血尿等），这些变化可提示肾的结构与功能的病变，通过尿液分析就可获得肾脏病变的一些信息，有助于对肾脏疾病的正确诊断。

第二节　输　尿　管

输尿管（ureter）为一对细长的肌性管道，起于肾盂，终于膀胱，长 25 ~ 30cm，直径 0.5 ~

0.7cm(图2-4-2)。管壁有较厚的平滑肌,通过节律性蠕动,使尿液不断流入膀胱。

输尿管根据其行程分为三段,即腹段、盆段和壁内段。腹段位于腹膜后方,沿腰大肌的前面下行,至小骨盆上口处,左、右输尿管分别跨越左髂总动脉末端和右髂外动脉起始部的前面(图2-4-2),进入盆腔移行于盆段。盆段仍下行于腹膜后方,沿盆壁的血管神经表面行向前,男性输尿管与输精管交叉后转向前内侧斜穿膀胱底;女性输尿管入盆腔后,行经子宫颈两侧达膀胱底,壁内段为输尿管斜穿膀胱壁的部分,长约1.5~2.0cm,以输尿管口开口于膀胱内面。

输尿管全长粗细不均,一般有三处较明显的狭窄:①肾盂与输尿管移行处。②输尿管与髂血管交叉处。③输尿管穿过膀胱壁处。当尿路结石下降时,易嵌顿于狭窄处。

第三节　膀　胱

膀胱(urinary bladder)是一个肌性囊状的贮尿器官,其形状、大小、位置及壁的厚度均随尿液的充盈程度、年龄、性别不同而异(图2-4-11)。正常成人膀胱的容量一般为300~500ml,最大容量可达800ml。新生儿膀胱的容量为50ml。老年人膀胱张力降低,容量增大。女性膀胱容量较男性为小。

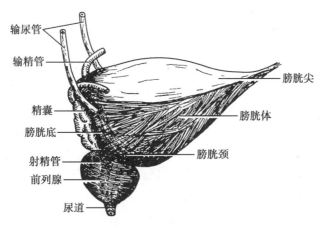

图2-4-11　膀胱(右面观)

一、膀胱的形态、位置和毗邻

膀胱充盈时,略呈卵圆形。膀胱空虚时呈三棱锥体型,分为尖、底、体、颈四部分。其尖朝向前上方,称**膀胱尖**(apex vesicae);底似三角形,朝向后下方,称**膀胱底**(fundus vesicae);膀胱底与膀胱尖之间的部分称**膀胱体**(corpus vesicae);膀胱的最下部称**膀胱颈**(cervix vesicae)。颈的下端有**尿道内口**(internal urethral orifice)与尿道相接。

新生儿膀胱位置比成人的高,大部分位于腹腔内。随着年龄的增长和盆腔的发育逐渐入盆腔,至青春期达成人位置。老人因盆底肌松弛。膀胱位置则低。

成人的膀胱位于盆腔的前部,耻骨联合的后方。膀胱空虚时,膀胱尖一般不超过耻骨联合上缘;充盈时,膀胱尖上升至耻骨联合以上,腹前壁反折向膀胱的腹膜也随之上移,使膀胱的前下壁与腹前壁相贴。因此当膀胱充盈时在耻骨联合上缘进行膀胱穿刺,穿刺针可不经腹膜腔直接进入膀胱,以免损伤腹膜。膀胱底在男性与精囊腺、输精管末端和直肠相邻(图2-4-12);在女性则与子宫颈和阴道相邻(图2-4-13)。男性的膀胱颈与前列腺相邻,女性的膀胱颈直接与尿生殖膈相邻。

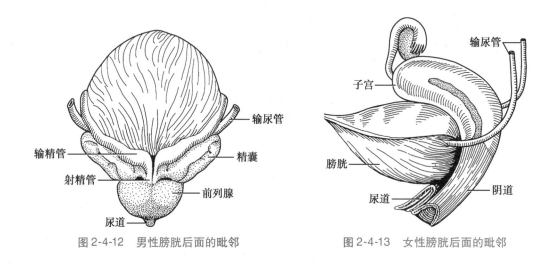

图 2-4-12　男性膀胱后面的毗邻　　　　　　图 2-4-13　女性膀胱后面的毗邻

二、膀胱壁的构造

膀胱壁由内向外依次为黏膜、肌层和外膜。

（一）黏膜

黏膜的上皮是变移上皮,空虚时黏膜由于肌层的收缩而形成许多皱襞,当膀胱盈时皱襞则消失。膀胱底的内面,位于两输尿管口与尿道内口之间的三角形区域,黏膜光滑无皱襞,称**膀胱三角**(trigone of bladder)(图 2-4-14)。由于此区缺少黏膜下层,黏膜与肌层紧密相连,无论膀胱处于空虚或充盈时,黏膜均保持平滑状态。膀胱三角区是肿瘤好发部位。两输尿管口之间的横行皱襞,称**输尿管间襞**(interuretericfold),呈苍白色。膀胱镜检时,是寻找输尿管口的标志。

（二）肌层

肌层由平滑肌构成,可分为内纵、中环、外纵,这三层肌束相互交错,共同构成**膀胱逼尿肌**。在尿道内口处有环形的**膀胱括约肌**。

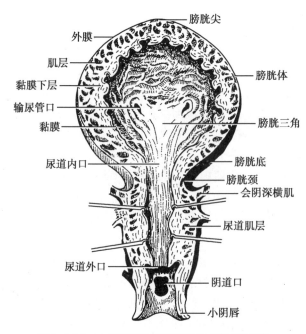

图 2-4-14　女性膀胱与尿道冠状切面(前面观)

（三）外膜

膀胱的上面为浆膜,其他部分多为疏松结缔组织。

第四节 尿 道

尿道(urethra)是膀胱与体外相通的一段管道。男、女性尿道有很大差异,男性尿道在男性生殖系统内叙述。

女性尿道(female urethra)短、宽而直,易于扩张,长3～5cm,仅有排尿功能。起于膀胱的尿道内口,经耻骨联合与阴道之间下行,穿过尿生殖膈以**尿道外口**(external orifice urethra)开口于阴道前庭(图2-4-14)。由于女性尿道与阴道相邻,且短、宽、直,故易引起逆行尿路感染。

（沈超 路兰红）

思考题

1. 尿液由肾脏产生后经何途径排出体外?
2. 一位男性患者右肾盂结石,试述结石最容易嵌顿在输尿管和尿道的何处?
3. 为何膀胱高度充盈时,沿耻骨联合上缘进行膀胱穿刺可不伤及腹膜?
4. 用解剖结构特点,解释女性尿路易发生逆行感染的原因。
5. 男性尿道狭窄的名称、位置和临床意义。
6. 膀胱三角的位置,组成和临床意义。

第五章 生殖系统

生殖系统的功能是产生生殖细胞、繁殖后代、分泌性激素和维持性征。

生殖系统分男性和女性生殖系统,均又可分为内、外生殖器两部分。内生殖器多位于盆腔内,包括产生生殖细胞并分泌性激素的生殖腺、输送生殖细胞的生殖管道和附属腺。外生殖器则显露于体表。

第一节　男性生殖器

男性内生殖器由生殖腺(睾丸)、生殖管道(附睾、输精管、射精管)和附属腺(精囊、前列腺、尿道球腺)组成。外生殖器为阴囊和阴茎见图2-4-1。

一、内生殖器

(一)睾丸

睾丸(testis)男性的生殖腺,其功能是产生精子和分泌雄激素。

1. 睾丸的位置和形态　睾丸出生前,位于腹后壁、左右肾的下方。出生后,位于阴囊内(图2-5-1)。

睾丸呈扁椭圆形,光滑,分上、下两端,内、外两面,前、后两缘。睾丸的血管、神经和淋巴管经由后缘出入(图2-5-2)。睾丸除后缘外均外包有浆膜(腹膜)称为鞘膜,也分为脏层和壁层,并围成**鞘膜腔**(vaginal cavity),腔内含有少量浆液,起润滑作用。

2. 睾丸的微细结构　睾丸表面有一层致密结缔组织膜,称白膜,因为富含神经末梢并缺乏弹性,所以当受外力撞击或发炎肿胀时可产生剧痛。白膜在睾丸后缘增厚,并延伸到睾丸内,形成睾丸纵隔。睾丸纵隔向睾丸实质发出许多睾丸小隔,将睾丸实质分为许多锥体形

笔记

138

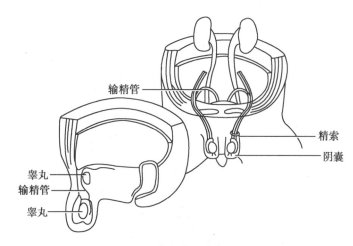

图 2-5-1　出生前后的睾丸位置

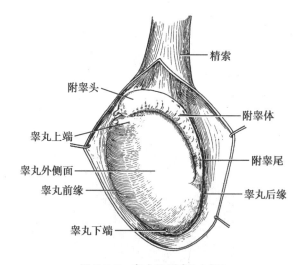

图 2-5-2　睾丸和附睾(左侧)

的睾丸小叶。每个睾丸小叶内有 1~4 条弯曲而细长的生精小管(图 2-5-3)。生精小管之间的疏松结缔组织,即睾丸间质。

(1) **生精小管**(seminiferous tubule) :起初弯曲的称为精曲小管,之后伸直成精直小管,再进入睾丸纵隔吻合成睾丸网。生精小管的管壁由各级生精细胞和支持细胞构成。(图 2-5-4,彩图 9)

1) **生精细胞**:是形成精子的细胞。在生精小管管壁内可见不同发育阶段的生精细胞,从外向内依次为:精原细胞、初级精母细胞、次级精母细胞、精子细胞和精子。从精原细胞到精子细胞的发育主要是通过减数分裂来完成的,至精子细胞阶段的染色体是单倍体(22+X 或 22+Y)。**精子**(sperm) 是由精子细胞经过复杂的形态变化转变而来的,形似蝌蚪,分头、尾两部。头部主要是浓缩的细胞核,前 2/3 被顶体覆盖,顶体内含多种水解酶,在受精中发挥重要作用。精子的尾部细长,可以摆动,使精子向前游动。

2) **支持细胞**(sustemtacular cell) :呈长锥形,其基底部附着于基膜上,顶部伸向管腔,由于其侧面镶嵌着各级生精细胞,故光镜下细胞轮廓不清,核呈三角形或不规则形,染色浅,核仁明显。支持细胞对生精细胞起支持、营养等作用。

(2) **睾丸间质**(testicular interstitial) :是指生精小管之间含血管和淋巴管的疏松结缔组织,其内有睾丸间质细胞。间质细胞呈圆形或多边形,核圆,胞质嗜酸性,单个或成群分布。

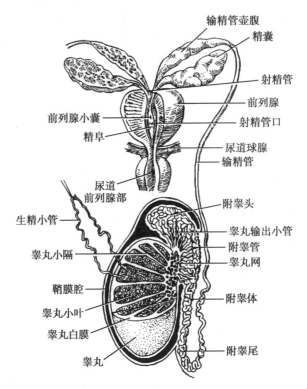

图 2-5-3　睾丸和附睾的结构及排精路径

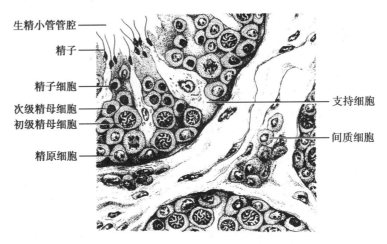

图 2-5-4　人睾丸生精小管及间质细胞的高倍镜观察

从青春期开始,在下丘脑所分泌的激素的作用下,分泌雄激素,可促进男性生殖器官的发育和精子的形成,并激发维持第二性征和性功能。

(二) 附睾

附睾(epididymis)紧贴于睾丸的上端和后缘,为一长条状结构,从上往下分附睾头、体、尾(图 2-5-2,图 2-5-3)。附睾头由十多条睾丸输出小管盘曲而成。睾丸输出小管的末端汇合成一条附睾管,进而迂回盘曲成附睾体和尾。附睾尾向后上转折移行为输精管。

附睾的主要功能是暂时储存精子,供给精子营养,促进精子的进一步成熟。

(三) 输精管和射精管

输精管(deferent duct)是附睾管的延续,是输送精子的肌性管道(图 2-5-3)。全长约50cm,管径仅 3mm,管壁较厚。活体触摸时呈坚实的细索状。输精管较长,依其行程可分为睾丸部、精索部、腹股沟管部和盆部 4 部。睾丸部最短,起于附睾尾,沿睾丸后缘上行进入精索;精索部介于睾丸上端至腹股沟管皮下环之间,位置表浅,易于触及,是男性结扎术常用的部位;腹股沟管部位于腹股沟管内;盆部最长,经腹股沟管腹环进入盆腔,弯向内下,沿盆腔侧壁行向后下,到达膀胱底的后方膨大成输精管壶腹,并与精囊的排泄管汇合成射精管。

射精管(ejaculatory duct)长约2cm,由输精管壶腹部与精囊的排泄管汇合而成,从后上方穿入前列腺实质,开口于尿道的前列腺部(图2-5-3,图2-5-5)。

精索(spermatic cord)是位于睾丸上端至腹股沟管深环之间柔软的圆索状结构(图2-5-1,图2-5-2),主要由输精管、睾丸动脉、蔓状静脉丛、输精管动、静脉、神经、淋巴管等组成。

(四)附属腺

1. **精囊**(seminal vesicle)　又称精囊腺(图2-5-3,图2-5-5),分泌物参与精液的组成。位于膀胱底的后方,输精管末端的外侧,是一对椭圆形囊状器官,其排泄管和输精管末端合成射精管。

2. **前列腺**(prostate gland)　为一个实质性器官,位于膀胱颈下方,有射精管和尿道穿过(图2-5-3,图2-5-5)。前列腺呈栗子形,后面正中线上有一纵行浅沟,称前列腺沟。前列腺后面与直肠相邻,经肛门指诊时可触及前列腺沟。

前列腺主要由腺组织、平滑肌和结缔组织构成,其分泌物直接排入尿道,参与精液的组成。老年期腺组织将萎缩,前列腺体积随之缩小,若腺内结缔组织增生,则形成前列腺肥大,压迫尿道而引起排尿困难。

3. **尿道球腺**　为一对豌豆大的腺体,位于前列腺下方的尿生殖膈内,其分泌物经排泄管排入尿道球部,参与精液的组成(图2-5-3,图2-5-5)。

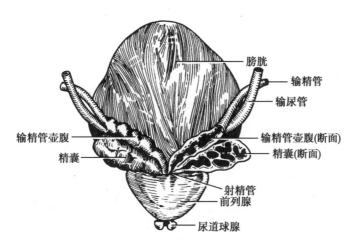

图2-5-5　前列腺、精囊腺及尿道球腺

精液(semen)由精子、生殖管道和附属腺的分泌物共同组成,呈乳白色,弱碱性,适于精子的生存和活动。成年男性一次射精2～5ml,内含精子3亿～5亿个。

二、外 生 殖 器

(一)阴囊

阴囊为一皮肤囊袋,位于耻骨联合的前下方(图2-5-1)。阴囊壁由皮肤和肉膜组成。皮肤薄而柔软,色深暗。肉膜,即阴囊的浅筋膜,内含平滑肌纤维,其收缩与舒张可使阴囊皮肤皱缩或松弛,从而调节阴囊内的温度。肉膜在正中线向深部发出阴囊中隔,将阴囊分为左右两个腔,分别容纳两侧的睾丸、附睾及输精管的起始部(图2-5-6)。

(二)阴茎

阴茎是男性的性交器官,附着于耻骨弓和尿生殖膈下面,悬垂于耻骨联合的前下方

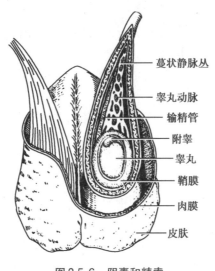

图2-5-6　阴囊和精索

蔓状静脉丛
睾丸动脉
输精管
附睾
睾丸
鞘膜
肉膜
皮肤

（图2-4-1,2-5-1），可分头、体和根3部分（图2-5-7）。阴茎头的尖端有尿道外口。阴茎由海绵体外包筋膜和皮肤构成，阴茎的海绵体共3条，两条阴茎海绵体（背侧）和一条尿道海绵体（腹侧）。尿道海绵体内贯穿有尿道。阴茎的三条海绵体内均有许多小梁和腔隙，内含血液，当这些腔隙充血时，使阴茎勃起。

三、男性尿道

男性尿道是排出尿液和精液的管道，起于膀胱的尿道内口，止于阴茎头的尿道外口（图2-4-1,2-5-7），成人的尿道长16～22cm，管径平均5～7mm，其行程可分三部分。

1. **前列腺部**　是尿道贯穿前列腺的部分，长约3cm，其后壁有射精管和前列腺排泄管的开口。

2. **膜部**　是尿道穿过尿生殖膈的部分，短而窄，长约1.5cm，其周围有尿道外括约肌环绕，可控制排尿。临床上将尿道前列腺部和膜部合称后尿道。

3. **海绵体部**　是尿道穿过海绵体的部分，最长，长约15cm，临床上将此部称为前尿道。

男性尿道全长有3处狭窄和两个弯曲。3个狭窄分别位于尿道内口、膜部和尿道外口，尿道外口最为狭窄，尿道结石易滞留于狭窄处（图2-5-8）。当阴茎自然悬垂时，尿道有两个弯曲，一个位于耻骨联合下方，凹向前上，称耻骨下弯，此弯曲恒定不变。另一个位于耻骨联合前下方，凹向后下，称耻骨前弯，此弯曲即可消失（图2-5-9），临床上向男性尿道插入导尿

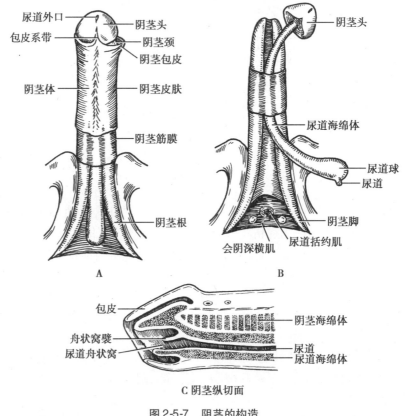

尿道外口
包皮系带
阴茎体
阴茎筋膜
阴茎头
阴茎颈
阴茎包皮
阴茎皮肤
阴茎根

A

阴茎头
尿道海绵体
尿道球
尿道
阴茎脚
尿道括约肌
会阴深横肌

B

包皮
舟状窝襞
尿道舟状窝
阴茎海绵体
尿道
尿道海绵体

C 阴茎纵切面

图2-5-7　阴茎的构造

笔记

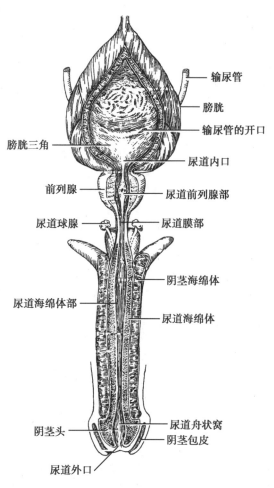

输尿管

膀胱

输尿管的开口

膀胱三角

尿道内口

前列腺

尿道前列腺部

尿道球腺

尿道膜部

阴茎海绵体

尿道海绵体部

尿道海绵体

阴茎头

尿道舟状窝

阴茎包皮

尿道外口

图 2-5-8 男性尿道

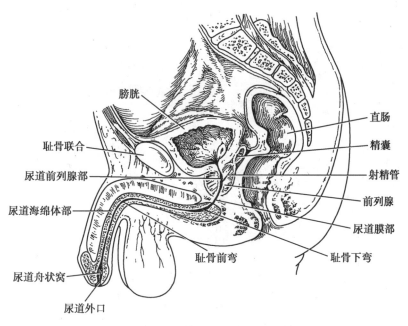

膀胱

直肠

耻骨联合

精囊

尿道前列腺部

射精管

前列腺

尿道海绵体部

尿道膜部

耻骨前弯

耻骨下弯

尿道舟状窝

尿道外口

图 2-5-9 男性骨盆正中矢状切面

143

管或器械时,可将阴茎向上提起。

第二节　女性生殖器

　　女性内生殖器由生殖腺(卵巢)、生殖管道(输卵管、子宫、阴道)和附属腺(前庭大腺)组成。外生殖器为女阴(图2-5-10)。女性乳房及会阴与生殖功能密切相关,故也在本节叙述。

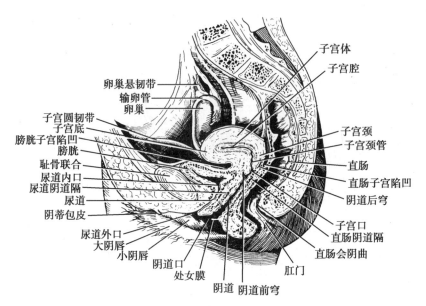

图2-5-10　女骨盆腔正中矢状切面

一、内生殖器

(一)卵巢
卵巢(ovary)是女性的生殖腺,其功能是产生卵细胞、分泌雌激素和孕激素。

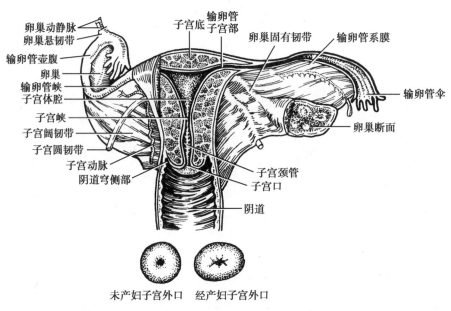

图2-5-11　女性内生殖器(前面)

1. **卵巢的位置与形态**　卵巢位于盆腔侧壁,髂总动脉分叉处。呈扁卵圆形,左、右各一,分为内、外两侧面,前、后两缘和上下两端。在其前缘有血管、神经等出入。卵巢的大小与形态随年龄而变化,幼女的卵巢较小,表面光滑;性成熟期体积最大,由于多次排卵,表面变得凹凸不平;30~40岁开始缩小;50岁左右随月经停止而萎缩(图2-5-11)。

2. **卵巢的微细结构**　卵巢表面覆盖有单层扁平或单层立方上皮,上皮深面为致密结缔组织构成的白膜。卵巢实质可分为浅层的皮质和中央的髓质。皮质很厚,内含有不同发育阶段的**卵泡**(follicle);髓质由疏松结缔组织、神经、血管和淋巴管等构成(图2-5-12)。

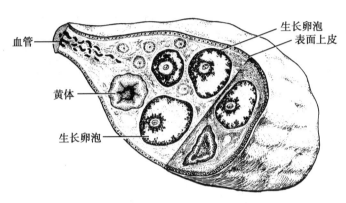

图2-5-12　成年卵巢外形及切面观察模式图

3. **卵泡的发育**　青春期开始前,两侧卵巢大约有4万个原始卵泡。青春期开始后在垂体分泌的促性腺激素作用下,原始卵泡陆续开始发育,每个月经周期有数十个原始卵泡同时发育,但一般仅有一个卵泡成熟,并排卵,其余的都退化。女性一生中约排400个卵,绝经期后,排卵停止。

(1)**原始卵泡**(primordial follicle):是出生时就有的相对静止的卵泡,位于皮质的浅层,体积小,数量多,由中央一个初级卵母细胞和周围一层扁平的卵泡细胞构成。初级卵母细胞是卵细胞的幼稚阶段,体积较大,圆形,胞质嗜酸性,核大而圆,长期停滞于第一次成熟分裂前期,直至排卵前才完成第一次成熟分裂(图2-5-13)。

(2)**生长卵泡**(growing follicle):由原始卵泡发育而成,自青春期后出现有4种变化:

1)初级卵母细胞体积增大,周围出现一层含糖蛋白的嗜酸性匀质膜,称为透明带。透明带上有精子受体,在受精过程中,对精子与卵细胞间的相互识别和特异性结合起着重要作用。

2)卵泡周围的结缔组织形成膜状的卵泡膜。

3)卵泡细胞由单层扁平上皮变为立方或柱状,随之细胞再增殖成多层扁平上皮,且细胞间出现了一些不规则的小腔,并逐渐汇合成半月形的大腔,称**卵泡腔**(follicular antrum),内含由卵泡细胞分泌和卵泡膜血管渗出液组成的卵泡液。

4)紧靠卵母细胞外围透明带的一层卵泡细胞变成柱状,且排成放射状,称放射冠。

随着卵泡液的增多及卵泡腔的扩大,初级卵母细胞、透明带及放射冠被挤到卵泡一侧,形成突向卵泡腔的圆形隆起,称卵丘。

(3)**成熟卵泡**(mature follicle):由生长卵泡发育而成,体积显著增加($\phi \approx 1cm$),且向卵巢表面隆起。主要变化有:

1)卵泡细胞停止增殖,但卵泡液继续增多。

2)初级卵母细胞完成第一次成熟分裂(通常在排卵前36~48h),产生一个次级卵母细胞和一个极体细胞(第一极体)。次级卵母细胞很快进入第二次成熟分裂,并停止于分裂中期。

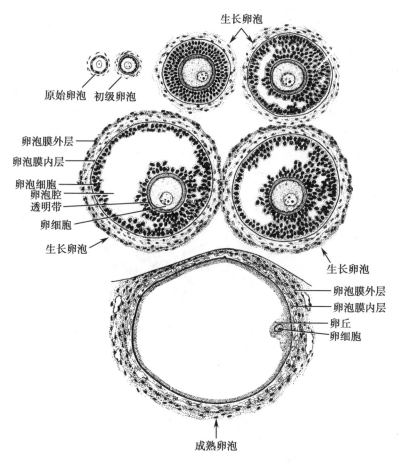

图 2-5-13　卵泡的不同发育阶段

4. **排卵**　成熟卵泡随着卵泡液增多,体积越来越大,其突向卵巢表面的部分卵泡壁、白膜及上皮逐渐变薄,最终破裂,次级卵母细胞等脱离卵巢进入腹膜腔,这一过程,称**排卵**(ovulation) 。一般发生在月经周期的第 14 天。

排出的次级卵母细胞如果24h 内未受精,即退化消失;如果受精,次级卵母细胞很快完成第二次成熟分裂,产生一个成熟的卵细胞和一个极体细胞(第二极体) 。第一极体和第二极体均退化消失。

卵泡细胞和卵泡膜细胞与雌激素的生成与分泌有密切关系。雌激素不但能刺激女性生殖器官的发育和第二性征的出现和维持,还能促使子宫内膜增生。

5. **黄体形成与退化**　排卵后,残留在卵巢内的卵泡细胞及卵泡膜,向腔内塌陷,形成富含毛细血管的腺样结构,在垂体分泌的黄体生成素作用下,逐渐演化成具有内分泌功能的细胞团,新鲜时为黄色,故称**黄体**(corpus luteum) 。黄体可以分泌孕激素(黄体酮)和少量的雌激素。孕激素有促进子宫内膜增生、腺体分泌、乳腺发育和抑制子宫平滑肌收缩等作用。

黄体的大小和存在时间长短,取决于排出的卵细胞是否受精,如果排出的卵细胞没有受精,黄体只维持 14 天即退化,称月经黄体。若卵细胞受精并妊娠,黄体可维持 6 个月,称妊娠黄体。两种黄体退化后均被结缔组织所代替,称为白体。

卵巢内的卵泡绝大多数不能发育成熟,停止生长于各个阶段并退化,退化的卵泡称闭锁卵泡。

(二) 输卵管

输卵管(uterine tube)是一对输送卵子的肌性管道,长 10 ~ 12cm。

1. **输卵管的位置和形态** 输卵管位于子宫底的两侧,包裹在子宫阔韧带上缘内,内侧端以输卵管子宫口与子宫腔相通,外侧端以输卵管腹腔口开口于腹膜腔。输卵管由内侧向外侧依次分为4部(图2-5-11)。

(1) **子宫部**:为穿过子宫壁的部分,以输卵管子宫口通子宫腔。

(2) **峡部**:细短而直,壁较厚,血管较少,是输卵管结扎术的常选部位。

(3) **壶腹部**:约占输卵管全长的2/3,粗而弯曲,血管丰富,卵细胞通常在此受精。

(4) **漏斗部**:是输卵管外侧端扩大的部分,呈漏斗状,游离缘有许多指状突起,叫输卵管伞,是手术中识别输卵管的标志。

2. **输卵管壁的微细结构** 输卵管的管壁由黏膜、肌层和浆膜构成。黏膜上皮为单层柱状上皮,表面有纤毛,其摆动可推进卵细胞向子宫方向移动。肌层为平滑肌,收缩时也可促进卵细胞向子宫方向移动。

(三)子宫

子宫(uterus)是胎儿生长发育的场所,是壁厚、腔小的肌性器官(图2-5-11,图2-5-14)。

1. **子宫的形态和分部** 成人未孕的子宫,呈前后略扁,倒置的梨形,长7~8cm,最大宽径4cm,厚2~3cm。可分为3部分:输卵管平面以上膨隆的部分为子宫底;下部缩细呈圆柱形的部分称子宫颈。子宫颈的下端伸入阴道内,称子宫颈阴道部,阴道以上的部分称子宫颈阴道上部;子宫底与子宫颈之间为子宫体。子宫颈阴道上部与子宫体相接的部分稍窄细,称为子宫峡。非妊娠期,子宫峡不明显;至妊娠末期可延伸至7~11cm。产科常在此行剖宫取胎手术,以避免进入腹膜腔,减少感染的机会(图2-5-11,图2-5-14)。

非妊娠期的子宫内腔隙较为狭窄,可分上、下两部分。上部位于子宫体内,称**子宫腔**(uterine cavity),呈倒三角形,两侧角与输卵管相通;下部位于子宫颈内,呈梭形,称子宫颈管。其上端通子宫腔,下口通阴道,称子宫口。未产妇的子宫口呈圆形,经产妇的子宫口呈

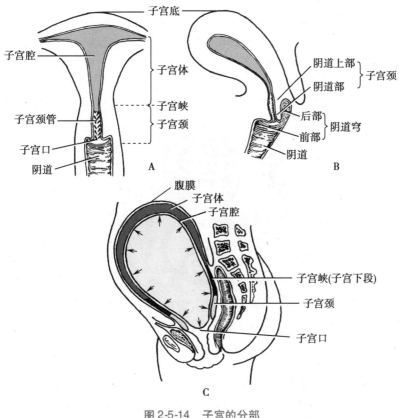

图 2-5-14 子宫的分部

横裂状(图2-5-11,图2-5-14)。

2. 子宫的位置　子宫位于盆腔的中央,膀胱与直肠之间,下端接阴道,两侧有输卵管及卵巢(图2-5-10,图2-5-11),临床上统称子宫附件。当膀胱空虚时,成人子宫呈前倾、前屈位。前倾指子宫的长轴与阴道的长轴形成向前开放的钝角,稍大于90°。前屈指子宫体与子宫颈之间形成一个向前开放的钝角,约为170°(图2-5-15)。人体直立时,子宫体伏于膀胱上面,几乎与地面平行。膀胱和直肠的充盈程度可影响子宫的位置。临床上可经直肠检查子宫的位置和大小。

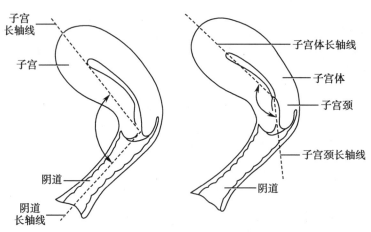

图2-5-15　子宫前倾、前屈示意图

3. 子宫的固定装置　子宫借韧带、阴道、尿生殖膈和盆底肌等保持其正常位置。如果这些固定装置尤其是韧带薄弱或损伤,可导致子宫位置异常,形成不同程度的脱垂,严重者子宫可脱出阴道。固定子宫的韧带主要有以下几条:

(1)**子宫阔韧带**:为子宫两侧缘延伸至骨盆侧壁的双层腹膜皱襞,其上缘游离,内有输卵管。其余部分还包有卵巢、卵巢固有韧带、子宫圆韧带、血管、神经、淋巴管等。此韧带可限制子宫向两侧移动(图2-5-11,图2-5-16,图2-5-17)。

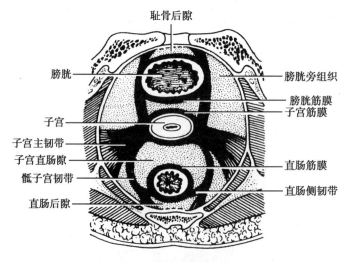

图2-5-16　子宫的韧带与盆筋膜

(2)**子宫圆韧带**:呈扁索状,由结缔组织和平滑肌构成,表面覆以腹膜。起于子宫体前面的上外侧,经行于子宫阔韧带内,再向前外侧穿过腹股沟管,止于阴阜和大阴唇的皮下。此韧带可维持子宫前倾位(图2-5-10,图2-5-11,图2-5-17)。

（3）**子宫主韧带**：位于子宫阔韧带的下方，两层腹膜之间，连于子宫颈阴道上部两侧和盆侧壁之间，由结缔组织和平滑肌纤维构成，可固定子宫颈，防止子宫向下脱垂（图2-5-11，图2-5-16）。

（4）**骶子宫韧带**：由结缔组织和平滑肌构成，表面覆以腹膜。起于子宫颈阴道上部的后方，向后绕过直肠的两侧，止于骶骨的前面，此韧带向后上牵引子宫颈，与子宫圆韧带协同维持子宫的前倾前屈位（图2-5-16）。

4. **子宫壁的微细结构** 子宫壁很厚，由内向外依次由内膜、肌层和外膜构成（图2-5-18）。

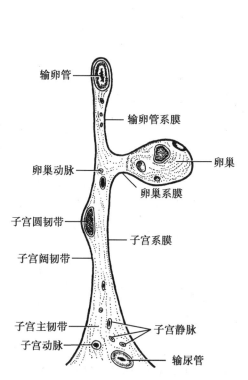

图2-5-17 子宫阔韧带（矢状断面）

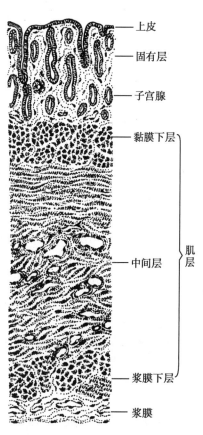

图2-5-18 子宫壁

（1）**内膜**：即黏膜，由单层柱状上皮和固有层构成。固有层内含有大量低分化的梭形的基底细胞、子宫腺和子宫动脉的分支，因子宫动脉的分支呈螺旋走行，所以也称螺旋动脉。

子宫内膜分表浅4/5的功能层和深层1/5的基底层。自青春期开始，在卵巢激素的作用下，功能层可发生周期性剥脱出血，即月经。妊娠时，功能层增厚，胚泡植入其中并发育成胎儿。基底层不发生周期性脱落，具有增生、修复功能层的作用。

（2）**肌层**：很厚，由大量的平滑肌和少量的结缔组织构成，富有舒缩性。

（3）**外膜**：大部分为浆膜，小部分为纤维膜。

5. **子宫内膜的周期性变化及其与卵巢激素变化的关系** 自青春期开始至绝经期为止，子宫内膜在卵巢分泌的激素影响下，每隔28天脱落一次，并出血，这一周期性的变化，称为月经周期。

子宫内膜的周期性变化通常分为三期（图2-5-19）：

（1）**月经期**：为月经周期的第1～4天。由于排出的卵未受精，月经黄体退化，孕激素和雌激素急剧减少，子宫内膜内的螺旋动脉收缩导致子宫内膜功能层缺血、坏死、脱落，毛细血

149

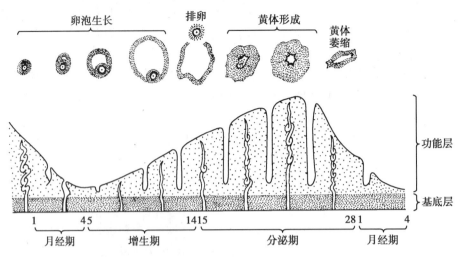

图 2-5-19　子宫内膜周期性变化与卵巢周期性变化的关系

管因破裂而出血,这些脱落的功能层与血一同经阴道流出体外,即为月经。

(2) **增生期**:为月经周期的第 5 ~ 14 天。由于卵巢内有一批卵泡生长并分泌雌激素,在雌激素的作用下子宫内膜基底层增生、修补、增厚,子宫内膜中的子宫腺、螺旋动脉增生,弯曲。此期末卵巢排卵。

(3) **分泌期**:为月经周期的第 15 ~ 28 天。由于此期处于卵巢排卵后,有黄体形成,所分泌的孕激素和雌激素作用于子宫内膜使其继续增厚,其中的子宫腺开始分泌,螺旋动脉迂曲、充血,这一切均为妊娠成立后的胚泡植入和发育做准备。子宫腺的分泌物经阴道流出体外,即为白带。如果排出的卵未受精,随着黄体的退化,子宫内膜则于第 28 天开始脱落,进入月经期。

(四) 阴道

阴道(vagina)为连接子宫和外生殖器的肌性管道,富有伸展性,是女性的性交器官,也是排出月经和娩出胎儿的通道。

1. **位置**　阴道位于骨盆中央,子宫下方,前邻膀胱和尿道,后邻直肠(图 2-5-10,图 2-5-11,图 2-5-14)。

2. **形态**　前后略扁的管状,富有伸展性。阴道有前壁、后壁和侧壁,前后壁通常互相贴近。阴道上端较宽阔,呈穹窿状,包绕子宫颈阴道部,两者间形成一环行的间隙,称为阴道穹(图 2-5-11)。阴道后穹最深,紧邻直肠子宫陷凹,二者间仅隔阴道壁和腹膜。当直肠子宫陷凹有积液时,可经阴道后穹进行穿刺或引流。阴道下端较窄,以阴道口开口于阴道前庭(图 2-5-10)。

3. **微细结构**　阴道壁由黏膜、肌层和外膜构成。阴道黏膜由上皮和固有层构成。黏膜向管腔内突起,形成许多环形的皱襞。黏膜的上皮为复层扁平上皮,在雌激素的刺激下,发生周期性变化:当雌激素分泌量增多时,阴道上皮的角化细胞增多,上皮细胞合成大量的糖原并随着上皮细胞的脱落更新而游

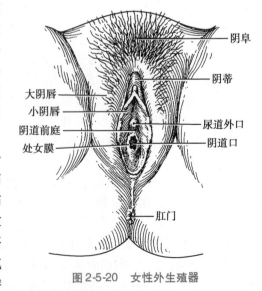

图 2-5-20　女性外生殖器

离于阴道腔,在细菌的作用下转变为乳酸,使阴道内保持酸性;反之,阴道上皮的角化细胞减少,上皮合成的糖原及阴道内游离的糖原也减少,可引起致病菌繁殖而感染。阴道上皮脱落细胞的涂片检查已广泛应用于临床诊断。

二、外生殖器

女性外生殖器又称女阴,由阴阜、大阴唇、小阴唇、阴道前庭、阴蒂等组成。阴道前庭是位于两侧小阴唇之间的裂隙,其前部有较小的尿道外口,后部有较大的阴道口(图2-5-20),给病人进行导尿时应注意辨认。未结婚女子的阴道口周围有处女膜。结婚后常破裂形成处女膜痕。为了保持处女膜的完整性,未结婚女子不可轻易经阴道检查。

第三节 乳房和会阴

一、乳 房

乳房(mamma)为哺乳动物特有的器官,在人类通常仅一对。女性的乳房比较发达,自青春期开始可随月经周期的变化而变化,在妊娠后期和哺乳期发育迅速且具有分泌功能,其分泌物即为乳汁。

(一)位置和形态

乳房位于胸大肌的表面,上起自第2~3肋,下至第6~7肋,内侧至胸骨旁线,外侧可至腋中线。成年未经哺乳的乳房呈半球形(图2-5-21),紧张而富有弹性,中央有乳头,平第4肋间隙或第5肋,乳头周围有环形的色素沉着区称乳晕。乳头和乳晕处的皮肤较为薄弱易于损伤。

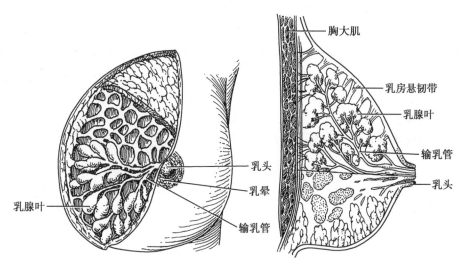

图2-5-21 女性乳房

(二)乳房的结构

乳房由皮肤、乳腺、脂肪和纤维组织构成。其中的乳腺组织被纤维组织分隔成15~20个乳腺小叶,且呈放射状排列,平时活动静止,分娩后开始分泌乳汁。每一乳腺小叶内均有一条输乳管,输乳管向乳头集中并开口于此。乳房手术时,应尽量采取放射状切口,以减少对输乳管的损伤。

在乳房皮肤与乳腺深处的胸肌筋膜之间连有许多结缔组织小束称为乳房悬韧带,对乳房有上提、固定的作用。乳腺癌时,纤维组织增生、淋巴回流受阻、乳房悬韧带相对缩短,牵拉皮肤产生凹陷,此为乳腺癌早期常见的体征—橘皮样改变。

二、会　阴

　　会阴(perineum)为封闭小骨盆下口的所有软组织,呈菱形,与骨盆下口基本一致,以两侧坐骨结节的连线为界,又分为前、后两个三角区:前方的三角区称尿生殖区(尿生殖三角),有尿道穿过,女性还有阴道穿过;后方的三角区称肛区(肛门三角),有肛管穿过(图2-5-22)。

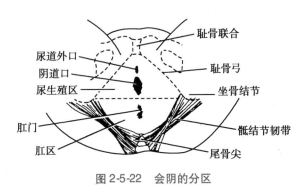

图 2-5-22　会阴的分区

　　临床上,习惯将肛门与外生殖器之间的狭小区域,称会阴,即所谓的产科会阴或狭义会阴。在其深层有会阴中心腱,可加固承托盆腔脏器。分娩时应加以保护,以免造成会阴撕裂,排便失控。

（林　萍）

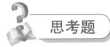　思考题

　　1. 男、女性绝育术通常在何处进行?会影响到男、女性的性功能吗?为什么?

　　2. 给病人进行导尿术时从解剖学角度考虑应注意什么(男、女性不同)?

　　3. 为何女性遇到月经期或分娩期时需注意休息,不可做强体力活动?

　　4. 试述卵巢周期性变化对月经周期的影响。

　　5. 绘图说名卵巢、子宫、睾丸的微细结构及功能。

第六章 免疫系统

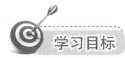 学习目标

掌握　1. 免疫系统的组成与功能
　　　2. 淋巴结的微细结构与功能
　　　3. 胸腺的微细结构及功能
熟悉　脾的位置、微细结构及功能
了解　淋巴细胞的分类及功能

　　免疫系统(immune system)由免疫细胞、淋巴器官和淋巴组织构成。免疫细胞包括淋巴细胞、巨噬细胞、抗原呈递细胞、浆细胞和肥大细胞等。淋巴器官包括中枢淋巴器官和外周淋巴器官。淋巴组织是构成外周淋巴器官的主要成分,广泛分布于消化道、呼吸道等非淋巴器官内。

　　免疫系统有免疫防御、免疫监视、免疫稳定三大基本功能。通过这些功能维持机体内环境的稳定。

第一节　免疫细胞

一、淋巴细胞

　　淋巴细胞(lymphocyte)大多产生于骨髓、胸腺和淋巴组织。根据淋巴细胞的发生部位、形态特点和生理功能将其分为T细胞、B细胞、K细胞和NK细胞四类。

　　1. **T细胞**　来源于胸腺,又称为胸腺依赖淋巴细胞,可直接杀灭靶细胞,参与细胞免疫。T细胞分为Th细胞、Ts细胞和Tc细胞三个亚群:①Th细胞,即辅助性T细胞,可分泌多种细胞因子,辅助B细胞和Tc细胞进行免疫应答。②Ts细胞,即抑制性T细胞,其分泌的抑制因子可减弱或抑制免疫应答。③Tc细胞,即细胞毒性T细胞,是细胞免疫的主要细胞。

　　2. **B细胞**　来源于骨髓,又称骨髓依赖淋巴细胞,B细胞介导的免疫称体液免疫。主要是在外周淋巴器官或淋巴组织中增殖分化、分泌抗体、消除抗原的致病作用。

　　3. **K细胞**　即杀伤细胞,其主要特点是细胞表面具有IgG的Fc受体,当靶器官细胞与相应的IgG结合,K细胞可与结合在靶细胞上的IgG的Fc结合,从而使自身活化,释放细胞毒素,裂解靶细胞。这种作用称为抗体依赖性细胞介导的细胞毒作用。

　　4. **NK细胞**　即自然杀伤细胞,可直接杀伤异体细胞。

二、单核吞噬细胞系统

　　血液中的单核细胞穿出血管后进入结缔组织后分化形成巨噬细胞,广泛分布于机体,在相应组织器官内发挥吞噬功能。血液中的单核细胞及其分化形成的具有吞噬功能的细胞称

153

为**单核吞噬细胞系统**(mononuclear phagocytic system),包括单核细胞、结缔组织和淋巴组织的巨噬细胞、骨组织的破骨细胞、神经组织的小胶质细胞、肝巨噬细胞和肺巨噬细胞及皮肤的朗格汉斯细胞等。

三、抗原呈递细胞

抗原呈递细胞　是免疫应答起始阶段的重要辅佐细胞,能捕获和处理抗原,形成抗原肽-人类主要组织相容性复合体(MHC)分子复合物,将抗原肽提呈给 T 细胞,并激发后者活化、增殖的一类免疫细胞,包括巨噬细胞、朗格汉斯细胞等。

第二节　淋巴组织

淋巴组织(lymphoid tissue)以网状组织为支架,网孔内充满大量淋巴细胞和一些其他免疫细胞。一般分为弥散淋巴组织和淋巴小结两种。

一、弥散淋巴组织

弥散淋巴组织(diffuse lymphoid tissue)无明显的界限,组织中除了有一般的毛细血管和毛细淋巴管外,还常见毛细血管后微静脉又称高内皮微静脉,是淋巴细胞从血液进入淋巴组织的重要通道。抗原刺激可使淋巴组织扩大,并出现淋巴小结。

二、淋巴小结

淋巴小结(lymphoid nodule)又称淋巴滤泡,为直径 1~2mm 的球形小体。是由大量 B 细胞和少量 Th 细胞密集而成的淋巴组织,边界清楚。淋巴小结受抗原刺激后增大,并产生生发中心。无生发中心的淋巴小结较小,称初级淋巴小结。有生发中心的称为次级淋巴小结。生发中心可分为深部的暗区和浅部的明区两部分。生发中心的顶部及周围有一层密集的小型 B 细胞,以顶部最厚,称为小结帽(图 2-6-1)。在抗原刺激下,淋巴小结增大增多,是体液免疫应答的重要标志。

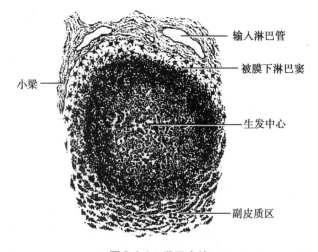

图 2-6-1　淋巴小结

小梁　　输入淋巴管　被膜下淋巴窦　生发中心　副皮质区

第三节　淋巴器官

淋巴器官依据结构和功能的不同分为中枢性淋巴器官和外周淋巴器官两类。中枢淋巴器官包括胸腺和骨髓,是淋巴细胞早期分化的场所。中枢淋巴器官发生较早,出生前已发育完善,能连续不断地向周围淋巴器官及淋巴组织输送初始淋巴细胞。中枢淋巴器官不受抗原刺激的直接影响。外周淋巴器官包括淋巴结、脾和扁桃体等,它们在机体出生后数月才逐渐发育完善。

一、胸 腺

胸腺位于胸骨柄后方及上纵隔前部。上端可突入颈根部,下端深入前纵隔,贴于心包的前面。新生儿和婴幼儿的胸腺随着年龄的增长逐渐退化萎缩,并被结缔组织代替。

(一) 胸腺的结构

胸腺分为左、右两叶,表面有薄层结缔组织被膜。被膜结缔组织成片状伸入胸腺实质形成小叶间隔,将胸腺实质分成许多不完整的胸腺小叶。每个小叶分为皮质和髓质两部分,小叶的髓质常相互连续。皮质内胸腺细胞密集,故着色较深;髓质含较多的上皮细胞,故着色较浅(图2-6-2)。

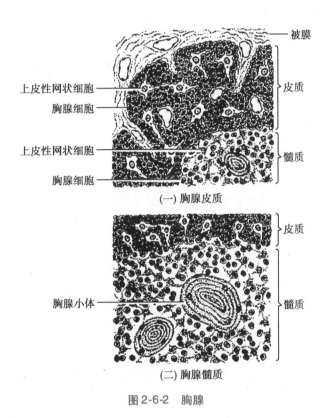

图2-6-2 胸腺

1. **皮质** 以胸腺上皮细胞为支架,间隙内含有大量胸腺细胞和少量基质细胞等(图2-6-2)。

胸腺上皮细胞 又称**上皮性网状细胞**,皮质的上皮细胞分布在被膜下方和胸腺细胞之间,细胞呈多分支状突起,突起间以桥粒相互连接成网。某些被膜下上皮细胞胞质较丰富,称哺育细胞。胸腺上皮细胞能分泌胸腺素和胸腺生成素,促进胸腺细胞的发育。

胸腺细胞 即胸腺内处于不同分化发育阶段的T细胞,密集于皮质内,占胸腺皮质细胞总数的85%～90%。仅5%的胸腺细胞能分化成为初始T细胞,具有正常的免疫应答潜能。

2. **髓质** 内含大量胸腺上皮细胞、少量初始T细胞和巨噬细胞。髓质上皮细胞呈多边形,胞体较大,细胞间以桥粒相连,是分泌胸腺激素的主要细胞。部分胸腺上皮细胞构成胸腺小体,是胸腺髓质结构的重要特征,功能尚不明确,但缺乏胸腺小体的胸腺不能培育出T

细胞。

3. **血—胸腺屏障** 皮质的毛细血管及其周围结构具有屏障作用,称为血-胸腺屏障,包括:①连续型毛细血管,内皮细胞间的紧密连接;②内皮基膜;③血管周隙,含有巨噬细胞;④上皮基膜;⑤一层连续的胸腺上皮细胞,这些结构共同作用能够维持胸腺细胞正常发育、保证胸腺内环境的稳定(图2-6-3)。

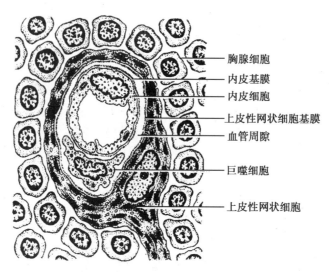

图2-6-3 血-胸腺屏障结构模式图

(二)胸腺的功能

胸腺是培育和选择T细胞的场所。另外,胸腺还具有免疫调节功能。胸腺上皮细胞分泌的胸腺素和胸腺生成素能促进胸腺细胞的分化,巨噬细胞和交错突细胞也参与胸腺内微环境的形成。

二、淋 巴 结

(一)淋巴结的结构

人体有300~500个淋巴结,淋巴结表面有薄层致密结缔组织构成的被膜,数条输入淋巴管穿过被膜进入被膜下淋巴窦。淋巴结的一侧凹陷称**淋巴结门**,血管、神经和输出淋巴管由此进出淋巴结。被膜和门部的结缔组织伸入淋巴结实质内,形成相互连接的小梁,网状组织充填小梁之间,构成淋巴结的微细支架。淋巴结的实质分为皮质和髓质两部分(图2-6-4,彩图10)。

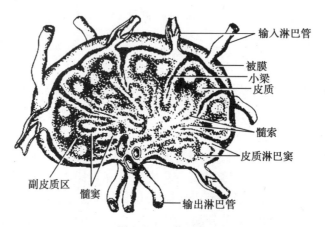

图2-6-4 淋巴结

1. **皮质** 位于被膜下方,由浅层皮质、副皮质区及皮质淋巴窦构成。

浅层皮质 是邻近被膜处的淋巴组织,为B细胞区,由弥散淋巴组织及淋巴小结组成。

副皮质区 又称**深层皮质**,位于皮质的深层、皮髓交界处,为较大片的弥散淋巴组织,主要由T细胞聚集而成,又称**胸腺依赖区**。副皮质区还有一些交错突细胞、巨噬细胞和少量B细胞等。此区内还有毛细血管后微静脉通过,是淋巴细胞再循环的重要通道。

皮质淋巴窦 包括被膜下淋巴窦和小梁周窦。被膜下淋巴窦是包围整个淋巴结实质的扁囊,其被膜侧有输入淋巴管进入。被膜下淋巴窦通过深层皮质单位之间的窄通道与髓窦相通(图2-6-5)。小梁周窦末端为盲端。淋巴窦壁由内皮、薄层基质、少量网状纤维及一层扁平的网状细胞构成。淋巴窦内还常有一些呈星状的内皮细胞支撑窦腔,有许多巨噬细胞附着于内皮细胞表面。

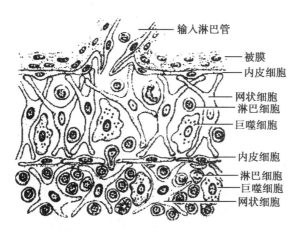

图2-6-5 被膜下窦模式图

2. **髓质** 由髓索及其间的髓窦组成。髓索是相互连接的索状淋巴组织,索内含B细胞、浆细胞、肥大细胞及巨噬细胞。髓窦与皮质淋巴窦的结构相同,较宽大,腔内的巨噬细胞较多,有较强的滤过功能(图2-6-6)。

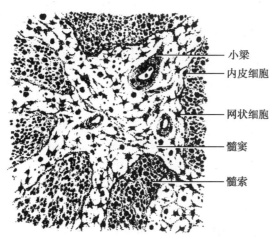

图2-6-6 淋巴结髓索和髓窦模式图

(二)淋巴结的功能

1. **滤过淋巴** 当淋巴缓慢地流经淋巴结时,巨噬细胞可清除其中的异物,对细菌的清除率可达99%。

2. **免疫应答**　抗原进入淋巴结后,巨噬细胞和交错突细胞可捕获与处理抗原,并提呈给相应特异性受体的淋巴细胞。引起体液免疫应答时,淋巴小结增多增大,髓索内浆细胞增多,产生抗体;引起细胞免疫应答时,副皮质区明显扩大,效应性 T 细胞输出增多。淋巴结内细胞免疫应答和体液免疫应答常同时发生。

三、脾

脾(spleen)是人体最大的淋巴器官,是胚胎时期的造血器官,自骨髓开始造血后,脾演变成人体最大的淋巴器官。

脾位于左季肋部、胃底与膈之间,第 9 ~ 11 肋的深面,长轴与第 10 肋一致。正常在左肋弓下触摸不到脾。脾可分为膈、脏两面,前、后两端和上、下两缘。脾的膈面光滑隆突,对向膈。脏面凹陷,中央处有脾门,是血管、神经和淋巴管出入之处。脾上缘较锐,朝向前上方,前部有 2 ~ 3 个**脾切迹**。下缘较钝,朝向后下方。在脾的附近,还可出现**副脾**。

(一) 脾的结构

脾内含有大量淋巴组织,与淋巴结相比较,可分为白髓、边缘区和红髓三部分。脾内无淋巴窦,但有大量的血窦(图 2-6-7)。

1. **被膜与小梁**　脾的被膜较厚,表面覆有间皮,被膜和脾门的结缔组织伸入脾内形成许多分支的**小梁**,它们相互连接构成脾的粗支架。小梁之间的网状组织构成脾淋巴组织的微细支架,脾动脉从脾门进入实质后,分支随着小梁走行,称**小梁动脉**。

2. **白髓(white pulp)**　在新鲜脾的切面上呈分散的灰白色小点状。包括动脉周围淋巴鞘和淋巴小结两部分。

动脉周围淋巴鞘(periarterial lymphatic sheath)　由小梁动脉分支离开小梁之后形成的中央动脉及包绕其周围的厚层弥散淋巴组织构成,含有大量 T 细胞和少量巨噬细胞与交错突细胞。相当于淋巴结内的副皮质区,是胸腺依赖区。

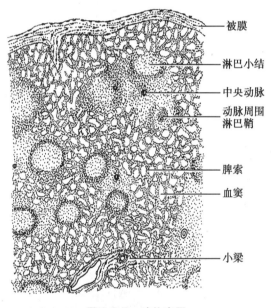

图 2-6-7　脾仿真图

右侧标注(自上而下):被膜、淋巴小结、中央动脉、动脉周围淋巴鞘、脾索、血窦、小梁

淋巴小结　又称**脾小体(splenic corpuscle)**,结构与淋巴结的淋巴小结相同,位于边缘区和动脉周围淋巴鞘之间,主要由大量 B 细胞构成。抗原侵入脾内引起体液免疫应答时,淋巴小结增多增大,形成具有生发中心的次级淋巴小结。

3. **边缘区(marginal zone)**　位于白髓和红髓交界处,宽约 $100\mu m$。含有 T 细胞、B 细胞及较多巨噬细胞。从骨髓或胸腺迁入脾的初始淋巴细胞常先聚集于此区继续成熟。中央动脉侧支分支形成的一些毛细血管的末端在此区形成的小血窦,称**边缘窦(marginal sinus)**,是血液内抗原及淋巴细胞进入白髓的通道。边缘区也是脾内捕获抗原、识别抗原和诱发免疫应答的重要部位,相当于淋巴结浅层皮质与副皮质的交界处。

4. **红髓(red pulp)**　分布于被膜下、小梁周围及边缘区外侧,含有大量血细胞,在新鲜脾切面上呈现红色。红髓由脾索及血窦组成。

脾索(splenic cord) 由富含血细胞的索状淋巴组织构成,脾索在血窦之间相互连接成网,网孔间即为脾血窦,索内含有 B 细胞、浆细胞和巨噬细胞,是脾进行过滤的主要场所。

脾血窦(splenic sinus)是一种静脉性血窦,形态不规则,连接成网。窦壁由一层长杆状的内皮细胞平行排列而构成。内皮外有不完整的基膜及环行网状纤维围绕,故血窦壁如同一种多孔隙的栅栏状结构。血窦外侧有较多的巨噬细胞,其突起可通过内皮间隙伸向窦腔,脾血窦汇入小梁静脉,于脾门处汇合形成脾静脉。

(二)脾的功能

(1)**滤血**:可吞噬清除血液中的病原体和衰老的血细胞。当脾机能亢进时,可因红细胞破坏过多而引起贫血。

(2)**免疫应答**:侵入血内的病原体,如细菌、疟原虫和血吸虫等,可引起脾内发生免疫应答,脾的体积和内部结构也发生变化。

(3)**造血**:胚胎早期的脾有造血功能,但自骨髓开始造血后,脾渐变为一种淋巴器官。当机体严重缺血或某些病理状态下,脾可以恢复造血功能。

(4)**储血**:人脾的储血能力较小,约可储血 40ml,主要储于血窦内。脾肿大时其储血量也增大,当机体需血时,脾内平滑肌的收缩可将所储的血排入血循环,脾随即缩小。

四、扁 桃 体

扁桃体 位于消化道和呼吸道的交会处,包括腭扁桃体、咽扁桃体和舌扁桃体,它们与咽黏膜内分散的淋巴组织共同组成咽淋巴环,是机体的重要防线。

腭扁桃体 呈卵圆形,位于扁桃体窝内。腭扁桃体上部实质内有一深的缝隙,称**扁桃体上窝(扁桃体内裂隙)**。扁桃体内面对向口腔、它的外侧面和前、后面均包被以薄层结缔组织膜,称**扁桃体囊**,囊借疏松结缔组织连于咽壁的内侧,故扁桃体及其被囊易于剥离。腭扁桃体在出生后 4~6 个月内开始发育,至 4~10 岁最为发达,14~15 岁以后又逐渐缩小。

腭扁桃体表面被覆复层扁平上皮,上皮向固有层内陷入形成 10~30 个分支的隐窝,固有层内有大量淋巴小结及弥散淋巴组织。隐窝上皮内含有许多 T 细胞、B 细胞、浆细胞和少量巨噬细胞与郎格汉斯细胞。小儿的腭扁桃体较发达,其固有层内含有大量弥散淋巴组织及淋巴小结,扁桃体淋巴组织中的 B 细胞占淋巴细胞总数的 60%,T 细胞占 38.5%,还有少量 K 细胞和 NK 细胞(图 2-6-8)。

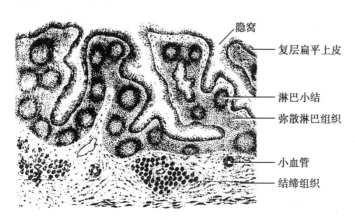

图 2-6-8 腭扁桃体

咽扁桃体和舌扁桃体较小,结构与腭扁桃体相似。成人的咽扁桃体和舌扁桃体多萎缩退化。

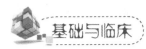 基础与临床

自身免疫性疾病

自身免疫性疾病是指机体对自身抗原发生免疫反应而导致自身组织损害所引起的疾病。许多疾病相继被列为自身免疫性疾病,值得提出的是,自身抗体的存在与自身免疫性疾病并非两个等同的概念,自身抗体可存在于无自身免疫性疾病的正常人特别是老年人,如抗甲状腺球蛋白、甲状腺上皮细胞、胃壁细胞、细胞核 DNA 抗体等。有时,受损或抗原性发生变化的组织可激发自身抗体的产生,如心肌缺血时,坏死的心肌可导致抗心肌自身抗体形成,但此抗体并无致病作用,是一种继发性免疫反应。

(石 静)

 思考题

1. 毛细血管后微静脉有什么作用?
2. 试述淋巴结、胸腺、脾的结构与功能。

第七章 内分泌系统

学习目标

掌握:1. 内分泌系统的组成与功能
      2. 甲状腺和甲状旁腺的位置、形态、微细结构与功能
熟悉:1. 肾上腺的微细结构及分泌的激素
      2. 垂体的位置、形态、微细结构及所分泌的激素

    内分泌系统(endocrine system) 由内分泌腺、内分泌组织和散在的内分泌细胞组成。**内分泌腺**即内分泌器官,它是由内分泌细胞所组成的独立性器官,如甲状腺、甲状旁腺、肾上腺、垂体、松果体和胸腺。**内分泌组织**是指散在于其他器官或组织内的细胞团块,如胰腺中的胰岛、睾丸中的间质细胞和卵巢中的卵泡和黄体等(图 2-7-1)。**内分泌细胞**主要分散在胃肠道、心、肝、肺、脑、前列腺、胎盘等器官内。

    内分泌腺在组织结构上有以下共同特点:①腺细胞排列常呈团块状、索条状或围成滤泡。②腺细胞周围有丰富的毛细血管和毛细淋巴管。③腺体内无导管,又称为无管腺。④内分泌腺的结构和功能活动有显著的年龄变化。

    各种内分泌细胞所分泌的物质称为**激素**,直接渗入血液、淋巴或组织液,通过组织液或血液循环的运输,作用于特定的细胞或器官,这些细胞或器官称为这种激素的**靶细胞**或**靶器官**。每种内分泌腺一般只分泌一种或几种激素,靶细胞上具有与相应激素结合的受体。激

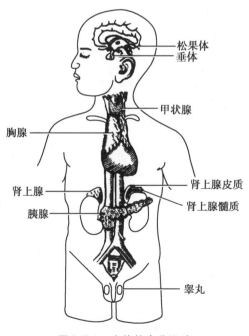

松果体
垂体
甲状腺
胸腺
肾上腺
胰腺
肾上腺皮质
肾上腺髓质
睾丸

图 2-7-1 人体的内分泌腺

笔记

素与受体结合后,能使靶细胞或靶器官发生生理功能的改变。

内分泌系统和神经系统,两者在结构上和功能上有着密切的联系。神经系统调节和控制着内分泌系统的功能活动,而内分泌系统也可影响神经系统的功能。本章主要介绍内分泌腺。

第一节 甲 状 腺

一、甲状腺的位置和形态

甲状腺(thyroid gland)质地柔软,呈红棕色,近似"H"形,分为左、右两个侧叶和中间的峡部。峡的上缘,常有一向上伸出的**锥状叶**(图2-7-2)。甲状腺平均重量为25g,是人体最大的内分泌腺。

甲状腺的侧叶紧贴于喉的下部和气管上部的两侧,峡部多位于第2~4气管软骨环的前方,少数人缺如。甲状腺的表面有纤维囊包裹,并通过筋膜形成的韧带固定于喉软骨上,故吞咽时甲状腺可随喉上下移动。

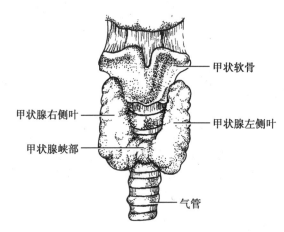

图2-7-2 甲状腺的位置和形态

甲状软骨
甲状腺右侧叶
甲状腺左侧叶
甲状腺峡部
气管

二、甲状腺的微细结构

甲状腺的实质被结缔组织分为若干个小叶,每个小叶由20~40个大小不等的**甲状腺滤泡**构成,其间是少量的滤泡间质,内含丰富的有孔毛细血管及滤泡旁细胞。

(一)甲状腺滤泡

甲状腺滤泡是由滤泡上皮细胞围成的球形或椭圆形泡状结构。**滤泡上皮细胞**为单层排列的立方形细胞,细胞核呈球形,位于细胞的中央。滤泡上皮细胞可合成和分泌**甲状腺素**。甲状腺素的主要功能是促进机体的物质代谢和生长发育,提高神经兴奋性,尤其对婴幼儿中枢神经系统和骨骼的发育影响显著。如甲状腺功能过强,甲状腺素分泌增多,称甲状腺功能亢进。在小儿,如甲状腺功能低下,可导致身材矮小、智力低下,称呆小症(图2-7-3,彩图11)。

(二)滤泡旁细胞

滤泡旁细胞单个嵌于滤泡上皮细胞之间或成群分散于滤泡间质中。细胞呈卵圆形或多边形,体积较大,胞质染色较浅。滤泡旁细胞可分泌**降钙素**,使血钙浓度降低。

笔记

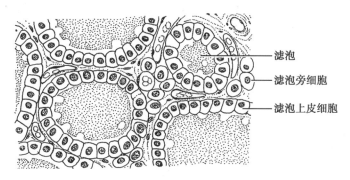

图 2-7-3　甲状腺的微细结构

第二节　甲状旁腺

一、甲状旁腺的位置和形态

甲状旁腺(parathyroid gland)位于甲状腺侧叶的后方,也偶见埋入甲状腺实质内,为棕黄色的扁圆形小体,上、下各一对(图 2-7-4)。

二、甲状旁腺的微细结构

甲状旁腺表面被覆有一薄层的结缔组织被膜,实质内腺细胞呈团状或索状排列,腺细胞分主细胞和嗜酸性细胞两种。

1. **主细胞**　数量比较多,细胞较小,圆形或多边形,核圆,位于细胞中央,胞质染色较浅。可分泌**甲状旁腺激素**,其作用可使血钙浓度升高。甲状旁腺功能亢进时,可引起骨质疏松,而易发生骨折。

2. **嗜酸性细胞**　数量较少,细胞体积较大,胞质中含有许多嗜酸性颗粒。该细胞的功能目前尚不清楚(图 2-7-5)。

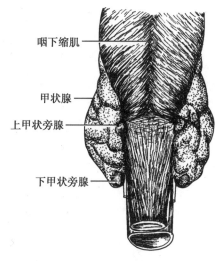

图 2-7-4　甲状旁腺

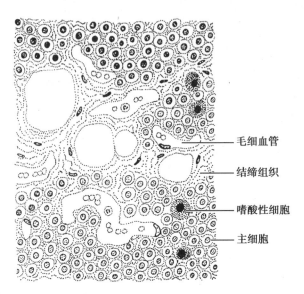

毛细血管

结缔组织

嗜酸性细胞

主细胞

图 2-7-5　甲状旁腺的微细结构

第三节　肾　上　腺

一、肾上腺的位置和形态

肾上腺(suprarenal gland)成对,位于两肾的上端。是一对淡黄色、柔软的实质性器官。左侧为半月形,右侧为三角形。肾上腺与肾共同包被于肾筋膜内。

二、肾上腺的微细结构

肾上腺的外面包有一层结缔组织被膜,肾上腺的实质可分为皮质和髓质两部分(图 2-7-6)。

(一)皮质

皮质(cortex)约占肾上腺体积的90%。根据细胞的形态和排列,可将皮质由外向内分为三部分:

1. **球状带**　位于皮质浅层,约占皮质总厚度的15%。球状带细胞较小,呈低柱状或多边形,胞质呈嗜酸性,核小,染色深。细胞排列成球团状,细胞团之间有血窦和结缔组织。球状带细胞分泌**盐皮质激素**,主要成分为醛固酮,可调节体内的水盐平衡。

2. **束状带**　位于球状带深层,约占皮质总厚度的78%。细胞排列成单行或双行纵形的细胞索,细胞索之间有血窦。细胞较大,呈多边形,胞质呈空泡状,核圆,染色浅,位于细胞中央。束状带细胞分泌**糖皮质激素**,主要成分为皮质醇和皮质酮,调节糖和蛋白质的代谢。

3. **网状带**　位于皮质最内层,约占皮质总厚度的7%。细胞排列成索状并相互吻合成网,网眼内有血窦。细胞呈多边形,胞质呈嗜酸性,核小,染色较深(图 2-7-7、彩图12)。细胞分泌**雄激素**和少量的**雌激素**。

(二)髓质

髓质(medulla)位于肾上腺中央,占肾上腺体积的10%~20%。主要由排列成条索状的髓质细胞构成,其间有结缔组织和血窦。髓质细胞体积较大,呈圆形或多边形,核呈圆形,核仁明显,胞质内含有许多易被铬盐染成棕黄色的颗粒,故亦称**嗜铬细胞**。髓质中央还有中央静脉及少量分散分布的神经节细胞。髓质细胞可分泌两种激素:

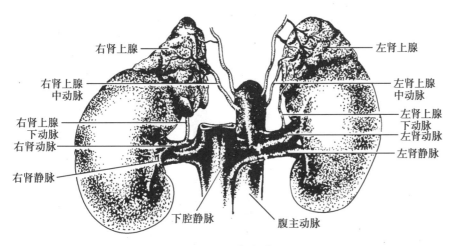

图 2-7-6　肾上腺

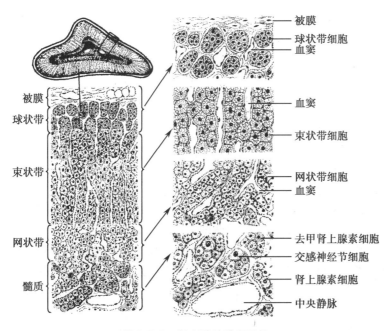

图 2-7-7　肾上腺的微细结构

1. **肾上腺素**　主要作用于心肌,使心率加快,心排出量增加,心肌、骨骼肌血管扩张。
2. **去甲肾上腺素**　主要作用于小动脉的平滑肌,使平滑肌收缩,血压升高。

第四节　垂　　体

一、垂体的位置和形态

　　垂体(hypophysis) 是机体内最重要的内分泌腺,位于颅中窝中部的垂体窝内,向上通过垂体柄与下丘脑相连。垂体为椭圆形小体,重量不足 1g。
　　垂体包括前部的腺垂体和后部的神经垂体两部分。腺垂体又分远侧部、中间部和结节部;神经垂体分为神经部和漏斗部(图 2-7-8)。远侧部和结节部合称为垂体前叶,中间部和神经部合称为垂体后叶。

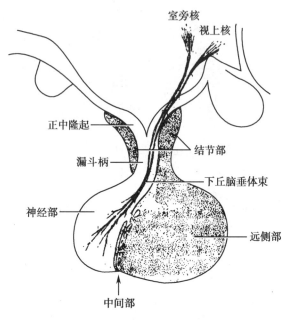

图 2-7-8 垂体的分部与结构

二、垂体的微细结构

(一)腺垂体

腺垂体(adenohypophysis)为垂体的主要部分,主要由腺细胞构成。腺细胞排列成索状或团状,其间有丰富的血窦。腺细胞有以下三种:

1. **嗜酸性细胞** 数量较多,体积较大,轮廓清楚,形态不规则,胞质内含有许多粗大的嗜酸性颗粒。根据分泌激素的不同,嗜酸性细胞可分为以下两类:

(1)**生长激素细胞**:分泌**生长激素**,具有促进骨骼生长和蛋白质合成的功能。这种激素若分泌过多,幼年时期可导致"巨人症",成人可导致"肢端肥大症";若儿童时期分泌不足,则形成"侏儒症"。

(2)**催乳激素细胞**:分泌**催乳素**,可促进乳腺发育和乳汁的分泌。

2. **嗜碱性细胞** 数量最少,细胞呈圆形或多边形,体积大小不等,细胞质内含有嗜碱性颗粒。根据细胞形态和分泌激素的不同可分为三种细胞:

(1)**促甲状腺激素细胞**:分泌**促甲状腺激素**,可促进甲状腺分泌,促进释放甲状腺素。

(2)**促肾上腺皮质激素细胞**:分泌**促肾上腺皮质激素**,促进肾上腺皮质束状带细胞分泌糖皮质激素。

(3)**促性腺激素细胞**:分泌卵泡刺激素和黄体生成素。**卵泡刺激素**在女性可促进卵泡的发育;在男性可促进精子的生成。**黄体生成素**在女性可促进黄体的形成;在男性称**间质细胞刺激素**,可促进睾丸间质细胞分泌雄激素。

3. **嫌色细胞** 数量最多,HE 染色浅,细胞轮廓不清晰。嫌色细胞可能是无分泌功能的幼稚细胞,也可能是嗜酸性细胞或嗜碱性细胞脱颗粒的结果(图 2-7-9)。

(二)神经垂体

神经垂体(neurohypophysis)属神经组织,不含腺细胞,是由无髓神经纤维和神经胶质细胞构成,其间有丰富的血窦。无髓神经纤维来自于下丘脑的视上核和室旁核,是这两个核内分泌神经元发出的轴突,此轴突经漏斗进入神经垂体,终止于血窦的周围。视上核和室旁核内分泌神经元可分泌激素,并经轴突运送到神经垂体释放。因此神经垂体并无内分泌功

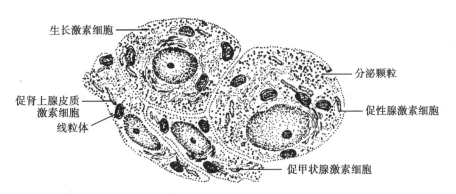

生长激素细胞

促肾上腺皮质
激素细胞

线粒体

分泌颗粒

促性腺激素细胞

促甲状腺激素细胞

图 2-7-9　腺垂体的微细结构

能,只是储存和释放下丘脑激素的部位。

视上核分泌**抗利尿激素**,生理剂量内可促进肾小管和集合管对水的重吸收,起抗利尿作用。若超过生理剂量,可导致全身小动脉平滑肌收缩、血压升高,故又称为**血管升压素**。**室旁核**分泌**催产素**,可促进妊娠子宫平滑肌的收缩,加速胎儿娩出,也可促进乳腺的分泌。

第五节　胸　　腺

详见第六章免疫系统。

第六节　松　果　体

松果体(pineal body)为一淡红色的椭圆形小体,位于背侧丘脑的后上方。松果体在儿童时期较发达,一般 7 岁后开始逐渐退化。松果体分泌褪黑激素,一般认为有抑制性成熟的作用。

（石　静）

思考题

1. 试述内分泌腺的结构特点。
2. 总结内分泌腺分泌的各种激素分泌异常所引起的相关疾病。
3. 试述内分泌系统与神经系统结构和功能的联系。

笔记

第八章 脉管系统

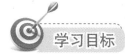

脉管系统(anglology)是人体内一系列密闭连续的管道系统,包括心血管系统和淋巴系统。

心血管系统(cardiovascular system)由心、动脉、静脉和毛细血管组成,主要功能是将消化系统吸收的营养物质、肺吸入的氧气、内分泌器官和组织分泌的激素等物质输送到全身各器官、组织及细胞,并将机体产生的代谢产物如二氧化碳、尿素、无机盐和多余的水分等输送到肺、肾、皮肤等器官排出体外,以保证机体新陈代谢的正常运行和内环境的相对稳定,同时对机体的体温调节和防御机能也起重要作用。

淋巴系统(lymphatic system)是心血管系统的辅助部分,主要由淋巴器官、淋巴组织、淋巴管道组成,可产生淋巴细胞和抗体,参与机体的免疫应答,构成机体重要的防御体系。此外,淋巴系统将淋巴液注入血液,可辅助体液的回收。

第一节　心血管系统

一、概　述

(一)组成

心血管系统由心、动脉、静脉和毛细血管组成(图2-8-1)。

1. **心**(heart)　是推动血液流动的"动力泵",为中空的肌性器官,主要由心肌构成。心的内部被房间隔和室间隔分为互不相通的两部分,每部分心分为上方的心房和下方的心室,故心有四腔:即右心房、右心室、左心房、左心室。同侧房室之间借房室口相通。在左、右房室口及动脉口处有防止血液逆流的瓣膜。心有节律性的收缩和舒张,不停地将血液从静脉纳入心房,流入心室,再射入动脉,推动血液循环。

2. **动脉**(artery)　是导血离心的血管,分为小动脉、中动脉和大动脉。动脉在走行中不断发出分支,管径越变越细,最后移行为毛细血管。大动脉管径较大,管壁较厚,其壁内含有大量弹性纤维,具有弹性。心室射血时管壁被动扩张,心室舒张时管壁弹性回位,推动血液

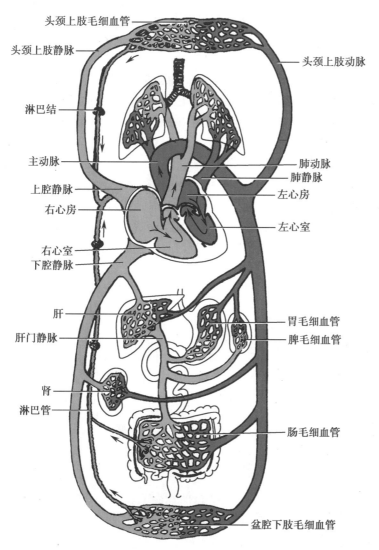

头颈上肢毛细血管

头颈上肢静脉

头颈上肢动脉

淋巴结

主动脉

肺动脉
肺静脉
左心房

上腔静脉

右心房

左心室

右心室
下腔静脉

肝

肝门静脉

胃毛细血管
脾毛细血管

肾

淋巴管

肠毛细血管

盆腔下肢毛细血管

图 2-8-1　脉管系统示意图

向前流动。中、小动脉管壁中的平滑肌较发达,其舒缩可改变管腔的大小,对局部血流量和血压的维持具有一定影响。此外,动脉可随心的舒缩、血压的高低而搏动。因此,一些表浅动脉常作为诊脉点和止血点。

3. **静脉**(vein)　是导血回心的血管,分为小静脉、中静脉和大静脉。静脉起于毛细血管的静脉端,由小至大逐级汇合,最后注入心房。此外,有些中、小静脉与相应的动脉伴行,与之相比,静脉具有数量多、弹性小、管壁薄、管腔大、血流慢、容量大等特点。

4. **毛细血管**(capillary)　是介于动、静脉之间的微细血管。全身除软骨、角膜、毛发、牙釉质和晶状体外均有毛细血管分布。毛细血管血流缓慢且具有选择通透性,是血液与周围组织进行物质交换的场所。毛细血管互相吻合成网,其分布的疏密取决于器官或组织的代谢是否旺盛。代谢旺盛的器官或组织如肝、肾、肺、骨骼肌等,毛细血管分布较稠密。代谢低下的器官如骨、肌腱等,毛细血管分布较稀疏。

(二)血液循环

血液从心室射出,经动脉、毛细血管、静脉,最后返回心房,这样周而复始循环流动的过程称血液循环。依其途径不同可分为体循环和肺循环。两者互相连续、同时进行。

1. **体循环**(systemic circulation)　又称**大循环**,始于左心室。血液从左心室搏出,经主

169

动脉及其分支,到达毛细血管,血液与周围组织进行物质交换,再经各级静脉,最后汇集到上腔静脉和下腔静脉回到右心房。体循环流程长,流经器官多,静脉内流动的是静脉血,动脉内流动的是动脉血。

2. **肺循环**(pulmonary circulation)　又称**小循环**,始于右心室。静脉血从右心室搏出,经肺动脉到达肺泡周围的毛细血管网,在此排出二氧化碳,吸收新鲜氧气,变静脉血为动脉血,然后再经肺静脉流回左心房。肺循环流程短,流经器官少,静脉内流动的是动脉血,动脉内流动的是静脉血。左心房的血再入左心室,又经体循环遍布全身。这样血液通过体循环和肺循环不断地运转,完成了血液循环的重要任务。

(三)血管吻合及侧支循环

人体内血管之间的吻合非常广泛,除动脉—毛细血管—静脉的连通外,动脉之间有动脉网或动脉弓,静脉之间有静脉网和静脉丛,小动脉与小静脉之间有动—静脉吻合。血管吻合对保证器官的血液供应、维持血流畅通和调节局部血流量具有重要作用(图2-8-2)。

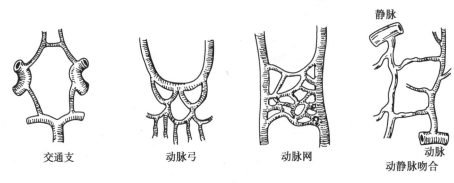

图 2-8-2　血管的吻合形式

有些血管主干在行程中常发出与其平行的侧副支,与同一主干远端部发出的返支相连形成侧支吻合。通常状态下,侧副支较细,当主干血流受阻时,侧副支血流量增多逐渐增粗,血流可经扩大的侧支吻合到受阻远端的血管主干,使血管受阻区的血液供应得到不同程度的恢复或代偿。这种通过侧支重新建立的循环称侧支循环。侧支循环的建立对于保证器官在病理状态下的血液供应具有重要意义(图2-8-3)。

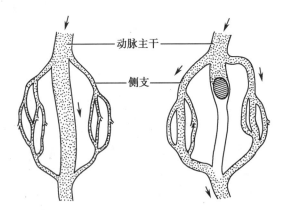

图 2-8-3　侧支循环模式图

(四)血管的微细结构

血管分为动脉、静脉和毛细血管三类。根据管径大小,动脉和静脉又可分为大、中、小、微四级。但在形态上四级血管之间并无明显的界限,是逐渐移行的。动脉有多级分支,管径由粗变细,管壁由厚变薄,动脉管壁均分为内膜、中膜、外膜三层。静脉管壁薄、弹性小,由于逐级汇合,管径逐渐增粗。静脉壁的平滑肌和弹性组织不及动脉丰富,结缔组织成分较多,故切片标本上的静脉管壁常呈塌陷状,管腔变扁或呈不规则形,静脉管壁也可分为内膜、中膜和外膜三层。

1. **动脉**

(1)**内膜**:为动脉壁最薄的一层,由内皮及其外面的少量结缔组织构成。内膜游离面光滑,可减少血液流动的阻力。内膜邻接中膜处,有由弹性纤维形成的内弹性膜。

（2）**中膜**：为动脉壁最厚的一层，由平滑肌、弹性纤维和胶原纤维构成。大动脉的中膜以弹性纤维为主，因有较大的弹性，又称为弹性动脉。中、小动脉的中膜以平滑肌为主，故都可称为肌性动脉。平滑肌呈环行排列，中动脉的发达，小动脉的较薄弱，但由于小动脉多临近于器官、组织，故其平滑肌的舒缩不但可改变其口径影响器官、组织的血流量，还可改变血流的外周阻力，影响血压，所以又称其为阻力血管。

（3）**外膜**：为动脉管壁较薄的一层，由结缔组织构成，含有小血管、淋巴管和神经等。

2. **大动脉的结构特点** 大动脉的管壁中有许多弹性纤维，平滑肌较少，故又称弹性动脉。其特点如下（图2-8-4）：

（1）**内膜**：内皮下层较厚。内弹性膜与中膜的弹性膜相连，故内膜与中膜分界不清。

（2）**中膜**：主要由40～70层弹性膜构成，每层弹性膜由弹性纤维相连，其间有环形平滑肌和少量胶原纤维和弹性纤维。

（3）**外膜**：较薄，由结缔组织构成，无明显外弹性膜，内含血管、淋巴管和神经。

3. **中动脉的结构特点** 除大动脉外，解剖学中有名称的动脉多属中动脉，一般管径在1～10mm。中动脉管壁中有大量平滑肌，故有肌性动脉之称，其特点如下（图2-8-5）：

（1）**内膜**：内皮下层较薄，内弹性膜明显。

（2）**中膜**：较厚，由10～40层平滑肌构成，其间有少量弹性纤维和胶原纤维。

（3）**外膜**：其厚度与中膜相等，在中膜与外膜相交处有明显的外弹性膜。

4. **小动脉结构特点** 管径在0.3～1mm的动脉称小动脉。小动脉的三层结构较完整。中膜内有较发达的平滑肌，亦有肌性动脉之称。较大的小动脉内弹性膜较明显，但无外弹性膜（图2-8-6）。

5. **静脉的结构特点** 静脉同样具有内膜、中膜和外膜，但三层结构分界不很明显。内膜较薄，中膜稍厚，外膜最厚。与相应的动脉相比，静脉数量多，管径大，管壁薄，弹性小。此外，在一些静脉内有向心性开放的静脉瓣（图2-8-6，图2-8-7，图2-8-8）。

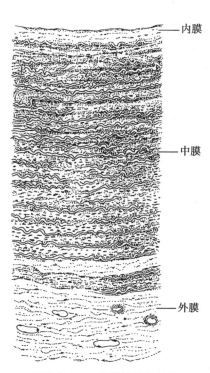

图2-8-4　大动脉的微细结构

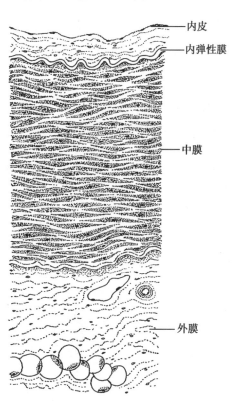

图2-8-5　中动脉的微细结构

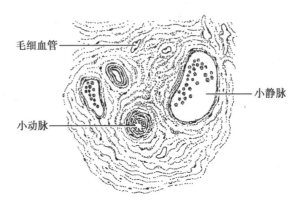

图 2-8-6　小动脉和小静脉的微细结构

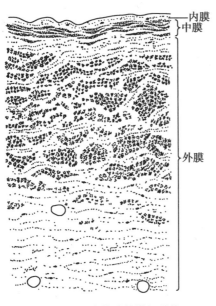

图 2-8-7　大静脉的微细结构

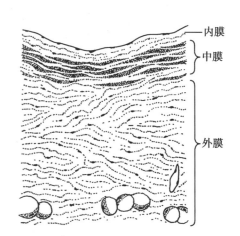

图 2-8-8　中静脉的微细结构

6. 毛细血管

（1）**毛细血管的结构特点**：毛细血管是血液与组织进行物质交换的部位。主要由一层内皮细胞和基膜构成。其分布广,分支多,相互吻合成网。毛细血管径一般为 $6 \sim 9 \mu m$,较小的毛细血管横切面观察仅有一个内皮细胞围成,较大的毛细血管由 $2 \sim 3$ 个内皮细胞围成。

内皮细胞无核的部分较薄,利于物质交换。基膜贴于内皮细胞外。有的毛细血管内皮与基膜之间有一种扁平多突的细胞,称周细胞(图 2-8-9,图 2-8-10)。周细胞的功能未明了,有人认为它们是一种未分化的细胞,也有人认为它们主要起支持作用。

（2）**毛细血管的分类**：根据内皮细胞的结构特点,毛细血管可分为三类(图 2-8-10):①连续毛细血管:最为常见,其特点是内皮细胞薄,并相互连续,相邻内皮细胞之间有紧密连

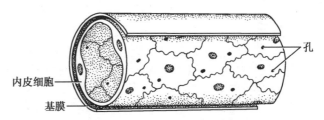

图 2-8-9　毛细血管结构模式图

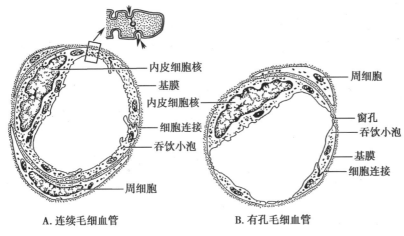

A. 连续毛细血管　　　　　　B. 有孔毛细血管

图 2-8-10　连续毛细血管和有孔毛细血管结构模式图

接、缝隙连接或桥粒,基膜完整,主要分布于结缔组织、肌组织、肺和中枢神经系统等处。②有孔毛细血管:特点是内皮细胞不含核的部分较薄,且有许多贯穿细胞全层的内皮孔,许多器官的毛细血管孔有隔膜封闭,隔膜厚 4～6nm,较一般的细胞膜薄。内皮细胞基底面有连续的基膜。主要存在于胃肠黏膜、一些内分泌腺和肾血管球等处。③血窦:又称窦状毛细血管,管腔大、管壁薄、形状不规则。血窦内皮细胞有孔,相邻内皮细胞之间有较宽的间隙。血窦的通透性大,主要分布于肝、脾、红骨髓和一些内分泌腺中。

（五）微循环

微循环(microcirculation)是指微动脉与微静脉之间的血液循环。一般由六部分组成（图 2-8-11）:

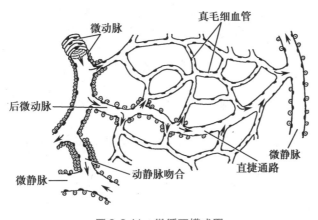

图 2-8-11　微循环模式图

1. **微动脉**　是小动脉靠近毛细血管的部分,管壁除有内皮外,只有一层较完整的平滑肌,微动脉通过平滑肌的舒缩活动,控制微循环的血流量,相当于微循环的总闸门。

2. **中间微动脉**　其管壁平滑肌稀疏分散,已无法构成完整的一层。

3. **真毛细血管**　由中间微动脉分支形成相互吻合的毛细血管网,称真毛细血管,通常简称毛细血管。真毛细血管行程迂回曲折,血流缓慢,是进行物质交换的主要场所。在真毛细血管的起点,有少许环形平滑肌组成的毛细血管前括约肌,是调节微循环的分闸门。

4. **直捷通路**　是中间微动脉的延续,结构与毛细血管相同,只是管径略粗。在组织处于静息状态时,微循环的血流大部分由微动脉经中间微动脉和直捷通路快速流入微静脉,只

173

有小部分血液流经真毛细血管。当组织功能处于活跃状态时,毛细血管前括约肌开放,大部分血液流经真毛细血管网,血液与组织之间进行充分的物质交换。

5. **动—静脉吻合**　由微动脉发出的侧支血管直接与微静脉相通,称动—静脉吻合。特点是途径短,管壁厚,血流速度快。动—静脉吻合主要分布在指、趾、唇和鼻等处的皮肤及某些器官内,它也是调节局部组织血流量的重要结构。

6. **微静脉**　其管壁与毛细血管的结构基本相似,但管径略粗,汇合组成小静脉。

二、心

(一)心的位置及外形

1. **位置**　心位于胸腔的中纵隔内,约 2/3 位于正中线的左侧,1/3 位于正中线的右侧,外裹心包。心向上与出入心的大血管相连,下方邻膈。两侧与纵隔胸膜和肺相邻。前方平对胸骨体和第 2~6 肋软骨,大部分被肺和胸膜所覆盖。后方平对 5~8 胸椎,与左主支气管、食管、左迷走神经、胸主动脉等相邻(图 2-8-12)。

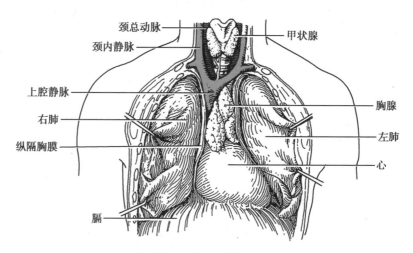

图 2-8-12　心的位置

2. **外形**　心近似倒置的圆锥体,约相当于本人拳头大小。具有一尖、一底、两面、三缘,表面有三条沟(图 2-8-13、14)。

心尖(cardiac apex)朝向左前下方,由左心室构成,相当于左侧第 5 肋间隙距锁骨中线内侧 1~2cm 处,可扪及心尖搏动。

心底(cardiac base)朝向右后上方,与出入心的大血管相连。大部分由左心房,小部分由右心房构成。

两面指胸肋面和膈面。胸肋面(前面)朝向前上方,大部分由右心房和右心室构成,小部分由左心耳和左心室构成。膈面(下面)朝向后下方,约呈水平位,借心包与膈相邻。该面大部分由左心室构成,小部分由右心室构成。

三缘分左、右、下缘。左缘,斜向左下,大部分由左心室,小部分由左心耳构成。右缘,垂直向下,由右心房构成。下缘,较锐,接近水平位,由右心室和心尖构成。

三条沟为心腔表面的分界标志。**冠状沟**(coronary sulcus)近似环形,几呈冠状位。前方被肺动脉所隔断,将心分为右上方的心房和左下方的心室。**前室间沟**(anterior interventricula rgroove)为胸肋面冠状沟向下延至心尖右侧的浅沟。**后室间沟**(posterior interatrial groove)为膈面冠状沟向下至心尖右侧的浅沟,是左、右心室在心表面的标志。在后室间沟与冠状沟交汇处称**房室交点**(crux),是临床上常用的标志。

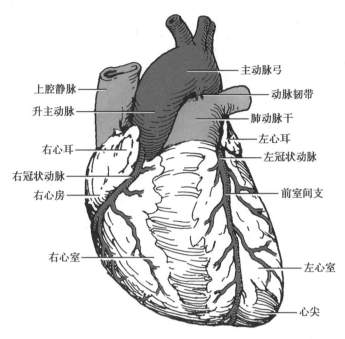

图 2-8-13 心的外形与血管（前面）

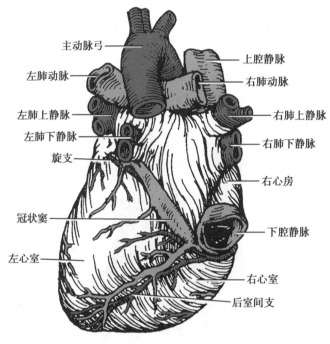

图 2-8-14 心的外形与血管（后面）

（二）各心腔的形态结构

1. **右心房**（right atrium） 是最右侧的心腔，有三个入口：上、下分别有**上腔静脉口**（orifice of superior vena cava）和**下腔静脉口**（orifice of inferior vena cava）。在下腔静脉口与右房室口之间有**冠状窦口**（orifice of coronary sinus）。上、下腔静脉和冠状窦分别将人体上半身、下半身和心壁的静脉血导入右心房。右心房的出口为右房室口，通右心室。

房间隔右心房侧下部有一卵圆形浅凹称**卵圆窝**（fossa ovalis），为胎儿时期卵圆孔闭合后的遗迹。房间隔缺损多发生在此处（图 2-8-15）。

2. **右心室**（right ventricle） 位于右心房左前下方，为心腔最靠前的部分。右心室的入

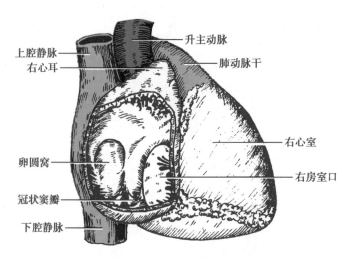

升主动脉
上腔静脉
右心耳
肺动脉干
右心室
右房室口
卵圆窝
冠状窦瓣
下腔静脉

图 2-8-15 右心房的腔面

口为右房室口,口周缘附着三尖瓣环,环的周缘附有 3 片呈三角形的瓣膜,称**三尖瓣**(tricus-pidvalve),即**右房室瓣**(rightatrioventricularvalve)。瓣膜的游离缘有许多腱索连于心室壁上的乳头肌。当右心室收缩时,血液推顶三尖瓣,关闭右房室口,由于乳头肌的收缩、腱索的牵拉,使三尖瓣不致翻向右心房,以阻止血液逆流。

右心室出口为**肺动脉口**,口周缘的纤维环上附有 3 个袋口向上的半月状瓣膜,称**肺动脉瓣**。当右心室收缩时,血液冲开肺动脉瓣,使血液射入肺动脉。心室舒张时,瓣膜关闭,阻止血液逆流入右心室(图 2-8-16,图 2-8-17)。

3. **左心房**(left atrium) 位于右心房的左后方,构成心底的大部分。有四个入口:后方两侧分别有左肺上、下静脉和右肺上、下静脉的开口。左心房的出口为**左房室口**,通向左心室(图 2-8-18)。

4. **左心室**(left ventricle) 位于右心室的左后下方,构成心尖及心的左缘。入口为左房室口,口周缘纤维环上附有**二尖瓣**(mitral valve)。二尖瓣各瓣的边缘和心室面上也有多条

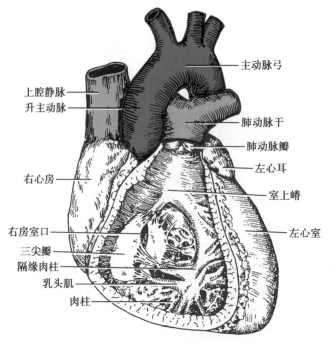

主动脉弓
上腔静脉
升主动脉
肺动脉干
肺动脉瓣
左心耳
室上嵴
右心房
左心室
右房室口
三尖瓣
隔缘肉柱
乳头肌
肉柱

图 2-8-16 右心室的腔面

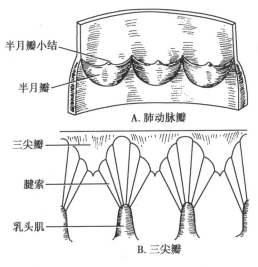

半月瓣小结

半月瓣

A. 肺动脉瓣

三尖瓣

腱索

乳头肌

B. 三尖瓣

图 2-8-17　心瓣膜模式图

腱索连于**乳头肌**(papillary muscle)。

出口为**主动脉口**(aorticorifice),口周缘纤维环上也有三个袋口向上的半月形瓣膜,称**主动脉瓣**(aorticvalve)。每瓣与相对的动脉壁之间的内腔称**主动脉窦**(aorticsinus),可分为左、右、后窦,其中左、右窦分别有左、右冠状动脉的开口(图2-8-18,图2-8-19)。

(三)心壁的微细结构

心壁由心内膜、心肌膜和心外膜构成(图2-8-20)。

1. **心内膜**(endocardium)　为贴于心壁内表面的薄膜,由内皮、内皮下层和内膜

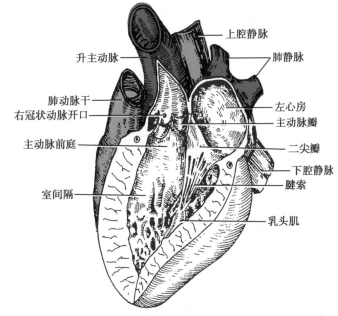

升主动脉

肺动脉干

右冠状动脉开口

主动脉前庭

室间隔

上腔静脉

肺静脉

左心房

主动脉瓣

二尖瓣

下腔静脉

腱索

乳头肌

图 2-8-18　左心房与左心室

主动脉

上腔静脉

主动脉瓣

右心房

三尖瓣

右心室

下腔静脉

肺动脉干

肺动脉瓣

左心房

二尖瓣

左心室

图 2-8-19　心腔各腔的血流方向

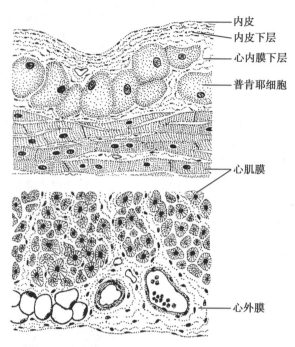

图 2-8-20　心壁的微细结构

下层组成。内皮与出入心的大血管的内皮相延续;内皮下层为一层细密的结缔组织;内膜下层为疏松结缔组织,内含血管、神经及心传导系纤维。

2. **心肌膜**(myocardium)　主要由心肌纤维构成,其间夹有少量疏松结缔组织和毛细血管。

心室肌较心房肌厚,两者互不连续。心室肌有三层,其走行方向是外层斜行,中层环行,内层纵行。在心房肌和心室肌之间、房室口、肺动脉口和主动脉口周围,由致密结缔组织构成坚实的纤维性支架,称心纤维性支架(图 2-8-21)。其质地坚韧而富有弹性构成心壁的纤维骨骼,心房肌和心室肌均附于纤维骨骼上。

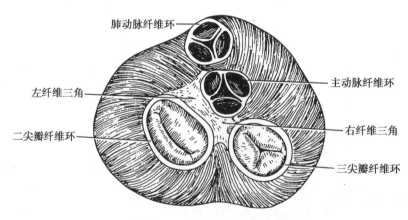

图 2-8-21　纤维环和纤维三角

3. **心外膜**(epicardium)　为浆膜心包的脏层,被覆于心肌层和大血管根部。此外,在左、右心房之间有房间隔,是由两层心内膜夹少量心肌纤维和结缔组织构成。卵圆窝是房间隔的薄弱部位。在左、右心室之间有室间隔,由心肌和心内膜构成。其下部称肌部,较厚;上部中份有一卵圆形薄弱区称为膜部,室间隔缺损多发生在此。

（四）心的传导系统

心的传导系统是由特殊分化的心肌纤维构成,位于心壁内。具有产生兴奋和传导冲动,

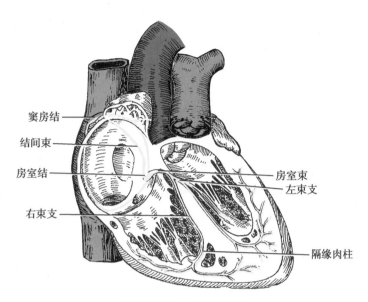

图2-8-22 心传导系统

维持心正常搏动的功能。包括窦房结、房室结、房室束和Purkinje纤维网(图2-8-22)。

1. **窦房结**(sinuatrial node) 位于上腔静脉与右心房之间心外膜的深面,呈椭圆形。窦房结为心的正常起搏点。

2. **房室结**(atroventricular node) 位于冠状窦口与右房室口之间的心内膜深面,呈扁椭圆形,其前端发出房室束。房室结的功能是将窦房结传来的冲动传向心室,是心兴奋的潜在起搏点。

3. **房室束**(atroventricular bundle) 又称His束,起于房室结,沿室间隔膜部后下缘前行,在室间隔肌部上缘分为左、右束支。沿室间隔左、右侧心内膜深面下行,至乳头肌根部开始分散成Purkinje纤维网。

4. **Purkinje纤维网** 左、右束支的分支在心内膜深面交织成心内膜下Purkinje纤维网,其发出的纤维进入心肌,在心肌内形成肌内Purkinje纤维,将冲动快速传至各部心室肌产生同步收缩。

(五)心的血管

1. **动脉** 分布于心壁的动脉为左、右冠状动脉及其分支,它们发自升主动脉(图2-8-15)。

(1) **左冠状动脉**(left coronary artery):起于主动脉左窦,分为旋支和前室间支:**旋支**(circumflex branch)沿冠状沟向左后方行至膈面,并分支分布于左心房及左心室膈面;**前室间支**(anterior interventricular branch)沿前室间沟下行,向左、右两侧及深面发出三组分支,分布于左室前壁、右室前壁一小部分及室间隔前上2/3。

(2) **右冠状动脉**(right coronary artery):起自主动脉右窦,沿冠状沟向右后方行走至房室交点处,分**后室间支**和**左室后支**。右冠状动脉沿途发出分支分布于右心房、右心室、室间隔后下1/3及左室后壁的一部分。还发出分支至窦房结和房室结。

2. **静脉** 心壁的静脉血绝大部分汇入冠状窦注入右心房。

冠状窦位于心膈面的冠状沟内,开口于右心房。主要属支有:**心大静脉**(great cardiac vein),与冠状动脉的前室间支伴行,起自心尖右侧上升转向左后方,沿冠状沟注入冠状窦;**心中静脉**(middle cardiac vein),与后室间支伴行,上升注入冠状窦;**心小静脉**(small cardiac vein),行于右冠状沟内,绕过心右缘注入冠状窦。此外,还有一些心壁内的小静脉直接注入各心腔内。

(六)心的体表投影

心在胸前壁的体表投影一般用下列四点及其间连线表示(图2-8-23)。

左上点:在左侧第二肋软骨下缘,距胸骨左缘约 1.2cm。

右上点:在右侧第三肋软骨上缘,距胸骨右缘约 1cm。

左下点:位于左侧第五肋间隙距前正中线 7~9cm(心尖处)。

右下点:位于右侧第六胸肋关节处。

用弧线连接上述四点即为心在胸前壁的体表投影。

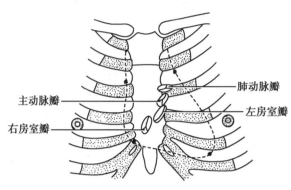

图 2-8-23　心的体表投影

(七) 心包

心包(pericardium)为包裹心和大血管根部的膜性囊,具有保护心及阻止心过度扩张并使心固定于正常位置的功能。分纤维心包和浆膜心包(图 2-8-24)。

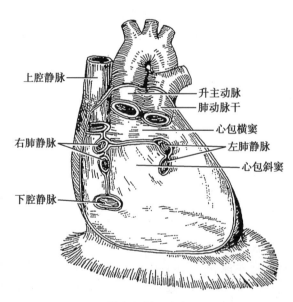

图 2-8-24　心包

纤维心包(fibrous pericardium)是坚韧的结缔组织囊,上方与出入心的大血管外膜相续,下方与膈的中心腱相附着。

浆膜心包(serous pericardium)分脏、壁二层。脏层为心外膜,壁层衬于纤维心包的内面。脏、壁两层在出入心的大血管根部相互移行,两层之间的腔隙称**心包腔**(pericardial cavity),内含少量浆液,起润滑作用。

三、肺循环的血管

1. **肺动脉干**(pulmonary trunk)　系一粗而短的动脉干,起于右心室,经升主动脉右侧

笔记

向左后下方斜行至主动脉弓的下方,分为左、右肺动脉。

左肺动脉(left pulmonary artery)较短,分上、下两支,分别进入左肺上、下叶。

右肺动脉(right pulmonary artery)较长,分三支分别进入右肺上、中、下叶。

左、右肺动脉的各分支在肺实质内反复分支,与各级支气管伴行,最后到达肺泡壁形成毛细血管网。

在肺动脉分叉处稍左侧与主动脉弓下缘之间有一结缔组织索,称**动脉韧带**(arterial ligament),是胚胎时期动脉导管闭锁后的遗迹。动脉导管在出生后六个月仍未闭锁,则称动脉导管未闭,为先天性心脏病之一。

2. **肺静脉**(pulmonary veins) 起自肺泡毛细血管网,并逐级汇合成左肺上、下静脉和右肺上、下静脉,经肺门出肺,注入左心房。肺静脉内为含氧量较高的动脉血。

四、体循环的动脉

体循环的动脉分布极为广泛,且分布有一定特点,表现为:体循环的动脉多对称分布;多走行于躯干和四肢的屈侧等较安全的部位。动脉的口径及配布形式与所供应的器官的功能

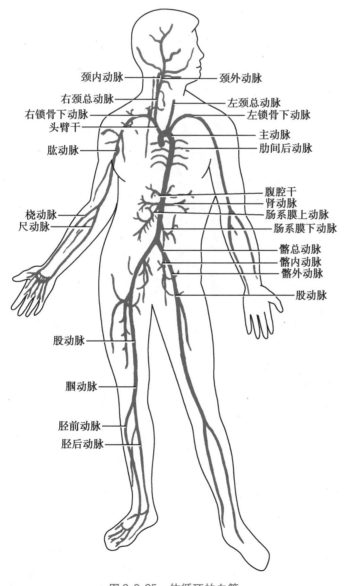

图 2-8-25 体循环的血管

相适应,如肾动脉口径大、胃肠的动脉弓或动脉环、关节周围的动脉网等,以确保满足其功能的需要及它们在位置和形态变化时的血液供应(图2-8-25)。

主动脉(aorta)是体循环的动脉主干,是全身最粗大的动脉。起自左心室,先斜向右上,再弯向左后至第4胸椎体下缘水平,沿脊柱的左前方下行,穿膈的主动脉裂孔入腹腔,继续下行至第4腰椎体下缘。根据其行程可分为升主动脉、主动脉弓和降主动脉三段(图2-8-26)。

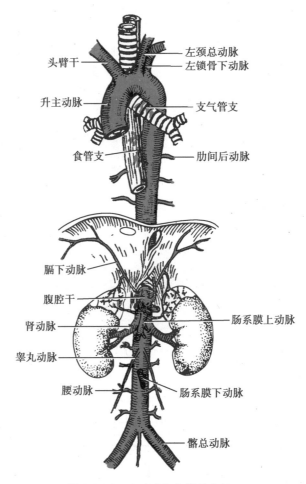

图2-8-26 主动脉行程及分布概况

升主动脉(ascending aorta)起自左心室,向右前上方斜行,达右侧第2胸肋关节处,延续为主动脉弓,升主动脉起始部有左、右冠状动脉发出。

主动脉弓(aortic arch)位于胸骨柄后方,气管和食管前方。主动脉弓的凸侧自右向左发出头臂干、左颈总动脉和左锁骨下动脉。头臂干粗而短,向右上斜行,至右侧胸锁关节后方,分为右颈总动脉和右锁骨下动脉。主动脉弓壁内有压力感受器,具有调节血压的作用。在主动脉弓的下方有2~3个粟粒状小体,称主动脉小球(aortic glomera),是化学感受器,能感受血液中CO_2浓度的变化,当血液中CO_2浓度升高时,可反射性地引起呼吸加深、加快。

降主动脉(descending aorta)是主动脉弓在第4胸椎体下缘至第4腰椎体下缘的一段。以膈为界分为胸主动脉和腹主动脉。腹主动脉在第4腰椎体下缘处分为左、右髂总动脉。髂总动脉沿腰大肌内侧下行,至骶髂关节处分为髂内动脉和髂外动脉(图2-8-18)。

笔记

（一）头颈部的动脉

头颈部的动脉主干为左、右**颈总动脉**（common carotid artery），右侧起至**头臂干**（brachiocephalic trunk），左侧起至主动脉弓。两侧颈总动脉均经同侧胸锁关节的后方，沿气管、食管和喉的外侧上行，至甲状软骨上缘高度，分为颈内动脉和颈外动脉。颈总动脉、颈内静脉和迷走神经共同被包于颈动脉鞘内（图 2-8-27）。

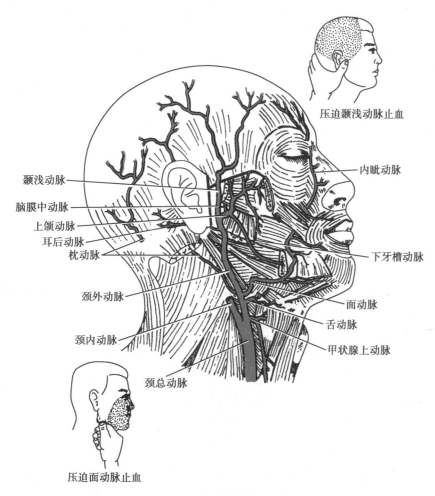

压迫颞浅动脉止血

颞浅动脉
脑膜中动脉
上颌动脉
耳后动脉
枕动脉
颈外动脉
颈内动脉
颈总动脉

内眦动脉

下牙槽动脉

面动脉
舌动脉
甲状腺上动脉

压迫面动脉止血

图 2-8-27　颈外动脉及其分支

在颈总动脉分叉处有两个重要结构，即颈动脉窦和颈动脉小球。**颈动脉窦**（carotid sinus）是颈总动脉末端和颈内动脉起始处的膨大部分。窦壁内有压力感受器，当血压升高时，可反射性引起心跳减慢减弱、血管扩张、血压下降。

颈动脉小球（carotid glomus）附着于颈总动脉分叉处的后壁，是一扁椭圆形小体，为化学感受器，能感受血液中 CO_2 浓度的变化。当 CO_2 浓度升高时，可反射性促使呼吸加深加快。

1. **颈外动脉**（external carotid artery）　自颈总动脉分出后，在胸锁乳突肌深面上行，穿腮腺实质，至下颌颈处分为颞浅动脉和上颌动脉两个终支。其主要分支有甲状腺上动脉、面动脉、颞浅动脉、上颌动脉等（图 2-8-27）：

（1）**甲状腺上动脉**（superior carotid artery）：自颈外动脉起始部发出，行向前下方至甲状腺两侧叶上端，分支分布于甲状腺和喉。

（2）**面动脉**（facial artery）：沿下颌下腺深面行向前上，在咬肌前缘处，绕过下颌骨体下缘至面部，然后经口角和鼻翼的外侧，向上至眼内眦改称为内眦动脉。面动脉的分支分布于面前部、腭扁桃体和下颌下腺。面动脉在咬肌前缘绕过下颌骨体下缘处位置表浅，在活体上

183

可摸到动脉搏动。当面部出血时,可在该处进行压迫止血。

（3）**颞浅动脉**（superficial temporal artery）：在外耳门前方和颧弓根部上行,分支分布于腮腺、额部、颞部和顶部软组织。在活体外耳门前上方颧弓根部可摸到颞浅动脉搏动,头前外侧部出血时,可在此进行压迫止血。

（4）**上颌动脉**（maxillary artery）：经下颌颈深面入颞下窝,分支分布于口腔、鼻腔、外耳道、中耳、咀嚼肌和硬脑膜等处。其中分布于硬脑膜的分支称硬脑膜中动脉,该动脉向上经棘孔入颅,随后分前、后两支。前支经过翼点内面,当颞部颅骨骨折时,易损伤出血,导致硬脑膜外血肿。

2. **颈内动脉**（internal carotid artery）　自颈总动脉分出后,位于颈外动脉的外侧,向上经颈动脉管入颅腔,分布于脑和视器等处（图2-9-28）。

（二）锁骨下动脉及上肢的动脉

1. **锁骨下动脉**（subclavian artery）　左侧起自主动脉弓,右侧起自头臂干。先向外上至颈根部,经胸膜顶前方,至第1肋外缘移行为腋动脉。主要分布于脑、颈、肩和胸壁等处,其主要分支有椎动脉、胸廓内动脉、甲状颈干等。

（1）**椎动脉**（vertebral artery）：经上6个颈椎的横突孔和枕骨大孔入颅腔,分支分布于脑和脊髓（图2-8-28）。

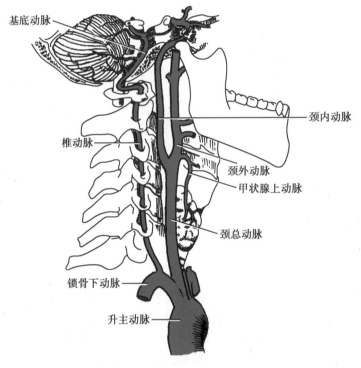

图2-8-28　颈内动脉与椎动脉的走行

（2）**胸廓内动脉**（interbral artery）：在椎动脉起点的相对侧向下发出,进入胸腔后,沿第1～6肋软骨后面下行,其较粗的终支穿膈进入腹直肌鞘下行,该支称腹壁上动脉,并与腹壁下动脉吻合,分支分布于胸前壁、乳房、心包和膈等处。

（3）**甲状颈干**（thyrocervial trunk）：为一短干,其主要分支有甲状腺下动脉,主要分布于甲状腺和喉。

2. **上肢的动脉**营养上肢的动脉主干主要有腋动脉、肱动脉、尺动脉和桡动脉等（图2-8-29）。

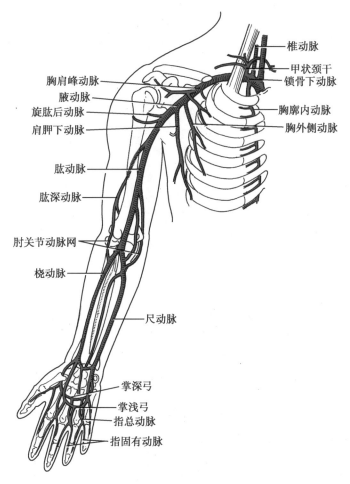

图 2-8-29 上肢的动脉

（1）**腋动脉**（axillary artery）：由锁骨下动脉延续而来，在腋窝内行向外下，至臂部移行为肱动脉。腋动脉分支布于肩部、胸前外侧壁及乳房等处。

（2）**肱动脉**（brachial artery）：沿肱二头肌内侧缘下行，至肘窝分为尺动脉和桡动脉。肱动脉沿途分支布于臂部及肘关节。该动脉在肱二头肌腱内侧可触及其搏动，此处为测量血压时的听诊部位。

（3）**尺动脉**（ulnar artery）和**桡动脉**（radial artery）：分别沿前臂前面的尺、桡两侧下行，经腕部至手掌形成掌浅弓和掌深弓。桡动脉在腕上部位置表浅，可触及其搏动，是计数脉搏和中医切脉的常用部位。

（4）**掌浅弓**（superficial palmar arch）和**掌深弓**（deep palmar arch）：掌浅弓和掌深弓均由尺、桡两动脉的终支及分支相互吻合而成。**掌浅弓**位于指屈肌腱的浅面，**掌深弓**位于指屈肌腱深面。两动脉弓发出分支布于手掌和手指（图 2-8-30，图 2-8-31，图 2-8-32，图 2-8-33）。

（三）胸部的动脉

胸主动脉（thoracic aorta）位于脊柱左前方，其分支分为壁支和脏支（图 2-8-34）：

1. **壁支** 主要为 11 对肋间后动脉，位于肋间隙内，沿肋沟走行；走行在第 12 肋下缘的动脉称肋下动脉，分布于胸壁、腹壁上部、背部和脊髓等处。

2. **脏支** 主要有支气管支、食管支和心包支，均较细小，分别分布于各级支气管、食管和心包等处。

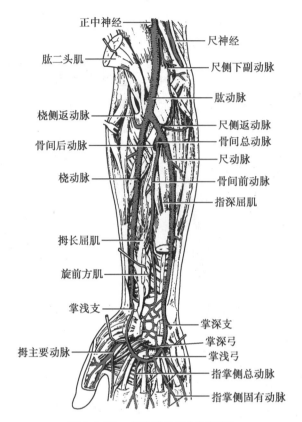

正中神经
尺神经
肱二头肌
尺侧下副动脉
肱动脉
桡侧返动脉
尺侧返动脉
骨间后动脉
骨间总动脉
尺动脉
桡动脉
骨间前动脉
指深屈肌
拇长屈肌
旋前方肌
掌浅支
掌深支
掌深弓
拇主要动脉
掌浅弓
指掌侧总动脉
指掌侧固有动脉

图 2-8-30 前臂的动脉(掌侧面)

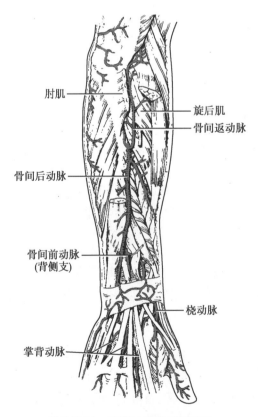

肘肌
旋后肌
骨间返动脉
骨间后动脉
骨间前动脉
(背侧支)
桡动脉
掌背动脉

图 2-8-31 前臂的动脉(背侧面)

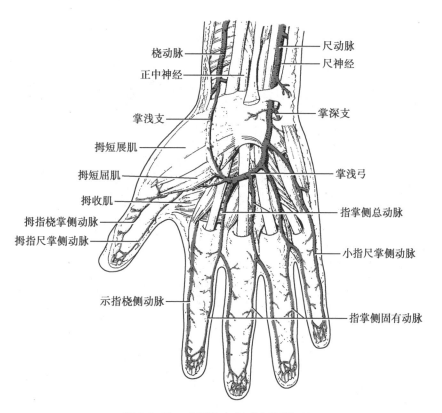

桡动脉

正中神经

掌浅支

拇短展肌

拇短屈肌

拇收肌

拇指桡掌侧动脉

拇指尺掌侧动脉

示指桡侧动脉

尺动脉

尺神经

掌深支

掌浅弓

指掌侧总动脉

小指尺掌侧动脉

指掌侧固有动脉

图 2-8-32　手部的动脉(掌侧面浅层)

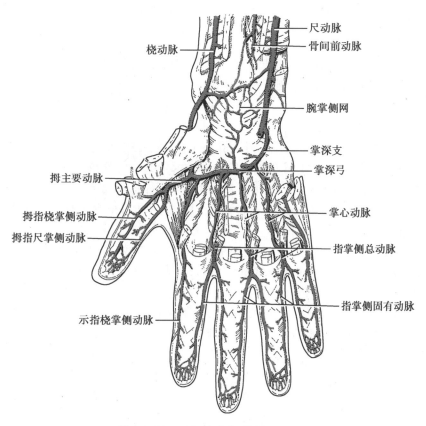

桡动脉

拇主要动脉

拇指桡掌侧动脉

拇指尺掌侧动脉

示指桡掌侧动脉

尺动脉

骨间前动脉

腕掌侧网

掌深支

掌深弓

掌心动脉

指掌侧总动脉

指掌侧固有动脉

图 2-8-33　手部的动脉(掌侧面深层)

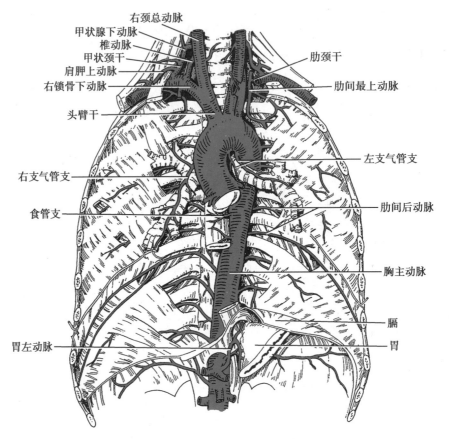

右颈总动脉
甲状腺下动脉
椎动脉
甲状颈干
肩胛上动脉
右锁骨下动脉
头臂干
右支气管支
食管支
胃左动脉

肋颈干
肋间最上动脉
左支气管支
肋间后动脉
胸主动脉
膈
胃

图 2-8-34　胸主动脉及其分支

(四) 腹部的动脉

腹主动脉(abdominal aorta)位于脊柱前方,其分支也分为壁支和脏支。壁支主要有四对腰动脉,分布于腹后壁、腹前外侧壁和脊髓等处。脏支包括成对和不成对两类,成对的有肾上腺中动脉、肾动脉和睾丸动脉(或卵巢动脉)。不成对的有腹腔干、肠系膜上动脉和肠系膜下动脉(图 2-8-35)。

1. **腹腔干**(celiac trunk)　自主动脉裂孔稍下方起于腹主动脉前壁并立即分为胃左动脉、肝总动脉和脾动脉三支。①**胃左动脉**(left gastric artery):分布于食管的下段和胃小弯侧的胃壁。②**肝总动脉**(common hepatic artery):行向右前方,于十二指肠上部的上方分为肝固有动脉和胃十二指肠动脉。肝固有动脉布于肝、胆囊和胃小弯侧的胃壁等处;胃十二指肠动脉布于胃大弯侧的胃壁、大网膜、十二指肠和胰头等处。③**脾动脉**(splenic artery):沿胰上缘左行,分布于胰、脾、胃大弯侧及胃底部的胃壁和大网膜(图 2-8-36,图 2-8-37)。

2. **肠系膜上动脉**(superiormesenteric artery)　发自腹腔干的稍下方,经胰头与十二指肠水平部之间,进入肠系膜根内,斜向右下行至右髂窝,其主要分支有(图 2-8-38):①**空肠动脉**(jejunalarteries)和**回肠动脉**(ilealarteries):行于肠系膜内,分布于空肠和回肠。②**回结肠动脉**(ileocolic artery):分布于回肠末段、盲肠、阑尾和升结肠的起始部。此外,回结肠动脉还发出一支阑尾动脉分布于阑尾(图 2-8-39)。③**右结肠动脉**(rightcolic artery):分布于升结肠。④**中结肠动脉**(middlecolic artery):分布于横结肠。

3. **肠系膜下动脉**(inferior mesenteric artery)　约在第 3 腰椎平面发出,向左下方进入乙状结肠系膜内,其分支有:①**左结肠动脉**(left colic artery):分布于降结肠。②**乙状结肠动脉**(sigmoid arteries):分布于乙状结肠,并与左结肠动脉和直肠上动脉吻合。③**直肠上动脉**(superiorrectal artery):分布于直肠上部,向下与直肠下动脉吻合(图 2-8-40)。

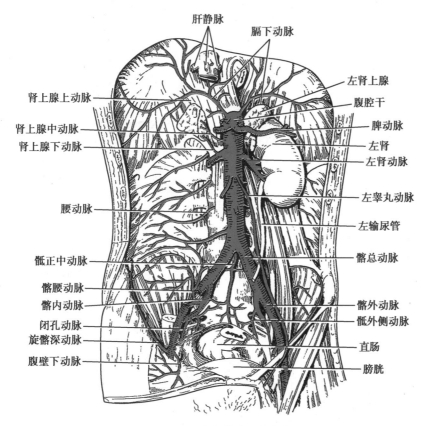

图 2-8-35　腹主动脉及其分支

肝静脉
膈下动脉
肾上腺上动脉
肾上腺中动脉
肾上腺下动脉
腰动脉
骶正中动脉
髂腰动脉
髂内动脉
闭孔动脉
旋髂深动脉
腹壁下动脉

左肾上腺
腹腔干
脾动脉
左肾
左肾动脉
左睾丸动脉
左输尿管
髂总动脉
髂外动脉
骶外侧动脉
直肠
膀胱

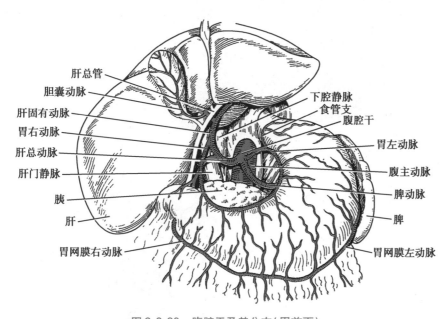

图 2-8-36　腹腔干及其分支（胃前面）

肝总管
胆囊动脉
肝固有动脉
胃右动脉
肝总动脉
肝门静脉
胰
肝
胃网膜右动脉

下腔静脉
食管支
腹腔干
胃左动脉
腹主动脉
脾动脉
脾
胃网膜左动脉

笔记

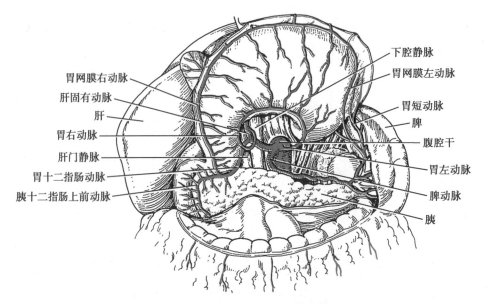

胃网膜右动脉
肝固有动脉
肝
胃右动脉
肝门静脉
胃十二指肠动脉
胰十二指肠上前动脉

下腔静脉
胃网膜左动脉
胃短动脉
脾
腹腔干
胃左动脉
脾动脉
胰

图 2-8-37 腹腔干及其分支(胃后面)

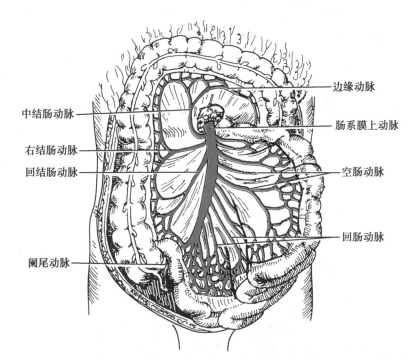

中结肠动脉
右结肠动脉
回结肠动脉

阑尾动脉

边缘动脉
肠系膜上动脉
空肠动脉

回肠动脉

图 2-8-38 肠系膜上
动脉及其分支

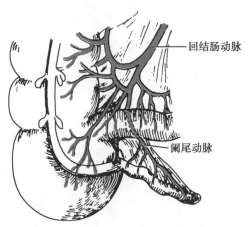

回结肠动脉

阑尾动脉

图 2-8-39 阑尾动脉

笔记

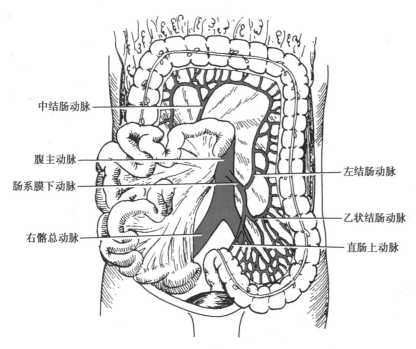

图 2-8-40 肠系膜下动脉及其分支

4. **肾上腺中动脉** 约平对第 1 腰椎高度发自腹主动脉,分布于肾上腺。

5. **肾动脉** 约平对第 1~2 腰椎高度发出,向外侧横行经肾门入肾(图 2-8-35)。

6. **睾丸动脉** 细而长,发自肾动脉下方,沿腰大肌前面斜向外下方,穿腹股沟管,参与精索组成,故又称精索内动脉,入阴囊后分布于睾丸和附睾。在女性,该动脉称卵巢动脉,分布于卵巢(图 2-8-35)等处。

(五)盆部和下肢的动脉

髂总动脉(common iliac artery)自第 4 腰椎体下缘高度处发自腹主动脉末端,分别行向外下,至骶髂关节前方分为髂内动脉和髂外动脉(图 2-8-41)。

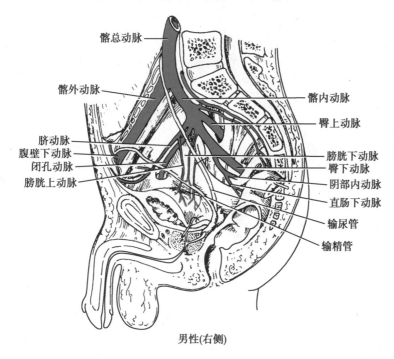

男性(右侧)

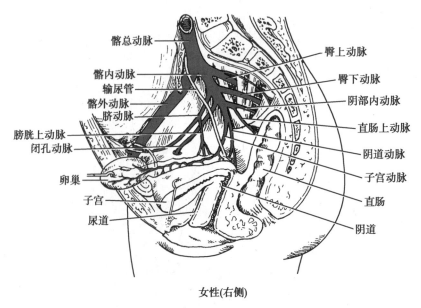

女性(右侧)

图2-8-41　盆腔的动脉

髂内动脉(internal iliac artery)入盆腔,**髂外动脉**(external iliac artery)沿腰大肌内侧缘下行,经腹股沟韧带中点稍内侧的后方进入股前部,延续为股动脉。髂外动脉在腹股沟韧带的稍上方发出腹壁下动脉。腹壁下动脉行向内上进入腹直肌,并与胸廓内动脉的终支腹壁上动脉吻合。

1. **盆部的动脉**　主干是髂内动脉。该动脉较粗短,起自髂总动脉末端后立即下降入盆腔,也分为脏支和壁支。

（1）**脏支**:主要有①**直肠下动脉**(inferiorrectal artery):分布于直肠的下部。②**子宫动脉**(uterine artery):沿盆腔侧壁下行,在子宫颈外侧1~2cm处跨过输尿管的前上方,分布于子宫、输卵管和阴道等处(图2-8-42)。③**阴部内动脉**(internal pudendal artery):分布于肛区和外生殖器官,分布于肛区的分支称肛动脉(图2-8-43)。

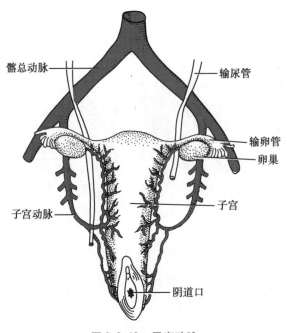

图2-8-42　子宫动脉

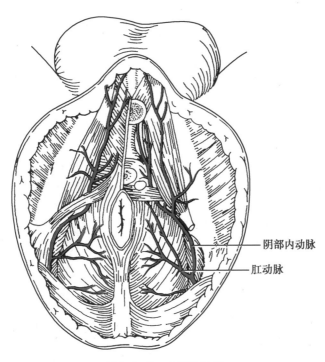

图 2-8-43 会阴的动脉

（2）**壁支**：主要有①**臀下动脉**分布于臀大肌。②**闭孔动脉**分布于髋关节及大腿内侧部。

2. **下肢的动脉** 主干主要有股动脉、腘动脉、胫前动脉和胫后动脉等。

（1）**股动脉**（femoral artery）：为髂外动脉向下的延续，在股三角内下行，逐渐转向后方，进入腘窝移行为腘动脉。股动脉分支分布于股部及髋关节（图 2-8-44）等处。

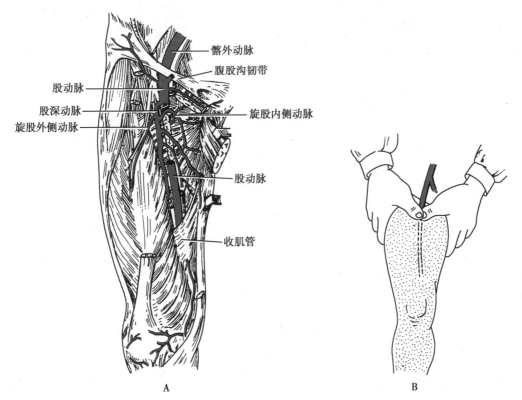

图 2-8-44 股动脉及其分支

（2）**腘动脉**（popliteal artery）：沿腘窝正中下行，分支分布于膝关节及附近的肌。腘动脉在腘窝的下部分为胫前动脉和胫后动脉（图2-8-45）。

（3）**胫前动脉**（anterior tibial artery）：发出后穿小腿骨间膜至小腿前群肌之间下行，经踝关节前方至足背，移行为足背动脉。胫前动脉分布于小腿肌前群；足背动脉布于足背及足趾等处。在内、外踝前方连线中点处可触及足背动脉的搏动（图2-8-46，图2-8-47）。

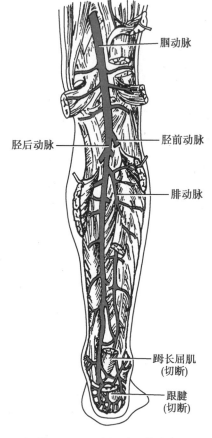

图2-8-45 小腿后面的动脉

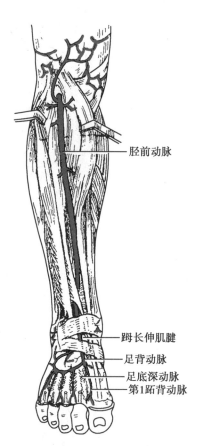

图2-8-46 小腿前面与足背的动脉

（4）**胫后动脉**（posterior tibial artery）：沿小腿肌后群浅、深两层之间下行，经内踝后方进入足底，移行为足底内侧动脉和足底外侧动脉。胫后动脉分布于小腿肌后群和外侧群；足底内、外侧动脉分布于足底（图2-8-48）。

五、体循环的静脉

体循环静脉在结构和配布上主要有以下特点：静脉与同级动脉比较，数量多、管壁薄、管腔大；静脉之间吻合更丰富，如静脉网和静脉丛等；静脉内面一般都有向心开放的半月形**静脉瓣**（venousvalve），有阻止血液逆流的作用（图2-8-49）。四肢静脉的静脉瓣较多，下肢更多，但头面部静脉和肝门静脉无静脉瓣；静脉按其位置又分为浅静脉和深静脉。浅静脉位于浅筋膜内，有些部位可透过皮肤看到，又称皮下静脉，为临床上静脉穿刺的常用部位；深静脉位于深筋膜的深面，多与同名动脉伴行，其收集静脉血的范围与伴行动脉的供血范围基本相同，故称伴行静脉。

体循环静脉按其注入右心房的途径分为上腔静脉系，下腔静脉系和心静脉系（见心的血管）。

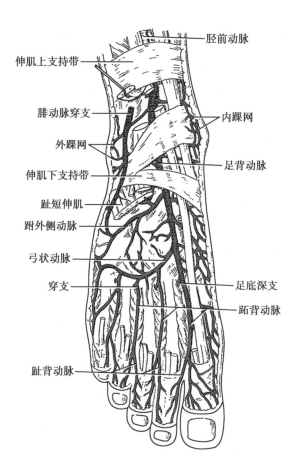

伸肌上支持带

腓动脉穿支

外踝网

伸肌下支持带

趾短伸肌

跗外侧动脉

弓状动脉

穿支

趾背动脉

胫前动脉

内踝网

足背动脉

足底深支

跖背动脉

图2-8-47 足背动脉及其分支

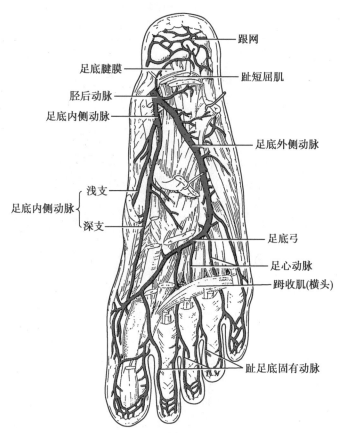

跟网

足底腱膜

趾短屈肌

胫后动脉

足底内侧动脉

足底外侧动脉

浅支

足底内侧动脉

深支

足底弓

足心动脉

姆收肌(横头)

趾足底固有动脉

图2-8-48 足底的动脉(右侧)

笔记

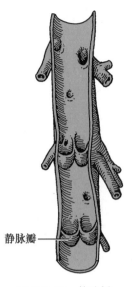

图 2-8-49　静脉瓣

静脉瓣

（一）上腔静脉系

主干是**上腔静脉**（superior vena cava），它由左、右头臂静脉在胸骨柄后方汇合而成（图 2-8-50）。上腔静脉沿升主动脉右侧下行注入右心房，在注入前尚有奇静脉注入。上腔静脉主要收集头颈、胸部（心除外）和上肢的静脉血。

头臂静脉（brachiocephalic vein）（无名静脉）左右各一，由同侧的颈内静脉和锁骨下静脉汇合而成，汇合处的夹角称**静脉角**（venous angle），有淋巴导管注入。

1. **头颈部的静脉**　头颈部每侧主要有颈内静脉和颈外静脉两条静脉干（图 2-8-51）。

（1）**颈内静脉**（internal jugular vein）：为颈部最粗大的静脉干，上端在颅底颈静脉孔处与乙状窦相续，向下与颈内动脉及颈总动脉伴行，至胸锁关节后方与同侧的锁骨下静脉汇合成头臂静脉。颈内静脉通过颅内、外的属支收

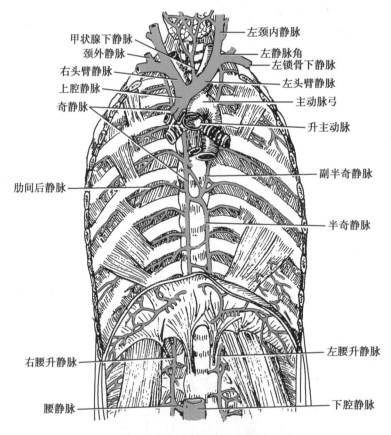

图 2-8-50　上腔静脉及其属支

甲状腺下静脉
颈外静脉
右头臂静脉
上腔静脉
奇静脉
肋间后静脉
右腰升静脉
腰静脉

左颈内静脉
左静脉角
左锁骨下静脉
左头臂静脉
主动脉弓
升主动脉
副半奇静脉
半奇静脉
左腰升静脉
下腔静脉

集颅内、视器、面部和颈部的静脉血。其颅外主要有面静脉等属支。

面静脉（facial vein）起于内眦静脉，与面动脉伴行，至舌骨平面汇入颈内静脉。面静脉借内眦静脉、眼静脉与颅内海绵窦相交通。由于面静脉在口角以上一般无瓣膜，因此，当面部尤其是鼻根至两侧口角的三角区发生感染处理不当时，病菌可上行引起颅内感染，故临床上称此三角为危险三角（图 2-8-52）。

笔记

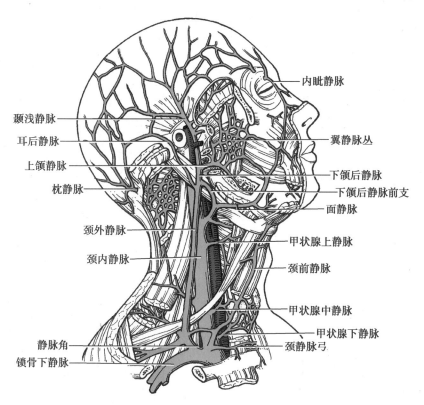

图 2-8-51 头颈部的静脉

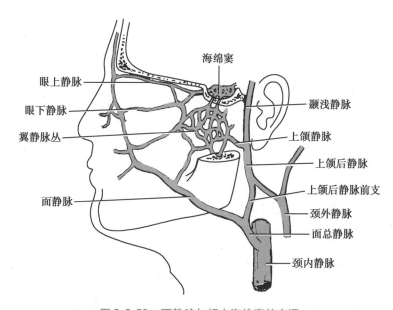

图 2-8-52 面静脉与颅内海绵窦的交通

（2）**颈外静脉**（external jugular vein）：是颈部最大的浅静脉（图 2-8-51），在胸锁乳突肌表面下行，穿深筋膜注入锁骨下静脉。颈外静脉管腔较大，位置表浅，在小儿病人常被选作穿刺抽血的静脉。

（3）**头皮静脉**为颅顶浅筋膜内静脉的总称。小儿的头皮静脉极其丰富，呈网状分布，表浅易见。头皮静脉有以下特点：多与动脉伴行；静脉外膜与"头皮"纤维束紧密相连，致使静脉较固定而不易滑动。所以，临床上小儿静脉输液时常选用头皮静脉。由于头皮静脉穿刺或损伤后不易回缩而出血较多，故需压迫止血，同时也能防止气栓进入颅内。

2. 上肢的静脉 上肢的静脉分深、浅静脉,上肢的深静脉与同名动脉伴行,最后行向内上移行为锁骨下静脉。上肢的浅静脉主要有(图 2-8-53):

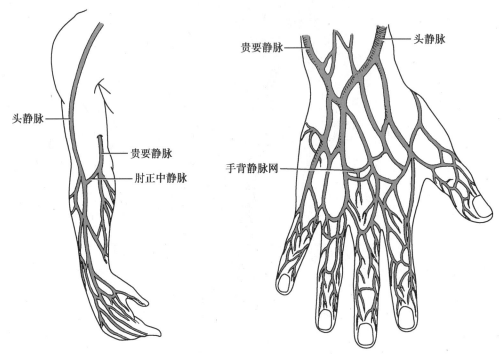

图 2-8-53 上肢浅静脉及手背静脉网

(1) **手背静脉网**:手背静脉数目多且吻合成网状,位置表浅,为临床输液常选用的静脉。

(2) **头静脉**(cephalic vein):起于手背静脉网的桡侧,沿上肢的前外侧上行,最后注入腋静脉。

(3) **贵要静脉**(basilic vein):起于手背静脉网的尺侧,沿前臂前内侧上行,于臂中点的稍下方注入肱静脉。

(4) **肘正中静脉**(median cubital vein):位于肘窝的浅面,连于头静脉及贵要静脉之间,连接形式变异较大,由于肘正中静脉是粗短的静脉干,所以是临床取血和静脉注射常选用的血管。

3. 胸部的静脉 胸部静脉主干是**奇静脉**(azygos vein),该静脉沿脊柱胸段的右缘上

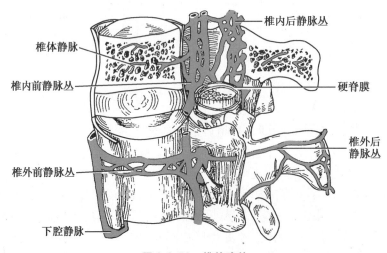

图 2-8-54 椎静脉丛

行,行至第 4 胸椎高度向前经右肺根上方注入上腔静脉(图 2-8-50)。它主要收集胸壁、食管、气管及支气管等处的静脉血(图 2-8-54)。

(二)下腔静脉系

主干是**下腔静脉**,该静脉在第 5 腰椎平面由左、右髂总静脉汇合而成,沿腹主动脉右侧上行,经肝后缘穿膈的腔静脉孔入胸腔,注入右心房。下腔静脉主要收集下肢、盆部和腹部的静脉血(图 2-8-55、图 2-8-56)。

1. **下肢的静脉** 下肢静脉的瓣膜比上肢静脉多,也有深、浅静脉之分。深、浅静脉之间

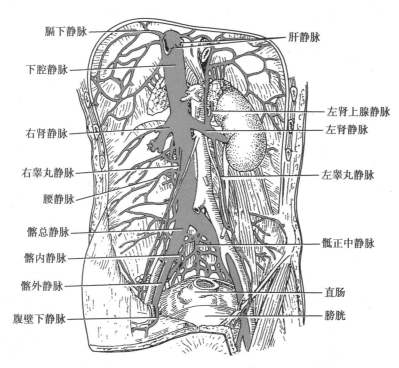

图 2-8-55 下腔静脉及属支

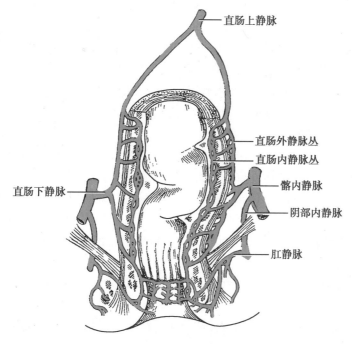

图 2-8-56 直肠的静脉

有丰富的交通支。下肢的深静脉与同名动脉伴行,最后上行续于髂外静脉。下肢的浅静脉主要有(图2-8-57):

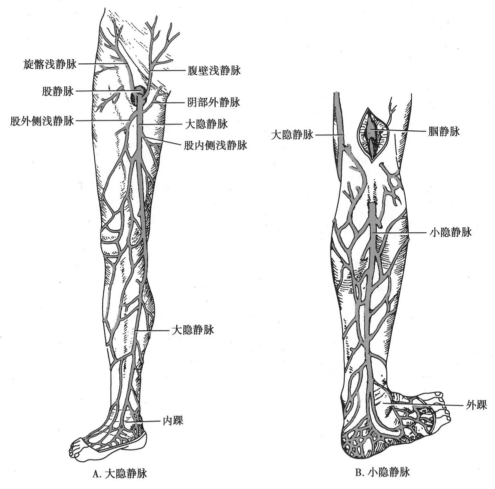

图2-8-57 下肢的浅静脉

(1) **大隐静脉**(great saphenous vein):于足背内侧缘起于足背静脉弓的内侧,经内踝前方,沿小腿和大腿内侧上行,于腹股沟韧带稍下方注入股静脉。大隐静脉在内踝前方,位置较表浅且恒定,临床上常在此行静脉切开术和静脉输液。此外,大隐静脉也是静脉曲张的好发部位。

(2) **小隐静脉**(small saphenous vein):在足背的外侧缘起于足背静脉弓的外侧,经外踝后方、小腿后面上行至腘窝,注入腘静脉。

2. **盆部的静脉和髂总静脉** 盆部静脉主干为髂内静脉,并与同侧髂外静脉汇合成髂总静脉。

(1) **髂内静脉**(internal iliac vein):髂内静脉及其属支均与同名动脉伴行,收集范围与髂内动脉分布范围基本一致。不同的是盆腔器官多形成静脉丛,如直肠静脉丛、子宫静脉丛和膀胱静脉丛等。

(2) **髂外静脉**(external inliac vein):髂外静脉是股静脉向上的延续,主要收集腹前壁下部和下肢的静脉血。

(3) **髂总静脉**(common iliac vein):位于髂总动脉的后内侧,由同侧髂内静脉与髂外静脉在骶髂关节前方汇合而成,行向内上,在第5腰椎高度合成下腔静脉。

3. **腹部的静脉** 腹部的静脉都直接或间接地注入下腔静脉,腹部的静脉主要有肝门静脉、肾静脉、睾丸静脉和肝静脉等。

（1）**肝门静脉**(hepatic portal vein)：肝门静脉为一条粗短的静脉干,由肠系膜上静脉和脾静脉在胰头后方汇合而成。肝门静脉在肝十二指肠韧带内上行,经肝门入肝(图 2-8-58),主

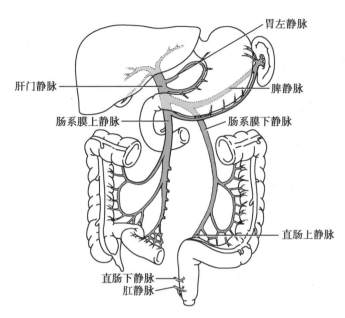

图 2-8-58 肝门静脉及主要属支

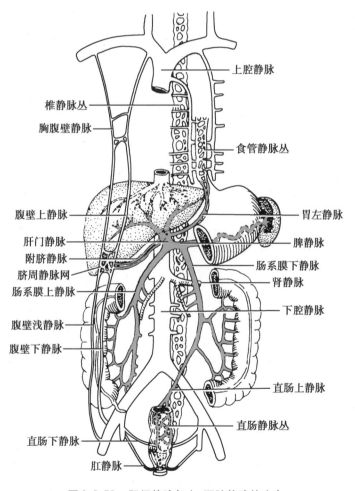

图 2-8-59 肝门静脉与上、下腔静脉的吻合

要收集除肝外腹腔不成对器官的静脉血。

肝门静脉主要有**脾静脉**(splenic vein)、**肠系膜上静脉**(superior mesenteric vein)、**肠系膜下静脉**(inferior mesenteric vein)、**胃左静脉**(left gastric vein)、**胃右静脉**(right gastric vein)、**胆囊静脉**(cystic vein)和**附脐静脉**(paraumbilical vein)等。

肝门静脉借其属支与上、下腔静脉之间存在着多处吻合,最具临床意义的有食管静脉丛,直肠静脉丛和脐周静脉网(图2-8-59)。正常情况下,吻合支细小且血流量少,静脉血分别流向所属静脉系。由于肝门静脉无静脉瓣,当肝门静脉血液回流受阻时(如肝硬化等疾病),肝门静脉的血液可经上述静脉丛回流形成侧支循环。临床上发现,在肝硬化晚期引起门脉高压时,由于大量血液需经细小的静脉属支回流,引起静脉属支的迂曲扩张,产生一些临床症状和体征,如脾肿大和腹水等,一旦食管和直肠等处的静脉丛破裂,还可出现呕血及便血。

（2）**肾静脉**(renal vein)：与肾动脉伴行,注入下腔静脉。

（3）**睾丸静脉**(testicular vein)：起于睾丸和附睾。右侧的注入下腔静脉;左侧的向上呈直角注入左肾静脉,故左睾丸静脉易发生静脉曲张。在女性又称卵巢静脉。

（4）**肝静脉**(hepatic vein)：一般有2～3条,在肝后缘注入下腔静脉。

第二节　淋　巴　系　统

一、概　述

淋巴系统(lymphatic system)是脉管系统的组成部分,由淋巴管道、淋巴器官和淋巴组织组成(图2-8-60)。淋巴系统内流动着的液体,即为淋巴。

当血液流经毛细血管动脉端时,一些液体经毛细血管壁进入组织间隙,形成组织液。组织液在与细胞进行物质交换后,大部分经毛细血管静脉端重新吸收入静脉,小部分组织液和大分子物质则进入毛细淋巴管成为淋巴。淋巴沿各级淋巴管道和淋巴结的淋巴窦向心流动,最后注入静脉。因此,淋巴系统是心血管系统的辅助系统,协助静脉引流组织液。此外,淋巴器官和淋巴组织还具有产生淋巴细胞、过滤淋巴和进行免疫应答的功能(图2-8-61)。

淋巴器官是以淋巴组织为主构成的器官,包括淋巴结、脾、胸腺和扁桃体等。根据结构和功能的不同分为**中枢淋巴器官**(central lymphoid organ)和**周围淋巴器官**(peripheral lymphoid organ)两类。

①中枢淋巴器官包括胸腺和骨髓,是淋巴细胞早期分化的场所,胎儿出生前已发育完善。淋巴干细胞在中枢淋巴器官内,不受抗原刺激的直接影响,可分裂、分化成为具有特异性抗原受体的淋巴细胞。②周围淋巴器官包括淋巴结、扁桃体和脾等,胎儿出生后数月才逐渐发育完善。其内含有中枢淋巴器官输入具有特异性抗原受体的淋巴细胞,是进行免疫应答的主要场所。在抗原刺激下,T、B细胞能产生大量效应细胞或抗体,执行相应的免疫应答。

淋巴组织是含有大量淋巴细胞的网状组织,除淋巴器官外,消化、呼吸等管道的黏膜内均含有丰富的淋巴组织,起着抵御有害因子侵入机体的屏障作用。

二、淋　巴　管　道

淋巴管道(lymphatic vessel)包括毛细淋巴管、淋巴管、淋巴干和淋巴导管。

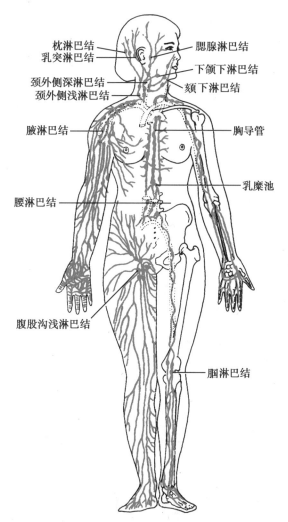

图 2-8-60　淋巴系统模式图

图中标注：
枕淋巴结
乳突淋巴结
颈外侧深淋巴结
颈外侧浅淋巴结
腋淋巴结
腰淋巴结
腹股沟浅淋巴结
腮腺淋巴结
下颌下淋巴结
颏下淋巴结
胸导管
乳糜池
腘淋巴结

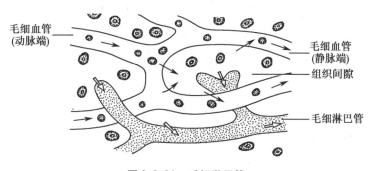

图中标注：
毛细血管（动脉端）
毛细血管（静脉端）
组织间隙
毛细淋巴管

图 2-8-61　毛细淋巴管

（一）毛细淋巴管

毛细淋巴管（lymphatic capillary）是淋巴管道的起始部，以膨大的盲端始于组织间隙，彼此相互吻合成毛细淋巴管网。毛细淋巴管的特点是管腔大、形状不规则壁薄，仅由内皮和极薄的结缔组织构成。内皮间隙较宽，缺乏连续基膜，通透性大，所以一些大分子物质如蛋白质、癌细胞、细菌、异物、细胞碎片等比较容易进入毛细淋巴管。毛细淋巴管分布广泛，除脑、脊髓、骨髓、软骨、牙釉质、上皮、角膜、晶状体等处外，几乎遍布全身各处。

（二）淋巴管

淋巴管(lymphatic vessel)由毛细淋巴管相互吻合而成。其管壁结构与小静脉相似,但管径较细,管壁较薄。淋巴管内有丰富的瓣膜,具有防止淋巴逆流的功能,外观上呈串珠状或藕节状。淋巴管在向心行程中要经过1个或多个淋巴结。淋巴管分浅、深两种:浅淋巴管位于浅筋膜内,收纳皮肤、皮下组织的淋巴,多与浅静脉伴行;深淋巴管位于深筋膜的深面,多与深部的血管神经伴行,收纳深部的淋巴。浅、深淋巴管间有丰富的交通。

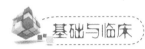

基础与临床

急性淋巴管炎

急性淋巴管炎指致病菌从皮肤、黏膜的破损处或其他感染病灶侵入淋巴管,引起淋巴管及其周围组织的急性炎症。急性淋巴管炎分为网状淋巴管炎和管状淋巴管炎。网状淋巴管炎即为丹毒,常伴有周围淋巴结肿大和疼痛,感染加重可导致全身脓毒血症。管状淋巴管炎分浅、深两种。浅层淋巴管炎,在病灶表面出现一条或多条"红线",硬而有压痛。深层急性淋巴管炎不出现红线,但患肢肿胀、有条形压痛区。

（三）淋巴干

全身各部的浅、深淋巴管经过一系列的淋巴结后,最后汇合形成9条较粗大的**淋巴干**(lymphatic trunk)(图2-8-62),即头颈部的淋巴管汇成左、右颈干;上肢及部分胸、腹壁的淋巴管汇成左、右锁骨下干;胸腔脏器及部分胸、腹壁的淋巴管汇成左、右支气管纵隔干;下肢、盆部、腹腔成对器官及部分腹壁的淋巴管汇成左、右腰干;腹腔内不成对脏器的淋巴管汇合

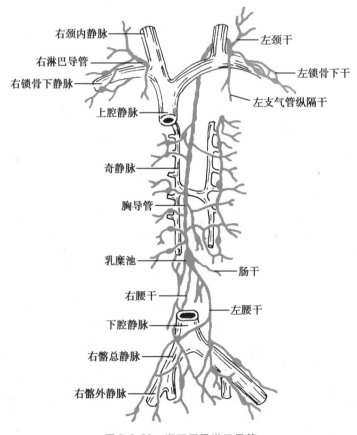

图2-8-62 淋巴干及淋巴导管

成 1 条肠干。

（四）淋巴导管

9 条淋巴干最终汇合成两条淋巴导管,即胸导管和右淋巴导管,分别注入左、右静脉角(图 2-8-62)。

胸导管(thoracic duct)是全身最大的淋巴导管,长 30 ~ 40cm。起于第 1 腰椎体前方,由左、右腰干和肠干汇合成的囊状膨大**乳糜池**(cisterna chyli)。起始后向上穿经膈的主动脉裂孔进入胸腔,在食管后方沿脊柱右前方上行,至第 5 胸椎高度经食管和脊柱之间向左侧偏斜,然后沿脊柱的左前方上行,经胸廓上口达颈根部,在左颈总动脉和左颈内静脉的后方呈弓状弯向前下,注入左静脉角。胸导管在注入左静脉角之前,有左颈干、左锁骨下干和左支气管纵隔干汇入。胸导管收纳下肢、盆部、腹部、左半胸部、左上肢和左半头颈部的淋巴,即全身 3/4 区域的淋巴。

右淋巴导管(right lymphatic duct)长 1 ~ 1.5cm,由右颈干、右锁骨下干和右支气管纵隔干汇合而成,注入右静脉角。右淋巴导管收纳右上肢、右半胸部与右半头颈部的淋巴,即全身 1/4 区域的淋巴(图 2-8-62)。

三、人体各部的淋巴结

（一）淋巴结的形态与位置

淋巴结(lymphnodes)为大小不一的圆形或椭圆形灰红色小体,质较软,直径 2 ~ 20mm,是淋巴管向心行程中必经的器官。淋巴结一侧隆凸,有数条输入淋巴管进入;另一侧中央凹陷为淋巴结门,与 1 ~ 2 条输出淋巴管和出入淋巴结的血管、神经相连。淋巴管在向心运行过程中,要经过多个淋巴结,因此 1 个淋巴结的输出淋巴管即为下 1 个淋巴结的输入淋巴管。

淋巴结数目众多,有浅、深之分。浅淋巴结多位于浅筋膜内;深淋巴结则位于深筋膜深面和胸、腹、盆腔内,多沿血管配布,常成群分布于人体的凹窝或较隐蔽处,并引流一定器官或区域的淋巴。引流某一器官或部位淋巴的一组淋巴结称为该器官或部位的局部淋巴结。当某器官或部位发生病变时,致病因子如寄生虫、细菌、毒素或肿瘤细胞等可沿淋巴管进入相应的局部淋巴结,引起局部淋巴结的肿大。如面部或口腔的炎症,常引起下颌下淋巴结肿大等。如果局部淋巴结不能阻止其扩散,则病变可沿淋巴管道向远处蔓延。甲状腺、食管和肝的部分淋巴管可不经过淋巴结,直接注入胸导管,这可引起肿瘤细胞更容易迅速向远处转移。因此,了解局部淋巴结的位置、收纳范围和淋巴引流途径,具有重要的临床意义。

（二）全身各部的淋巴结

1. **头部的淋巴结** 大多位于头、颈交界处,由后向前依次有枕淋巴结、乳突淋巴结、腮腺淋巴结、下颌下淋巴结和颏下淋巴结(图 2-8-63)。主要收纳头面部的淋巴,其输出管直接或间接地注入颈外侧深淋巴结。

下颌下淋巴结位于下颌下腺附近及其腺实质内,收纳面部和口腔的淋巴。面部大部分淋巴管直接或间接注入下颌下淋巴结,所以面部有炎症或肿瘤时,常引起此淋巴结的肿大。

2. **颈部的淋巴结** 主要有颈外侧浅淋巴结和颈外侧深淋巴结(图 2-8-63)。

（1）**颈外侧浅淋巴结**:沿颈外静脉排列,收纳枕部、耳后部和颈浅部的淋巴管,其输出管注入颈外侧深淋巴结。

（2）**颈外侧深淋巴结**:主要沿颈内静脉排列。其中上群位于鼻咽部后方,称咽后淋巴

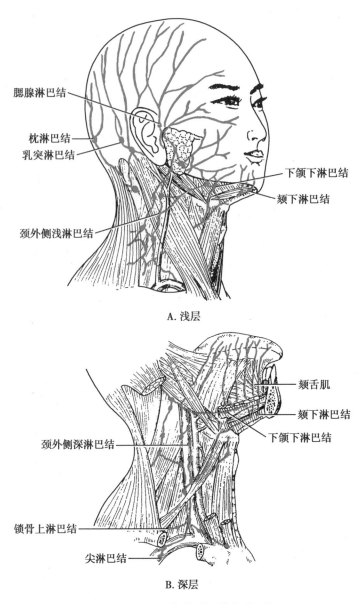

图2-8-63　头颈部的淋巴管和淋巴结

结,鼻咽癌患者,癌细胞首先转移到此;下群中除沿颈内静脉排列外,还有沿锁骨下动脉和臂丛排列的锁骨上淋巴结。胃癌或食管癌患者,癌细胞常经胸导管由颈干逆流或通过侧支转移到左锁骨上淋巴结,引起该淋巴结的肿大。颈外侧深淋巴结直接或间接收纳头颈部、胸壁上部等处的淋巴管,其输出管汇成颈干,左侧的注入胸导管,右侧的注入右淋巴导管。

3. **上肢的淋巴结**　主要为腋淋巴结(图2-8-64),位于腋窝疏松结缔组织内,沿着腋血管及其分支排列,按所在位置分为五群。

(1) **胸肌淋巴结**:位于胸小肌下缘,沿胸外侧血管排列,收纳胸、脐以上腹前外侧壁和乳房外侧部及中央部的淋巴。

(2) **外侧淋巴结**:沿腋静脉远侧段排列,收纳除注入锁骨下淋巴结以外的上肢浅、深淋巴管。

(3) **肩胛下淋巴结**:沿肩胛下血管排列,收纳项、背部的淋巴。

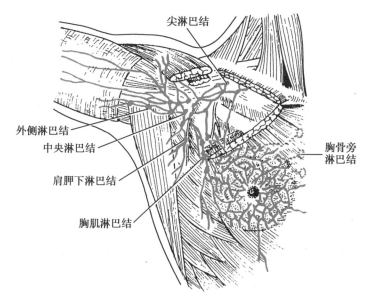

图 2-8-64 腋淋巴结和乳房的淋巴管

（4）**中央淋巴结**：位于腋窝中央，收纳上述三群淋巴结的输出管。

（5）**尖淋巴结**：沿腋静脉近侧段排列，收纳上述四群淋巴结、锁骨下淋巴结的输出管和乳房上部的淋巴，其输出管合成锁骨下干，左侧注入胸导管，右侧注入右淋巴导管。乳腺癌患者癌细胞常转移到腋淋巴结。

4. 胸部的淋巴结 位于胸壁内和胸腔脏器的周围。

（1）**胸壁的淋巴结**：胸壁的浅淋巴管大部分注入腋淋巴结，深淋巴管分别注入沿肋间后血管排列的肋间淋巴结和沿胸廓内血管排列的胸骨旁淋巴结等。

（2）**胸腔脏器的淋巴管和淋巴结**：胸腔脏器的淋巴结（图 2-8-65）主要有位于肺门处的支气管肺淋巴结（肺门淋巴结），收纳肺的淋巴，其输出管注入气管杈周围的气管支气管淋巴结。此淋巴结的输出管注入气管周围的气管旁淋巴结。气管旁淋巴结的输出管与纵隔前淋巴结的输出管相互汇合构成左、右支气管纵隔干，分别注入胸导管和右淋巴导管。

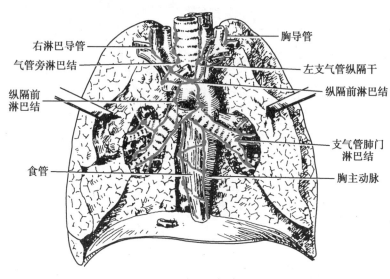

图 2-8-65 纵隔淋巴结

5. **腹部的淋巴管和淋巴结** 腹前外侧壁脐平面以上的浅、深淋巴管分别注入腋淋巴结和胸骨旁淋巴结;脐平面以下浅淋巴管注入腹股沟浅淋巴结,深淋巴管注入腹股沟深淋巴结、髂外淋巴结和腰淋巴结等。腹后壁的深淋巴管注入腰淋巴结。腰淋巴结位于下腔静脉和腹主动脉的周围,收纳髂总淋巴结的输出管、腹后壁和腹腔成对脏器的淋巴,其输出管汇合成左、右腰干,注入乳糜池。

6. **腹腔脏器的淋巴管和淋巴结** 腹腔成对脏器的淋巴管注入腰淋巴结。不成对脏器的淋巴管分别注入腹腔淋巴结、肠系膜上淋巴结和肠系膜下淋巴结。

(1) **腹腔淋巴结**:位于腹腔干的周围,收纳腹腔干分布区的淋巴(图 2-8-66)。

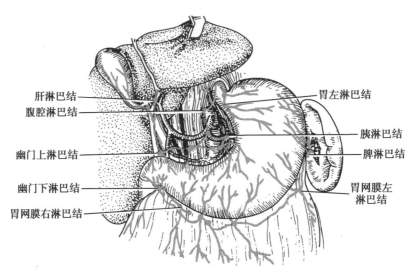

图 2-8-66 腹腔淋巴结

(2) **肠系膜上淋巴结**:位于肠系膜上动脉根部的周围,收纳肠系膜上动脉分布区域的淋巴(图 2-8-67)。

(3) **肠系膜下淋巴结**:位于肠系膜下动脉根部的周围,收纳肠系膜下动脉分布区域的淋

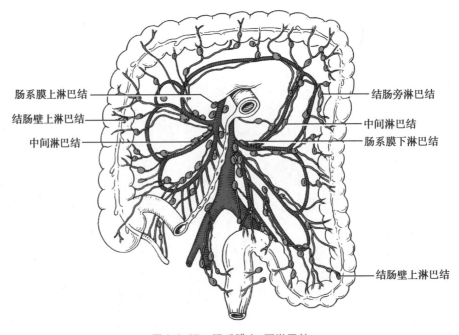

图 2-8-67 肠系膜上、下淋巴结

巴(图2-8-67)。

　　腹腔淋巴结、肠系膜上淋巴结和肠系膜下淋巴结的输出管共同汇合成一条肠干,注入乳糜池。

　　7. **盆部的淋巴管和淋巴结**　沿髂内、外血管及髂总血管排列,分别称为髂内淋巴结、髂外淋巴结和髂总淋巴结。收纳同名动脉分布区的淋巴,最后经髂总淋巴结的输出管注入腰淋巴结。

　　8. **下肢的淋巴管和淋巴结**　主要有腹股沟浅淋巴结和腹股沟深淋巴结。

　　(1) **腹股沟浅淋巴结**:位于腹股沟韧带的下方,分上、下两组。上组沿腹股沟韧带排列,收纳腹前外侧壁下部、臀部、会阴和子宫底的淋巴;下组位于大隐静脉根部的周围,收纳除足外侧缘和小腿后外侧面以外的下肢浅淋巴管。腹股沟浅淋巴结的输出管大部分注入腹股沟深淋巴结,小部分注入髂外淋巴结。

　　(2) **腹股沟深淋巴结**:位于股静脉根部的周围,收纳腹股沟浅淋巴结的输出管和下肢的深淋巴管,其输出管注入髂外淋巴结(图2-8-68)。

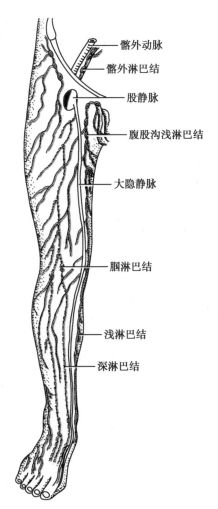

髂外动脉
髂外淋巴结
股静脉
腹股沟浅淋巴结
大隐静脉
腘淋巴结
浅淋巴结
深淋巴结

图2-8-68　腹股沟区及下肢的淋巴结

(夏广军　付广权)

思考题

1. 结合肺循环的途径,分析高血压引起左心衰竭,出现呼吸困难的原因。
2. 胃癌转移到左锁骨上淋巴结的途径?

第九章 感觉器

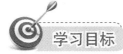

学习目标

掌握:1. 眼球壁外、中、内膜的形态、结构

2. 视网膜的微细结构

3. 房水、晶状体和玻璃体的形态结构

4. 鼓膜的位置、形态和分部

熟悉:1. 眼睑、结膜的形态与结构

2. 眼的血管分布

3. 皮肤微细结构

了解:1. 泪器的结构

2. 外耳、中耳、内耳的分部及结构

人类之所以能看到周围的景色,听到动听的音乐,感受环境的变化,都归功于人体的感觉器官,感觉器官是人体与内、外界环境发生联系,感知自身及周围事物变化的一类器官。

感受器(receptor)是指机体内能够接收内、外环境的各种刺激,并将刺激转换为神经冲动的结构,经传入神经传到脊髓或脑,建立起机体与内、外环境间的联系。感受器包括一般感受器和特殊感受器两种。

1. **一般感受器** 由感觉神经末梢构成,广泛分布于全身各部,如皮肤内的痛觉、温度觉、触觉、压觉感受器,关节、肌肉、肌腱内的本体感觉感受器和内脏、心血管等处的化学、压力感受器等。

2. **特殊感受器** 由感觉细胞构成,如眼、耳、鼻、舌等器官内的视觉、听觉、嗅觉和味觉感受器等。

感觉器(sensory organs)是指能接受特定刺激的器官,又称感觉器官。由特殊感受器及辅助装置共同组成。主要有视器(眼)和前庭蜗器(耳)等。

第一节 眼

眼是感受可见光刺激的器官,又称**视器**,由**眼球**和**眼副器**构成。其功能是将光波刺激转化为神经冲动,经视觉传导通路传到大脑皮质的视觉中枢,产生视觉。

一、眼球

眼球(eyeball)位于眶内,近似球形,由眼球壁和眼球内容物构成,向后借视神经连于间脑(图2-9-1,图2-9-5)。

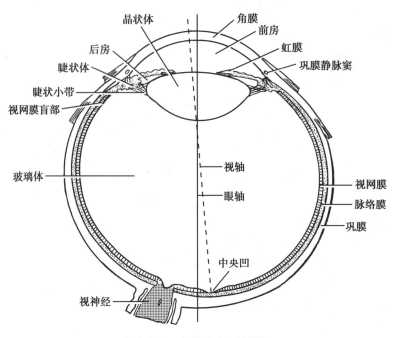

图 2-9-1　右侧眼球水平切面

（一）眼球壁

眼球壁由外向内依次分为外膜、中膜和内膜 3 层。

1. **外膜**　又称**纤维膜**,由致密结缔组织构成,厚而坚韧,对眼球起支持和保护作用。由前向后分为角膜和巩膜两部分。

（1）**角膜**（cornea）:占纤维膜的前 1/6,无色透明,角膜外凸内凹,曲度较大。富有弹性,没有血管,但有丰富的感觉神经末梢,对触觉和痛觉敏感,故病变时疼痛剧烈。

（2）**巩膜**（sclera）:占纤维膜的后 5/6,呈乳白色,厚而坚韧,有维持眼球形态和保护眼球内容物的作用。在巩膜与角膜交界处的深部,有一环形小管,称**巩膜静脉窦**。

2. **中膜**　又称**血管膜**,富含血管和色素细胞,呈棕黑色,由前向后分为虹膜、睫状体和脉络膜 3 部分。

（1）**虹膜**（iris）:位于角膜后方,为圆盘状薄膜。中央有圆形的**瞳孔**（pupil）,为光线进入眼球内的唯一通路。虹膜内有两种平滑肌,一种呈环状排列,称**瞳孔括约肌**,收缩时可缩小瞳孔;另一种呈放射状排列,称**瞳孔开大肌**,收缩时可开大瞳孔。瞳孔的开大或缩小,可调节进入眼球内光线的多少。虹膜的颜色有种族差异。

（2）**睫状体**（ciliary body）:位于虹膜后方的肥厚部分。其前部有许多辐射状的突起,称**睫状突**。由睫状突发出许多**睫状小带**,与晶状体相连。睫状体内的平滑肌,称**睫状肌**。睫状体具有调节晶状体曲度和产生房水的作用(图 2-9-2)。

（3）**脉络膜**（choroid）:位于血管膜的后 2/3 部分,为一层富含血管和色素的棕色薄膜,柔软光滑,具有营养和吸收眼内散射光线的功能。

3. **内膜**　又称**视网膜**（retina）,由前向后可分为盲部和视部 2 部分。视网膜盲部为视网膜贴附于睫状体和虹膜内面的部分,无感光作用;**视网膜视部**为视网膜贴附于脉络膜内面的部分,有感光作用。通常说的视网膜是指视网膜视部。

视网膜后部称**眼底**,有一白色的圆盘形隆起,是视神经穿出的部位,称**视神经盘**（optic disc）,此处无感光细胞,不能感光,为**生理性盲点**。在视神经盘的颞侧约 3.5mm 处的稍下方,有一黄色小区,称**黄斑**（macula lutea）;其中央凹陷,称**中央凹**,是感光和辨色最敏锐的

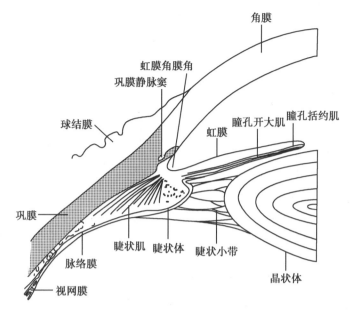

图2-9-2 眼球水平切面(局部放大)

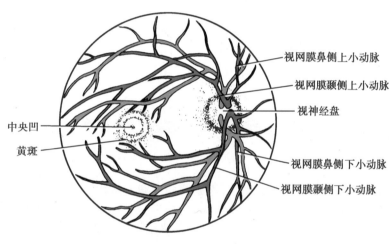

图2-9-3 右眼眼底

部位(图2-9-3)。

视网膜视部的组织结构分内、外两层。外层为色素上皮层,内层为神经层,两层之间连接疏松。病理情况下,视网膜的两层之间可发生分离,称"视网膜剥离症"。

(1) **色素上皮层**:由单层色素上皮细胞构成,色素上皮细胞能吸收光线,可保护感光细胞免受过强光线的刺激。

(2) **神经层**:由3层神经细胞组成,由外向内依次为视细胞、双极细胞和节细胞。**视细胞**包括视锥细胞和视杆细胞两种。**视锥细胞**可感受强光和分辨颜色;**视杆细胞**仅能感受弱光,无辨色能力;**双极细胞**在感光细胞和节细胞之间起联络作用。**节细胞**的轴突向视神经盘处汇集,穿过脉络膜和巩膜后组成视神经(图2-9-4)。

(二)眼球内容物

眼球内容物包括房水、晶状体和玻璃体,这些结构均无色透明,且具有折光功能,它们与角膜一起,共同组成眼的**屈光系统**(或折光装置)(图2-9-1,图2-9-2)。

1. **房水(aqueous humor)** 为充满于眼房内的无色透明液体。**眼房(chambers of eyeball)**是角膜和晶状体之间的腔隙,被虹膜分隔成前房和后房,前、后房之间借瞳孔相通。

213

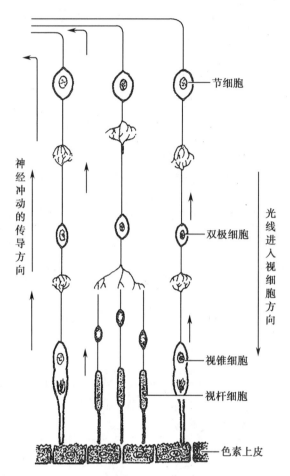

神经冲动的传导方向

光线进入视细胞方向

节细胞

双极细胞

视锥细胞

视杆细胞

色素上皮

图2-9-4　视网膜神经细胞示意图

前房的周边部,即虹膜与角膜之间的夹角,称**虹膜角膜角**。**房水**由睫状体产生,自后房经瞳孔流入前房,再经虹膜角膜角渗入巩膜静脉窦,最后汇入眼静脉,此过程称**房水循环**。房水除有折光功能外,还具有营养角膜、晶状体和维持正常眼内压的作用。

2. **晶状体**(lens)　位于虹膜和玻璃体之间,无色透明,呈双凸透镜状,富有弹性,晶状体内无血管和神经,表面包有晶状体囊,周缘借睫状小带连于睫状体。在眼的屈光系统中,晶状体是唯一可调节的折光装置。

晶状体的曲度可随所视物体的远近不同而改变。当视近物时,反射性地使睫状肌收缩,睫状小带松弛,晶状体由于自身弹性回位曲度增大,折光力增强,使光线恰能聚焦在视网膜上。视远物时与此相反。如果眼球屈光度过大,看远物时,物像落在视网膜前方,导致视物不清,称**近视**。当眼球屈光度过小,看近物时物像落在视网膜后方,导致视物不清,称**远视**。晶状体曲度改变的能力随年龄增长而逐步减弱,眼的调节能力减弱,视近物时模糊,视远物时清晰,俗称"老花眼"。

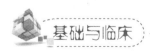基础与临床

青光眼和白内障

青光眼和白内障在全球致盲性眼病中占据第一、二的位置。

青光眼是一种以眼内压病理性增高,并有视功能障碍的一种常见眼病。其发病原

笔记

因很多,如虹膜与晶状体粘连或虹膜角膜角狭窄等,造成房水循环障碍而引起眼内压增高,压迫视网膜,导致视力减退或失明。患者表现为剧烈眼痛,同侧头痛,虹视及视蒙,常伴有恶心、呕吐等症状。应积极给予药物或手术治疗。

凡是各种原因如老化、遗传、局部营养障碍、免疫与代谢异常、外伤、中毒、辐射等引起晶状体代谢紊乱,导致晶状体蛋白质变性而发生混浊,称为白内障。由于光线被混浊晶状体阻挠无法投射在视网膜上,从而影响视力。多采用药物和手术治疗。

3. 玻璃体(vitreous body) 填充于晶状体和视网膜之间,为无色透明的胶状物。玻璃体除具有折光作用外,还有支撑视网膜的作用。若支撑作用减弱,可导致视网膜剥离。

二、眼 副 器

眼副器(accessory organs of eye)包括眼睑、结膜、泪器和眼球外肌等,对眼球有支持、保护和运动等功能。

(一)眼睑

眼睑(eyelids)俗称**眼皮**,是眼前方的皮肤皱襞,分为**上睑**和**下睑**,位于眼球的前方,对眼球起保护作用。上、下睑之间的裂隙称为**睑裂**。睑裂内侧角和外侧角分别称**内眦**和**外眦**。眼睑的游离缘称**睑缘**,其上生有**睫毛**。睫毛根部有皮脂腺,称**睑缘腺**。上、下睑缘在靠近内眦处,各有一针尖样小孔,分别称**上泪点、下泪点**,是泪小管的入口(图2-9-6,图2-9-7)。

眼睑的组织结构由外入内分五层:①**皮肤**,薄而柔软。②**皮下组织**,疏松,易发生皮下水肿。③**肌层**,主要为眼轮匝肌和上睑提肌止腱。④**睑板**,呈半月形,由致密结缔组织形成,对眼睑有支持作用,内有**睑板腺**,睑板腺与睑缘垂直排列,开口于睑缘,分泌油脂性液体,有润滑眼睑和防止泪液外溢的作用。⑤**睑结膜**,贴附于眼睑的内面,富含血管(图2-9-5,图2-9-6)。

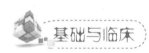

基础与临床

麦粒肿与霰粒肿

睑缘腺上的急性炎症称为麦粒肿;如果睑板腺上的导管阻塞,分泌物在腺内潴留,形成睑板腺囊肿,称为霰粒肿。二者均为临床上常见眼病。

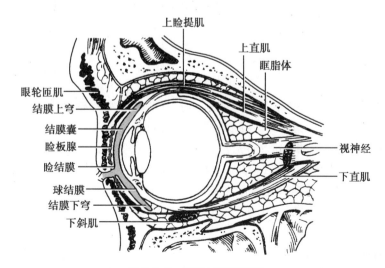

上睑提肌
上直肌
眶脂体
眼轮匝肌
结膜上穹
结膜囊
睑板腺
睑结膜
球结膜
结膜下穹
下斜肌
视神经
下直肌

图2-9-5 眼眶(矢状断面)

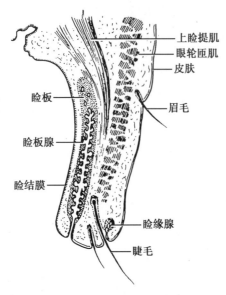

图 2-9-6 眼睑的结构

（二）结膜

结膜（conjunctiva）是一层薄而透明,富含血管的黏膜,贴附于眼睑的内面和巩膜的前面。衬覆于上、下睑内面的部分,称**睑结膜**,覆盖于眼球前部巩膜表面的部分,称**球结膜**。上、下睑的睑结膜与球结膜相互移行处,分别形成**结膜上穹**和**结膜下穹**,当闭眼时,各部分结膜共同围成一囊状腔隙,称**结膜囊**。

（三）泪器

泪器（lacrimal apparatus） 由泪腺和泪道构成（图 2-9-7）。

1. **泪腺**（lacrimal gland） 位于眶腔前部,眼球外上方的泪腺窝内,其排泄管开口于结膜上穹的外侧部,分泌泪液,借眨眼活动涂布于眼球的表面,以湿润和清洁角膜。

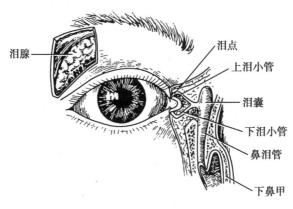

图 2-9-7 泪器

2. **泪道** 包括泪点、泪小管、泪囊和鼻泪管。

泪小管有上、下两条,是连接泪点与泪囊的小管;**泪囊**是一膜性囊,位于眶腔前部内下方的泪囊窝内,上端为盲端,下端与鼻泪管相连;**鼻泪管**开口于下鼻道的前部。

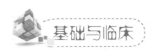基础与临床

泪道冲洗术

泪道冲洗术 是将液体注入泪道疏通其不同部位阻塞的操作技术,既可检查泪道有无狭窄和阻塞,又可作为治疗方法,清除泪囊内积存的分泌物。操作的解剖要点是:在内眦处将针头插入下泪点1.5mm,随后转向水平方向,朝内眦部顺泪小管方向推进5~6mm,到达骨壁后稍向后退1~2mm,缓慢注入生理盐水即可。若鼻泪管通畅,则生理盐水即由鼻腔流出;如鼻泪管部分狭窄,则仅有少许生理盐水由鼻腔流出,大部分由上泪点溢出;如泪小管阻塞,则生理盐水由原泪点返回。

笔记

（四）眼球外肌

眼球外肌（extraocular muscles）是指位于眼球周围的骨骼肌,共 7 块,其中 1 块运动上

睑,即**上睑提肌**,6 块运动眼球,分别为**上直肌**、**下直肌**、**内直肌**、**外直肌**、**上斜肌**和**下斜肌**(图2-9-8)。

上睑提肌 收缩可上提上睑,开大睑裂;**内直肌**和**外直肌**分别使眼球转向内侧和外侧;**上直肌**和**下直肌**分别使眼球转向上内和下内;**上斜肌**和**下斜肌**分别使眼球转向外下方和外上方。眼球的正常转动,是上述 6 块运动眼球的肌协同作用的结果(图 2-9-8,图 2-9-9)。

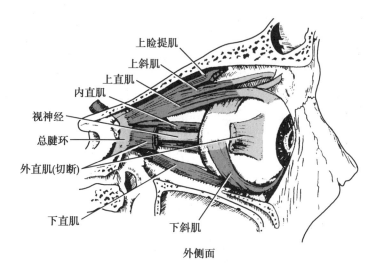

图 2-9-8 眼球外肌

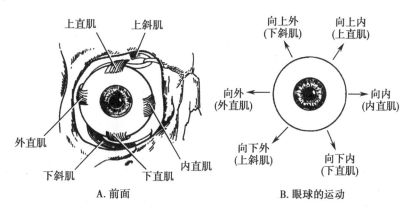

图 2-9-9 眼球外肌作用示意图

三、眼 的 血 管

(一)动脉

眼的血液供应主要来自**眼动脉**(ophthalmic artery),是颈内动脉在颅内的分支,发出后随视神经进入眶腔。在眶内发出分支营养眼球、泪腺、眼外肌和眼睑等。其中最重要分支为视网膜中央动脉。**视网膜中央动脉**(central artery of retina),在眼球后方穿入视神经,在视神经中央走行至视神经盘处,分为**视网膜颞侧上**、**下动脉**和**视网膜鼻侧上**、**下动脉**四支,营养视网膜。用检眼镜观察这些小动脉的形态,可协助对动脉硬化等疾病进行诊断(图 2-9-3)。

(二)静脉

眼的静脉主要有**眼上静脉**和**眼下静脉**,**眼上静脉**向前与内眦静脉吻合,向后经眶上裂注入海绵窦。**眼下静脉**向后分为两支,一支经眶上裂注入眼上静脉,另一支经眶下裂注入翼静脉丛。眼静脉无静脉瓣,血液可向任何方向回流,且与面静脉、海绵窦形成血管吻合,如面部感染可通过眼静脉侵入颅内(图 2-9-10)。

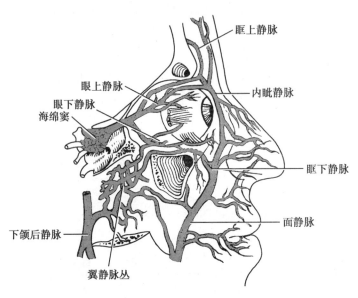

图 2-9-10　眼静脉及交通

第二节　耳

耳(ear)又称**前庭蜗器**(vestibulocochlear organ)(位听器),包括感受头部位置变化的**前庭器(位觉器)**和感受声波的**蜗器(听器)**。两部在机能上虽不相同,但在结构上难以分割。**耳**按部位可分为外耳、中耳和内耳三部分,外耳和中耳是收集和传导声波的装置;内耳是听觉感受器和位觉感受器所在的部位(图 2-9-11)。

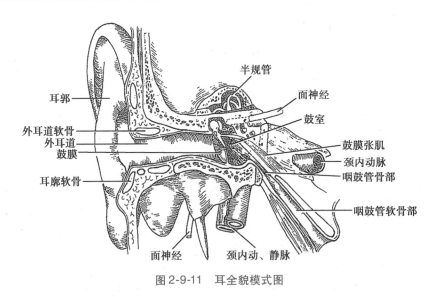

图 2-9-11　耳全貌模式图

一、外　　耳

外耳(external ear)包括耳廓、外耳道和鼓膜 3 部分。

(一)耳郭

耳郭(auricle)位于头部两侧,由弹性软骨和结缔组织构成,外覆皮肤,皮下组织很少,有收集声波的作用。耳郭的周缘卷曲,称**耳轮**。耳郭下 1/3 为**耳垂**,没有软骨,含脂肪组织,有丰富的神经和血管,是临床常用的采血部位。耳郭外侧面中部有**外耳门**,外耳门前外方的突

笔记

起,称**耳屏**(图2-9-12)。

(二)外耳道

外耳道(external acoustic meatus)为外耳门与鼓膜之间的弯曲管道,是声波传导的通道,长约2.0~2.5cm,外1/3为软骨部,内2/3为骨部。临床检查外耳道时,向后上方牵拉耳郭,可使外耳道变直。因幼儿的外耳道较短窄,且鼓膜接近水平位,故检查时,需将耳郭拉向后下方。

外耳道皮肤内有**耵聍腺**,可分泌黄褐色的黏稠液体,称耵聍,干燥后形成痂块,对鼓膜有保护作用;外耳道的皮下组织较少,皮肤与软骨膜、骨膜结合紧密,内含丰富的感觉神经末梢,炎症肿胀时疼痛剧烈。

(三)鼓膜

鼓膜(tympanic membrane)位于外耳道与鼓室之间,为椭圆形半透明薄膜,呈浅漏斗状,向前下外方倾斜,与外耳道的下壁成约45°角。鼓膜上1/4薄而松弛,称为**松弛部**;下3/4坚实紧张,称为**紧张部**;鼓膜的中心向内凹陷,称**鼓膜脐**;从鼓膜脐向前下方有一三角形反光区,称**光锥**,鼓膜内陷时光锥可改变或消失(图2-9-13)。

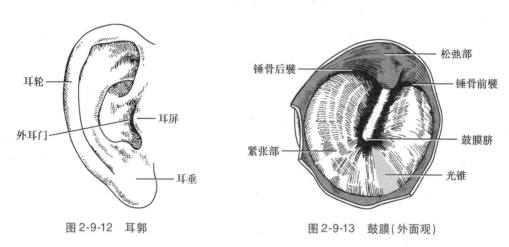

图2-9-12 耳郭　　　　图2-9-13 鼓膜(外面观)

二、中　耳

中耳(middle ear)包括鼓室、咽鼓管、乳突窦和乳突小房。

(一)鼓室

鼓室(tympanic cavity)位于鼓膜和内耳之间,是颞骨岩部内的一个不规则含气小腔。向前经咽鼓管通鼻咽,向后经乳突窦与乳突小房相通。

1. 鼓室壁

(1)**上壁**:称鼓室盖,为一薄层骨板,鼓室借此与颅中窝相邻。

(2)**下壁**:称颈静脉壁,与颈内静脉起始部相邻。

(3)**前壁**:称颈动脉壁,与颈动脉管相邻,上部有咽鼓管的鼓室口。

(4)**后壁**:称乳突壁,上部有乳突窦入口,由此经乳突窦与乳突小房相通。

(5)**外侧壁**:称鼓膜壁,借此与外耳道分隔。

(6)**内侧壁**:称迷路壁,即内耳的外侧壁,此壁后部有两个孔,位于后上部的称**前庭窗**(被镫骨底封闭),位于后下部的称**蜗窗**(被第二鼓膜封闭)(图2-9-14,图2-9-15)。

2. **听小骨**(auditory ossicles)　鼓室内每侧有三块听小骨,由外向内依次为**锤骨、砧骨**和**镫骨**。锤骨附于鼓膜内面,镫骨底封闭前庭窗。三骨间借关节相连构成**听骨链**,当声波振动鼓膜时,可借听骨链的运动将声波传入内耳。若镫骨底与前庭窗之间有骨质增生,所致听

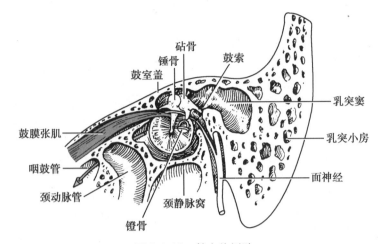

图 2-9-14 鼓室外侧壁

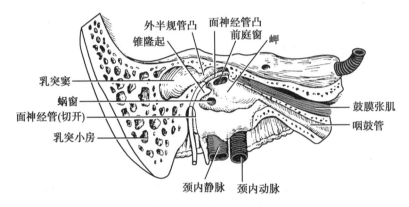

图 2-9-15 鼓室内侧壁

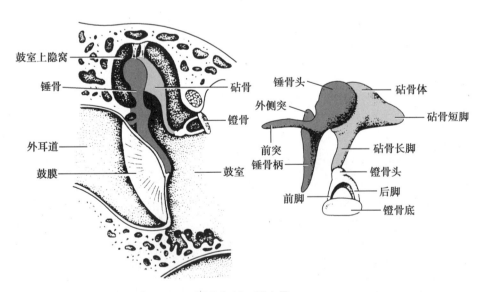

图 2-9-16 听小骨

力下降,临床称为耳硬化症(图 2-9-16)。

(二)咽鼓管

咽鼓管(auditory tube)是连通鼻咽部与鼓室之间的管道,其作用是维持调节鼓室内的气压,使其与外界大气压保持平衡,维持鼓膜的正常位置和振动性能。咽鼓管通常处于关闭状态,当吞咽或张大口时可暂时开放(图2-9-11,图2-9-15)。

小儿咽鼓管宽而短,接近水平位,所以咽部感染可经咽鼓管侵入鼓室,引起中耳炎。

(三)乳突窦和乳突小房

乳突小房(mastoid cells)是颞骨乳突内的许多含气小腔,相邻的小腔互相连通。**乳突窦**(mastoid antrum)为介于乳突小房与鼓室之间的腔隙,向前与鼓室相通,向后与乳突小房相通。乳突窦和乳突小房的壁都衬以黏膜,并与鼓室的黏膜相续,故中耳炎时,可并发乳突炎(图2-9-15)。

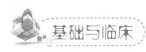

基础与临床

中耳炎及并发症

慢性化脓性中耳炎可侵犯和破坏听小骨及鼓室壁的黏膜、骨质和鼓膜,向邻近结构蔓延可引起各种并发症,若侵犯鼓膜可引起鼓膜穿孔,侵犯内耳壁可引起化脓性迷路炎,若侵犯面神经管可损伤面神经,若侵犯乳突窦和乳突小房则引起乳突炎,若侵犯鼓室盖可引起颅内感染。

药物中毒性耳聋 由于抗生素类药物剂量过大或者病人对该药有特殊的敏感性,在用药后出现的耳聋称为药物中毒性耳聋。据报道,中国聋哑儿童有好几百万,其中约近半数因抗生素药物中毒所致。

引起耳聋的抗生素,称耳毒性抗生素,常见有庆大霉素、链霉素、卡那霉素、新霉素等,它们能损害听觉神经与肾脏功能。据统计,每1000人中有1~3人对此类抗生素毒性特别敏感,他们只要应用少量抗生素即可中毒。

三、内 耳

内耳(internal ear)位于颞骨岩部的骨质内,由一系列复杂的管道组成,故又称**迷路**(labyrinth),为听觉感受器和位觉感受器所在的部位(图2-9-17,图2-9-18,图2-9-19)。

迷路分为**骨迷路**和**膜迷路**两部分,**骨迷路**是颞骨岩部内的骨性管道;**膜迷路**与骨迷路的形态相似,是套在骨迷路内的膜性小管和小囊。膜迷路内充满内淋巴,膜迷路和骨迷路之间充满外淋巴,内、外淋巴互不相通(图2-9-17)。

(一)骨迷路

骨迷路(bony labyrinth)由前内向后外依次为**耳蜗**、**前庭**和**骨半规管**(图2-9-18)。

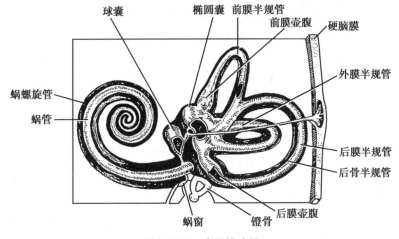

图2-9-17 内耳模式图

1. **骨半规管**(bony semicircular canals)　是由三个相互垂直的 C 形小管组成。按其位置分别称为前半规管、后半规管和外半规管。每个半规管都有两个脚，一为单骨脚，一为膨大的壶腹骨脚，其膨大部称**骨壶腹**。前、后半规管的单骨脚合成一个**总骨脚**，因此三个半规管有五个孔开口于前庭。

2. **前庭**(vestibule)　位于骨迷路中部，骨半规管和耳蜗之间，为一个不规则的椭圆形小腔。前庭外侧壁即鼓室内侧壁，有前庭窗和蜗窗，内侧壁为内耳道的底，后壁与骨半规管相通，前壁与耳蜗相通。

3. **耳蜗**(cochlea)　形似蜗牛壳，蜗顶朝向前外侧，蜗底朝向后内侧，耳蜗的中轴称**蜗轴**，呈圆锥形。耳蜗由一条**蜗螺旋管**围绕蜗轴旋转 2.5～2.75 圈构成。蜗轴向骨螺旋管内发出**骨螺旋板**，并与膜迷路的蜗管相接，将蜗螺旋管分为上、下两条半管，上半为**前庭阶**，下半为**鼓阶**，上、下半管借蜗孔相通。前庭阶与前庭窗相接，被镫骨底封闭；鼓阶与蜗窗相接，被第二鼓膜封闭。前庭阶和鼓阶内均充满外淋巴(图 2-9-18，图 2-9-19)。

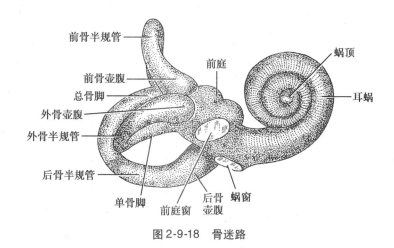

图 2-9-18　骨迷路

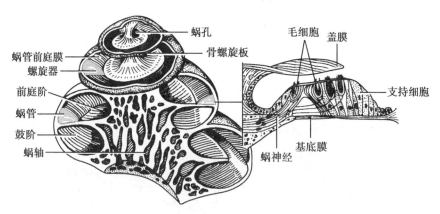

图 2-9-19　耳蜗及蜗管示意图

(二) 膜迷路

膜迷路(membranous labyrinth)　位于骨迷路内，由前内向后外依次为**蜗管**、**椭圆囊**、**球囊**和**膜半规管**(图 2-9-17，图 2-9-20)。

1. **膜半规管**(semicircular ducts)　位于骨半规管内，形态与骨半规管相似，在膜壶腹壁上有黏膜呈嵴状隆起，称**壶腹嵴**，是位觉感受器，能感受旋转变速运动的刺激。

2. **椭圆囊**(utricle)和**球囊**(saccule)　位于前庭内的两个膜性小囊。椭圆囊位于后上方，后壁与膜半规管相通；球囊位于前下方，与蜗管相通；两囊之间也有细管相连通。椭圆囊

笔记

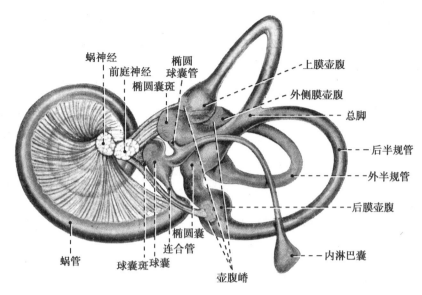

图 2-9-20　右耳膜迷路

和球囊壁的内面,黏膜呈斑块状隆起,分别称**椭圆囊斑**和**球囊斑**,为位觉感受器,能感受直线变速运动的刺激。

3. **蜗管(cochlear duct)**　位于蜗螺旋管内。横切面上呈三角形,上壁为**前庭膜**,分隔前庭阶与蜗管;外侧壁为增厚的骨膜;下壁为**基底膜**(又称**螺旋膜**),与鼓阶相隔。在基底膜上有**螺旋器**(也称 Corti 器),为听觉感受器,可感受声波的刺激。螺旋器由毛细胞、支持细胞和盖膜所组成(图 2-9-19)。

附：正常声波的传导途径(空气传导)及听觉的产生

声波经耳郭收集,经外耳门、外耳道传至鼓膜,引起鼓膜振动,经听骨链将鼓膜振动传至前庭窗,引起前庭阶外淋巴的振动,经前庭膜引起蜗管内淋巴的振动,刺激螺旋器,将刺激转变为神经冲动,经蜗神经传入听觉中枢产生听觉。前庭阶外淋巴振动也可经蜗孔传至鼓阶外淋巴,使蜗窗的第二鼓膜向相反方向振动,具有缓冲淋巴液振动的作用。当鼓膜和听小骨缺损时,声波可经第二鼓膜传入,产生部分听觉(图 2-9-21)。

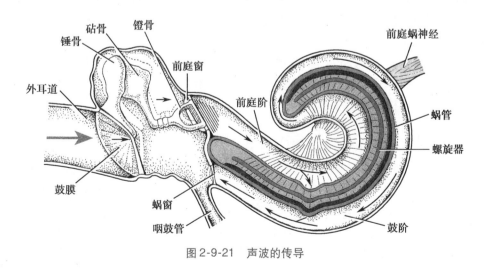

图 2-9-21　声波的传导

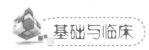

传导性耳聋和神经性耳聋

1. **传导性耳聋**　是由外耳和中耳的疾病引起空气传导途径受阻而引起的耳聋。

2. **神经性耳聋**　是由内耳、蜗神经、听觉传导通路受阻和听觉中枢疾病引起的耳聋，是完全性耳聋。

第三节　皮　　肤

皮肤(skin)覆盖于全身体表，柔软而有弹性，总面积可达 1.2～2.0m²，借皮下组织与深部组织相连，具有保护深层结构、感受刺激、调节体温、排泄废物、吸收、分泌及参与物质代谢等作用。

一、皮肤的结构

皮肤分为浅、深两层，浅层称表皮，深层称真皮(图 2-9-22)。

(一)表皮

表皮(epidermis)为皮肤的浅层，由角化的复层扁平上皮构成，无血管分布。其厚度因部位不同差异很大，平均厚度为 0.1mm，在手掌和足底最厚。根据上皮细胞的结构特点，从基底到表面可分为 5 层，即基底层、棘层、颗粒层、透明层和角质层。

1. **基底层**　位于表皮的最深层，借基膜与深层的真皮相连。基底层为一层排列整齐的低柱状或立方形细胞，具有较强的分裂增殖能力，可不断产生新细胞。基底层细胞之间有色素细胞，色素细胞的多少与肤色深浅有关。

2. **棘层**　由 4～10 层多边形细胞构成。细胞较大，表面有许多小的棘状突起。

3. **颗粒层**　由 2～3 层梭形细胞构成。细胞质内有许多粗大的透明角质颗粒。

4. **透明层**　由数层扁平无核的细胞组成。细胞质成均质透明状。

5. **角质层**　由多层角质细胞构成。角质细胞的细胞质内充满嗜酸性的角质蛋白，对酸、碱和摩擦等有较强的抵抗力。

正常情况下，基底层细胞不断分裂增殖，新生的细胞不断向浅层移动，依次转化为其他各层的细胞并角化，最后成为皮屑而脱落。

(二)真皮

真皮(dermis)位于表皮的深面，由致密结缔组织构成，可分为乳头层和网织层两层。

1. **乳头层**　为真皮的浅层，它以许多乳头状的突起突向表皮。乳头内有丰富的毛细血管和感受器，如游离神经末梢、触觉小体等。

2. **网织层**　位于乳头层的深面，较厚，与乳头层无明显的分界。此层的结构致密，胶原纤维和弹性纤维交织成网，使皮肤具有较大的韧性和弹性。此层内含有许多细小的血管、淋巴管和神经，以及毛囊、汗腺、皮脂腺和环层小体等(图 2-9-22)。

皮下组织即浅筋膜，位于真皮的深面，不属于皮肤的组成部分，但其纤维与真皮直接连续。皮下组织由疏松结缔组织构成，含有脂肪组织、较大的血管、淋巴管和神经。浅筋膜将皮肤与深部组织连接起来。临床上皮下注射是将药物注入皮下组织，而皮内注射则是将药物注入真皮内。

二、皮肤的附属结构

皮肤的附属结构包括毛发、皮脂腺、汗腺、指(趾)甲(图2-9-22)。

皮脂腺分泌皮脂,对毛发和皮肤有润滑作用。**汗腺**分小汗腺和大汗腺两种。小汗腺遍及全身,以手掌和足底最多,其分泌汗液,有湿润皮肤、调节体温的作用;大汗腺主要分布于腋窝、会阴等处,其分泌物黏稠,经细菌分解后产生特殊的臭味,俗称"狐臭"。

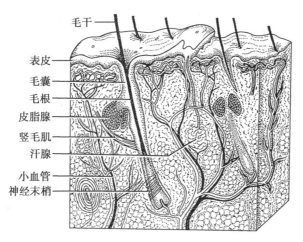

图2-9-22 皮肤及其附属结构模式图

 知识拓展

皮肤的年龄变化

人到中年,皮肤逐渐老化,表皮各层细胞数量减少,基底层细胞增殖速度减慢,真皮乳头变平,弹性纤维断裂变性,皮下脂肪减少,汗腺萎缩,从而出现皮肤干燥、松弛、粗糙,面部皱纹增多,口周和眼外角处出现放射性皱纹等,同时毛发再生能力下降,黑色素合成障碍,毛发变为灰白或白色。坚持运动,劳逸结合,保证睡眠,生活有规律,不抽烟酗酒,外出防晒等可延缓皮肤的老化。

(吴金英)

思考题

1. 试述房水的产生及循环途径。
2. 看物体时,光线依次经过哪些结构投射到眼球视网膜上?
3. 听到一个声音,从声波进入耳到听觉形成,要经过哪些结构?

第十章 神经系统

学习目标

掌握：1. 神经系统的常用术语
2. 脊髓的外形及内部结构
3. 脑干的分部,大脑半球各面的分叶及主要沟、回和功能
4. 内囊的位置、分部及临床意义
5. 躯干、四肢的深、浅感觉传导通路的组成、功能及临床意义
6. 颈丛、臂丛、腰丛、骶丛的位置和主要分支

熟悉：1. 脑神经与脑的连接关系及出入颅的部位及损伤后的临床表现
2. 脑脊液的产生及循环途径
3. 正中、尺、桡、腓总神经损伤后的临床表现

了解：十二对脑神经相关的核群的位置、功能

第一节 概 述

神经系统(nervous system)由脑、脊髓以及连于脑和脊髓的周围神经组成。神经系统是人体结构和功能最复杂的系统,由数以亿万计互相联系的神经元和神经胶质细胞组成,在机体内起主导作用。它控制和调节其他系统的功能活动,使机体成为一个有机的整体,以适应不断变化的环境。

人类神经系统的形态和功能是经过漫长的进化过程而形成的。在人类的长期进化过程中,由于生产劳动、语言交流和社会生活,使人类大脑皮质在结构和功能上发生了质的飞跃,而且有了分析语言的中枢。因此,人类大脑皮质是思维和意识活动的物质基础,不仅能被动地适应环境的变化,还能主动地认识世界和改造世界。

一、神经系统的组成

神经系统由**中枢神经系统**(central nervous system)和**周围神经系统**(peripheral nervous system)两部分组成(图2-10-1)。中枢神经系统包括脑和脊髓,分别位于颅腔和椎管内;周围神经系统包括脑神经、脊神经和内脏神经3部分。脑神经与脑相连,脊神经与脊髓相连,内脏神经与脑和脊髓相连。此外,根据周围神经分布的对象不同,又可将周围神经系统分为**躯体神经**(somatic nerves)和**内脏神经**(visceral nerves)。躯体神经分布于体表、骨、关节和骨骼肌;内脏神经分布于内脏、心血管、平滑肌和腺体。

笔记

226

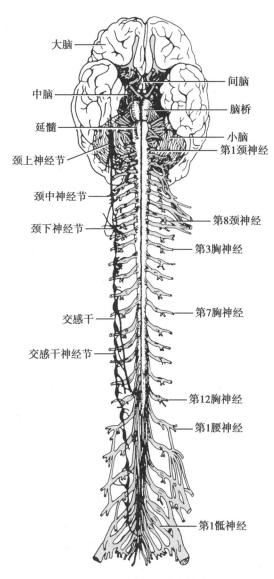

大脑
间脑
中脑
脑桥
延髓
小脑
第1颈神经
颈上神经节
颈中神经节
第8颈神经
颈下神经节
第3胸神经
第7胸神经
交感干
交感干神经节
第12胸神经
第1腰神经
第1骶神经

图 2-10-1　神经系统的构成

二、神经系统的活动方式

神经系统是机体的主导系统,它的基本活动方式是反射。**反射**(reflex) 是神经系统在调节机体的活动中,对内、外环境的刺激所作出的适宜反应。反射活动的结构基础称反射弧,包括感受器→传入(感觉)神经→中枢→传出(运动)神经→效应器(图 2-10-2)。如叩击髌韧带出现的膝反射(伸膝运动),其感受器位于髌韧带内,传入神经是股神经,中枢位于脊髓腰段,传出神经为股神经,引起股四头肌收缩从而伸膝就是一个最简单的反射。如果反射弧中任何环节损伤,都会出现反射障碍。因此,临床上常用检查反射活动来诊断神经系统的疾病。

三、神经系统的常用术语

神经系统的基本组织是神经组织。神经组织由**神经元**(neuron) 和**神经胶质细胞**(glial cell)组成。根据神经元胞体、树突和神经纤维的配布及所在部位不同,常用不同的术语表述。

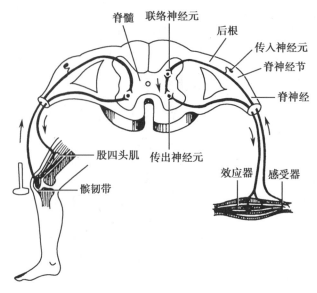

图2-10-2 反射弧示意图

在中枢神经系统中,神经元胞体及其树突聚集的部位,在新鲜标本上色泽灰暗,称**灰质**(gray matter),在大脑和小脑浅层的灰质又称**皮质**(cortex),如大脑皮质、小脑皮质。在中枢神经系统中,神经纤维聚集的部位,髓鞘色泽白亮,称**白质**(white matter),在大脑和小脑内部的白质又称**髓质**(medulla)或**髓体**。形态和功能相似的神经元胞体聚集成的团或柱,在中枢神经系统中,称**神经核**(nucleus);在周围神经系统中,称**神经节**(ganglion)。起止、行程和功能基本相同的神经纤维聚集成束,在中枢神经系统中,称**纤维束**(fascichlus);在周围神经系统中,称**神经**(nerve)。

在中枢神经系统中,灰质和白质混杂的部位,即神经纤维交织在一起,灰质团块散在其中,称**网状结构**(reticular formation)。

第二节 中枢神经系统

一、脊 髓

(一)脊髓的位置和外形

脊髓(spinal cord)位于椎管内,长40~45cm,上端在平齐枕骨大孔处与延髓相连,成年人下端平第1腰椎体下缘。

脊髓呈前后略扁的圆柱形,外包被膜,与脊柱的弯曲一致;全长粗细不等,有两个膨大部,上部称**颈膨大**(cervicai enlargement),下部称**腰骶膨大**(lumbosacral enlargement)。脊髓末端变细呈圆锥状,称**脊髓圆锥**(conus medullaris),其向下延续的细丝称**终丝**(filum terminale)(图2-10-3,图2-10-4)。

脊髓表面有6条纵行的沟和裂。前面的**前正中裂**较深,后面的**后正中沟**较浅,此外还有2对外侧沟,即**前外侧沟**和**后外侧沟**。脊神经**前根**自前外侧沟发出,由运动神经纤维组成;**后根**经后外侧沟进入脊髓,由脊神经节感觉神经元的中枢突组成。每条后根在与前根会合前,都有一膨大,称**脊神经节**(spinal ganglion)。腰、骶、尾部的脊神经根在通过相应的椎间孔之前,围绕终丝在椎管内向下行一段较长距离,它们共同形成**马尾**(图2-10-4)。在成人一般第1腰椎以下无脊髓,只有马尾,故临床上腰椎穿刺常在第3、4或4、5腰椎之间的间隙进行。

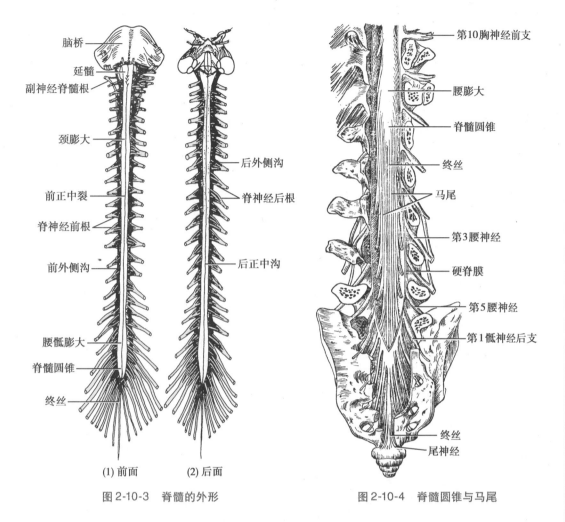

脑桥
延髓
副神经脊髓根
颈膨大
前正中裂
脊神经前根
前外侧沟
腰骶膨大
脊髓圆锥
终丝

后外侧沟
脊神经后根
后正中沟

(1) 前面　(2) 后面

图 2-10-3　脊髓的外形

第10胸神经前支
腰膨大
脊髓圆锥
终丝
马尾
第3腰神经
硬脊膜
第5腰神经
第1骶神经后支
终丝
尾神经

图 2-10-4　脊髓圆锥与马尾

　　脊神经前根与后根在椎间孔处合成**脊神经**,脊神经共有 31 对。与每一对脊神经相连的一段脊髓,称为一个**脊髓节段**(图 2-10-5)。因此,脊髓有 31 个节段,即颈髓 8 节、胸髓 12 节、腰髓 5 节、骶髓 5 节和尾髓 1 节。

　　由于成人脊髓和脊柱的长度不等,所以脊髓节段与椎骨并不完全对应,了解脊髓节段与椎骨的对应关系,在临床上有实用意义。在成人,一般粗略的推算方法(图 2-10-6):上颈髓($C_{1\sim4}$)大致与同序数椎骨相对应;下颈髓($C_{5\sim8}$)和上胸髓($T_{1\sim4}$)比同序数椎骨高 1 个椎体,

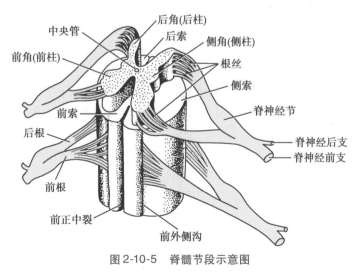

中央管
后角(后柱)
侧角(侧柱)
前角(前柱)
根丝
前索
侧索
后根
脊神经节
前根
脊神经后支
脊神经前支
前正中裂
前外侧沟

图 2-10-5　脊髓节段示意图

229

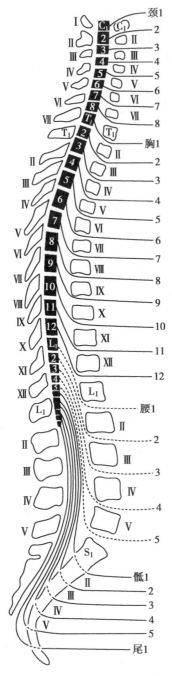

图 2-10-6 脊髓节段与椎骨的对应关系

如第 7 颈髓平对第 6 颈椎体;中胸髓($T_{5\sim8}$)比同序数椎骨高 2 个椎体;下胸髓($T_{9\sim12}$)比同序数椎骨高 3 个椎体;腰髓约平第 10 至 12 胸椎范围内;骶髓和尾髓约平对第 1 腰椎。

（二）脊髓的内部结构

脊髓主要由灰质和白质构成,脊髓各节段中的内部结构大致相同。在脊髓横切面上,中央可见一细小的**中央管**,周围呈蝶形或"H"形的灰质,灰质的周围为白质(图 2-10-7)。此外,在灰质、白质的交界处,还有网状结构。

1. **灰质** 脊髓灰质内含有大量大小不等的多极神经元。灰质纵贯脊髓全长,每侧的灰质,前部扩大为**前角**,后部狭细为**后角**。在脊髓的第 1 胸节至第 3 腰节的前、后角之间还有**侧角**。

（1）**前角**:由运动神经元构成,其轴突组成前根。根据形态和功能的不同,前角运动神经元可分为大型的 α 运动神经元和小型的 γ 运动神经元。α运动神经元支配骨骼肌内肌梭以外的肌纤维,引起肌收缩;γ 运动神经元支配肌梭内的肌纤维,参与调节肌张力。这两种细胞在分布上是混杂的,前角运动神经元可分为内、外两群:内侧群支配颈部、躯干的固有肌,见于脊髓的全长;外侧群主要见于颈膨大和腰骶膨大,支配四肢肌。

（2）**后角**:由联络神经元构成,接受由后根传入的感觉冲动。后角的神经元主要组成缘层、胶状质、后角固有核和胸核等核团,其中**后角固有核**发出的纤维上行至背侧丘脑。

（3）**侧角**:见于胸 1 到腰 3 节段,由交感神经的节前神经元胞体构成,是交感神经的低级中枢。在骶 2~4 节段中,虽无侧角,但在前角基部相当于侧角位置的神经元,是骶部副交感神经的节前细胞,称**骶副交感核**,是副交感神经的低级中枢。侧角神经元的轴突加入前根,支配平滑肌、心肌和腺体等功能活动。

2. **白质** 位于灰质的周围,借脊髓的纵沟分为 3 个索,前正中裂与前外侧沟之间为**前索**;前、后外侧沟之间为**外侧索**;后正中沟与后外侧沟之间为**后索**。在中央管的前方有纤维在此横越,称为**白质前连合**,这是连接左右侧白质的纤维。白质由许多纤维束构成,纤维束分上行和下行两种,上行纤维束起自脊神经节细胞或脊髓灰质,它将各种感觉信息由脊髓传递到脑;下行纤维束起自脑的不同部位,止于脊髓,将脑发出的神经冲动传递到脊髓。上行纤维主要有薄束、楔束和脊髓丘脑束等;下行纤维束主要有皮质脊髓束等。

（1）**薄束**(fasciculus gracilis)和**楔束**(fasciculus cuneatus):薄束起于同侧第 4 胸节以下的神经节细胞,楔束起于同侧胸 4 以上的神经节细胞;这些脊神经节细胞的周围突分别至

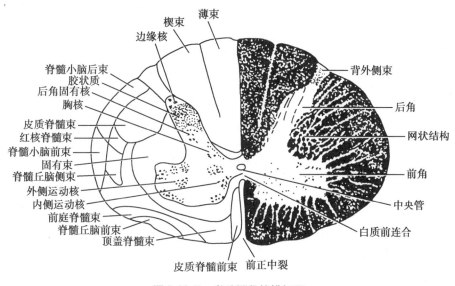

图 2-10-7　脊髓颈段的横切面

肌、腱、关节和皮肤的感受器,中枢突经后根进入脊髓的后索中上行,止于延髓的薄束核和楔束核(图 2-10-7),在脑中经过两次中继,最后传入对侧的大脑皮质,引起本体感觉(肌、腱、关节的位置觉、运动觉和振动觉)和精细或辨别性触觉(辨别两点距离和物体的纹理粗细等)。

(2)**脊髓丘脑束**(spinothalamic tract):位于前索和外侧索的前半中,分为**脊髓丘脑前束**和**脊髓丘脑侧束**。脊髓丘脑束主要起于后角固有核,经白质前连合交叉至对侧,上行经过脑干止于背侧丘脑(图 2-10-7)。其中脊髓丘脑前束传导粗触觉的冲动;脊髓丘脑侧束传导痛觉和温度觉的冲动。

(3)**皮质脊髓束**(corticospinal tract):起于大脑皮质躯体运动区的锥体细胞,是人类脊髓中最大的下行束。这些纤维束下行经过内囊和脑干,在延髓锥体交叉中,大部分纤维交叉至对侧,在对侧脊髓外侧索的后部下行,直达骶髓,称为**皮质脊髓侧束**,止于同侧灰质前角;小部分未交叉的纤维,在同侧前索中下行,居前正中裂两侧,一般下行不超过胸节,称为**皮质脊髓前束**(图 2-10-7),其纤维大部分经白质前连合交叉到对侧的脊髓灰质前角,也有一些纤维不交叉,止于同侧的灰质前角。皮质脊髓束的功能是控制骨骼肌的随意运动。

(三)脊髓的功能

1. **传导功能**　脊髓白质是传导功能的主要结构,通过上行纤维束,将感觉信息传递到脑;通过下行纤维束接受高级中枢的调控。

2. **反射功能**　脊髓是某些反射的低级中枢,如排尿、排便反射和髌反射等。在正常情况下,脊髓的反射活动是在脑的控制下进行。

二、脑

脑(brain)位于颅腔内,成人脑约 1400g,可分为端脑、间脑、小脑和脑干 4 部分(图 2-10-8)。

(一)脑干

脑干(brain stem)自上而下由中脑、脑桥和延髓组成。延髓和脑桥的背面与小脑相连,它们之间的室腔为**第四脑室**,此室向上通中脑的**中脑水管**,向下与延髓的中央管相续(图 2-10-9)。延髓上部和脑桥的背面呈菱形,称为**菱形窝**。

1. **脑干的外形**

(1)**腹面**:延髓(medulla oblongata)形似倒置的锥体,其下界在平齐枕骨大孔处与脊

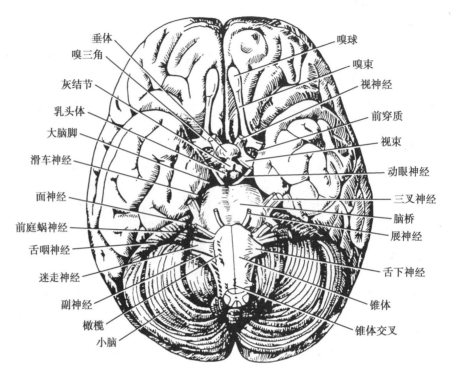

图 2-10-8　脑的底面

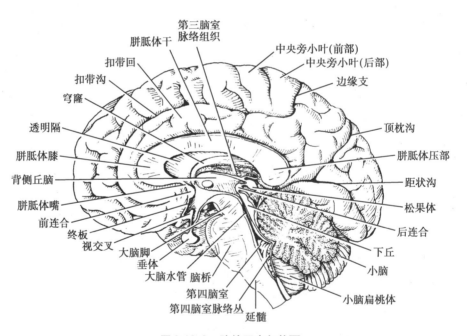

图 2-10-9　脑的正中矢状面

髓相连。腹面正中有与脊髓相续的前正中裂,其两侧各有一个纵行隆起,称**锥体**(pyramid)
(图 2-10-10),是由大脑皮质发出的皮质脊髓束构成。在延髓和脊髓的交界处,锥体束的大
部分纤维左右交叉,称为**锥体交叉**(decussation of pyramind)。锥体外侧的卵圆形隆起,称
为**橄榄**(olive)。延髓向上借横行的延髓脑桥沟与脑桥分界。

　　脑桥(pone)腹面宽阔膨隆,称脑桥基底部。基底部正中有一纵行浅沟,称**基底沟**
(basilar sulcus),容纳基底动脉。自基底沟向外逐渐变窄,移行于**小脑中脚**(middle cere-
bellar),此脚向背侧进入小脑。

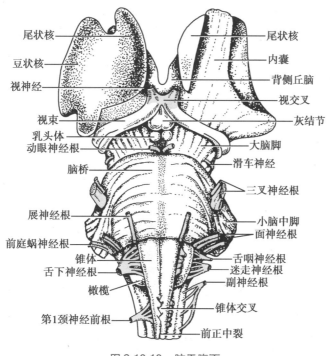

图 2-10-10 脑干腹面

中脑(midbrain)位于脑干的最上部。腹面有一对粗大的纵行隆起,称**大脑脚**(cerebral peduncle),两脚之间的凹窝,称**脚间窝**(interpeduncular fossa)。

(2)**背面**:延髓背面下部形似脊髓,上部中央管敞开为第四脑室,构成菱形窝的下部。在延髓背面的下部可见两对隆起,内侧的称**薄束结节**(gracile tubercle),深面有薄束核;外侧的称**楔束结节**(cuneate tubercle),深面有楔束核(图2-10-11)。

中脑的背面由2对小丘组成,上方的一对称**上丘**(superior colliculus),与视觉传导有

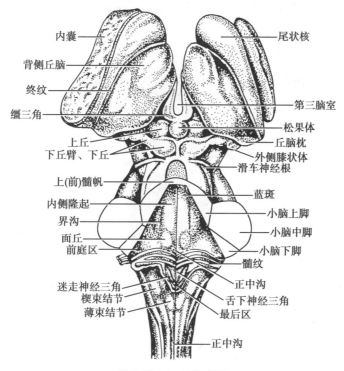

图 2-10-11 脑干背面

关;下方的一对称**下丘**(inferior colliculus),与听觉传导有关。自上、下丘的外侧各向前外方发出一条隆起,分别称为**上丘臂**和**下丘臂**。上丘臂连接间脑的**外侧膝状体**,下丘臂连接间脑的**内侧膝状体**。

脑神经共有 12 对,后 10 对与脑干相连。其中与中脑相连的有动眼神经和滑车神经;与

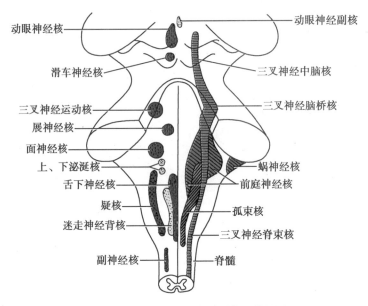

图 2-10-12 脑神经核在脑干背面的投影

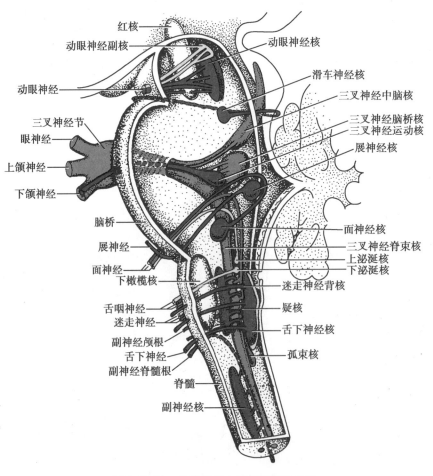

图 2-10-13 脑神经核在脑干侧面的投影

脑桥相连的有三叉神经、展神经、面神经和前庭蜗神经;与延髓相连的有舌咽神经、迷走神经、副神经和舌下神经(图 2-10-10,图 2-10-11)。

2. **脑干的内部结构**　脑干的内部结构由灰质、白质和网状结构组成。

(1) **灰质**:脑干的灰质由于延髓中央管在背侧敞开,使灰质由腹背方向排列改变为内外方向排列;另一方面由于神经纤维左右交叉并相互交织穿插,使灰质柱断裂成一些细胞团块形成**神经核**。脑干的脑神经核主要有 3 种:第一种与 3～12 对脑神经相连的,称**脑神经核**;第二种不与脑神经相连,参与组成各种神经传导通路或反射通路,称**非脑神经核**;第三种是位于网状结构内或在脑干中缝附近的,称**网状核**和**中缝核**。

1) **脑神经核**:按性质和排列位置的不同,主要分为躯体运动核、躯体感觉核、内脏运动核和内脏感觉核四种核团(图 2-10-12、图 2-10-13)

躯体运动核:共有 8 对,均纵列于正中线的两侧。其中中脑内有**动眼神经核**和**滑车神经核**;脑桥内有**三叉神经核**、**展神经核**和**面神经核**;延髓内有**疑核**、**副神经核**和**舌下神经核**。

内脏运动核:共有 4 对,纵列于躯体运动核的外侧,均为副交感神经核。其中中脑内有**动眼神经副核**;脑桥内有**上泌涎核**;延髓内有**下泌涎核**和**迷走神经背核**。

内脏感觉核:仅有 1 对**孤束核**,位于延髓内脏运动核的外侧。

躯体感觉核:共有 5 对,位于内脏感觉核的外侧。其中**三叉神经中脑核**、**三叉神经脑桥核**和**三叉神经脊束核**分别位于中脑、脑桥和延髓;**前庭神经核**和**蜗神经核**位于脑桥和延髓。

脑神经核在脑干的位置及分布见表 2-10-1。

表 2-10-1　脑神经核的性质、名称、位置及分布

性　质	名　称	位　置	分　布
躯体运动核	动眼神经核	上丘平面	上直肌、上睑提肌、内直肌、下直肌和下斜肌
	滑车神经核	下丘平面	上斜肌
	三叉神经运动核	脑桥中部	咀嚼肌
	展神经核	脑桥中部	外直肌
	面神经核	脑桥下部	面肌、茎突舌骨肌和喉肌
	疑核	延髓	腭肌、咽肌和喉肌
	副神经核	延髓	胸锁乳突肌和斜方肌
	舌下神经核	延髓	舌内肌和舌外肌
内脏运动核	动眼神经副核	上丘平面	瞳孔括约肌和睫状肌
	上泌涎核	脑桥下部	泪腺、舌下腺和下颌下腺
	下泌涎核	延髓上部	腮腺
	迷走神经背核	延髓	胸、腹腔脏器及结肠左曲以上消化管
内脏感觉核	孤束核	延髓	胸、腹腔脏器及结肠左曲以上消化管、舌味蕾
躯体感觉核	三叉神经中脑核	中脑	面肌和咀嚼肌(深感觉)
	三叉神经脑桥核	脑桥	头面部、鼻腔和口腔(触觉)
	三叉神经脊束核	延髓	头面部(痛、温觉)
	前庭神经核	脑桥、延髓	壶腹嵴、椭圆囊斑和球囊斑
	蜗神经核	脑桥、延髓	螺旋器

2）非脑神经核：主要包括薄束核、楔束核、红核和黑质等核团。

薄束核（gracile nucleus）和楔束核（cuneate nucleus）：分别位于延髓薄束结节和楔束结节的深面，是薄束和楔束的终止核，也是传导本体感觉和精细触觉的中继核团。由薄束核、楔束核发出的纤维，呈弓状绕过中央管，在其腹侧左、右交叉，称内侧丘系交叉，交叉后的纤维形成内侧丘系（图2-10-14）。

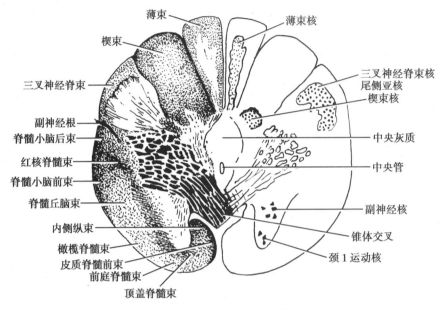

图2-10-14　平延髓锥体交叉横切面

红核（red nucleus）：呈圆柱状，位于中脑上丘平面的被盖部，主要接受来自小脑和大脑皮质的传出纤维，并发出红核脊髓束下行至脊髓，相互交叉后到对侧，下行至脊髓（图2-10-15）。

黑质（substantia nigra）：位于中脑被盖和大脑脚底之间的板状灰质（图2-10-15）。黑质的细胞含有黑色素，故呈黑色。临床上，震颤麻痹可能与黑质病变造成的多巴胺减少有关。

（2）白质：主要由上、下行纤维束构成。

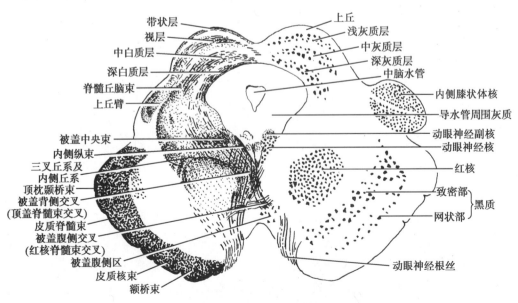

图2-10-15　平中脑上丘横切面

1）上行纤维束

脊髓丘系（spinal lemniscus）：主要由传导对侧躯干和四肢痛、温、触觉的脊髓丘脑束进入脑干后构成，脊髓丘系上行止于背侧丘脑的腹后外侧核（图2-10-14）。

内侧丘系（medial lemniscus）：由薄束核和楔束核发出的传导本体感觉和精细触觉的传入纤维，在中央管的腹侧左右交叉后组成内侧丘系，内侧丘系上行止于背侧丘脑的腹后外侧核（图2-10-15）。

三叉丘系（trigeminal lemniscus）：由三叉神经脑桥核和三叉神经脊束核发出的传入纤维交叉至对侧，组成三叉丘系，上行止于背侧丘脑的腹后内侧核（图2-10-15）。

2）下行纤维束

锥体束（pyramidal tract）：是大脑皮质发出的控制骨骼肌随意运动的下行纤维，经内囊、中脑、脑桥下行入延髓锥体。锥体束分为**皮质核束**（corticonuclear tract）（或称皮质脑干束）和**皮质脊髓束**（conricospinal tract）（图2-10-14）。皮质核束在下行过程中止于各脑神经躯体运动核；皮质脊髓束在延髓形成锥体，大部分纤维交叉到对侧组成皮质脊髓侧束；少部分纤维不交叉组成皮质脊髓前束。

（3）**网状结构**：在脑干中，脑神经核和非脑神经核以及上、下行纤维束以外的区域，有许多纤维纵横交织，其间散布着大量大小不等的细胞团，称为网状结构。可直接或间接地与中枢神经系统各部发生广泛联系。在功能上，网状结构不但参与躯体运动、躯体感觉以及内脏调节功能，并且在控制睡眠-觉醒活动中也起重要作用。

3. 脑干的功能

（1）**传导功能**：大脑皮质、脊髓与小脑相互联系的上行和下行纤维束都要经过脑干。

（2）**反射的低级中枢**：脑干内有多个反射的低级中枢，如延髓内有调节心血管活动和呼吸运动的"生命中枢"；脑桥内有呼吸调整中枢和角膜反射中枢；中脑内有瞳孔对光反射中枢等。

（3）**网状结构的功能**：参与控制睡眠-觉醒活动，调节骨骼肌张力和内脏活动等。

（二）小脑

1. **小脑的位置和外形**　小脑（cerebellum）位于颅后窝内，在延髓和脑桥的背侧，借小脑下脚、中脚和上脚与脑干相连。小脑与延髓、脑桥之间的腔隙即第四脑室。

小脑两端膨大的部分称**小脑半球**（cerebellar hemisphere）；中间缩窄的部分称**小脑蚓**（vermis of cerebellum）。小脑上面平坦，半球上面的前1/3与后2/3交界处有一深沟，称原裂。小脑半球下面近枕骨大孔处膨出部分，称**小脑扁桃体**（tonsil of cerebellum）（图2-10-16）。当颅内压增高时，小脑扁桃体可嵌入枕骨大孔，压迫延髓，危及生命，临床上称**枕骨大孔疝**或**小脑扁桃体疝**。

2. **小脑的分叶**　根据小脑的发生、功能和纤维联系，小脑分为3叶。

（1）**绒球小结叶**（flocculonodular lobe）：在小脑的下面，包括绒球、绒球脚和小脑蚓中的小结，因其在发生上最古老，故称**古小脑**（archicerebellum）。

（2）**前叶**（anterior lobe）：位于小脑上面原裂以前的部分，包括蚓垂和蚓锥体，因在发生上晚于绒球小结叶，故称**旧小脑**（paleocerebellum）。

（3）**后叶**（posterior lobe）：位于原裂以后的部分，占小脑的大部分。在进化中属于新发生的结构，故称**新小脑**（neocerebellum）。

3. **小脑的内部结构**　小脑表面被覆一层灰质，称**小脑皮质**；白质在深面，称**小脑髓体**，小脑髓体内有4对灰质核团，称**小脑核**，其中最大的是**齿状核**，其内侧有**栓状核**和**球状核**，**顶核**位于第四脑室顶的上方（图2-10-17）。

4. **小脑的功能**　古小脑通过与前庭核的联系，维持身体的平衡；旧小脑主要与调节肌

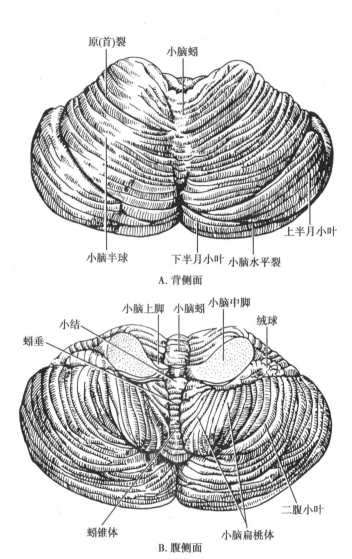

A. 背侧面

B. 腹侧面

图 2-10-16　小脑外形

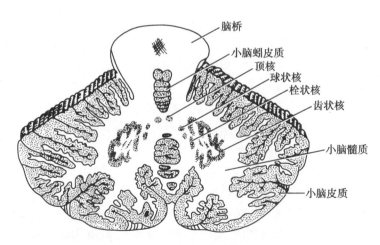

图 2-10-17　小脑核

张力有关;新小脑主要协调骨骼肌的运动。

5. **第四脑室**(fourth ventricle)是位于延髓、脑桥与小脑之间的腔隙,呈四棱锥状,其底为菱形窝,顶朝向小脑,向上借中脑水管与第三脑室相通,向下续延髓中央管,并借 1 个正中孔和 2 个外侧孔与蛛网膜下隙相通(图 2-10-9)。第四脑室内脉络组织上的部分血管反复分支成丛,夹带着软膜和室管膜上皮,突入室腔,形成**第四脑室脉络丛**;脑脊液是脉络丛产生的(图 2-10-18)。

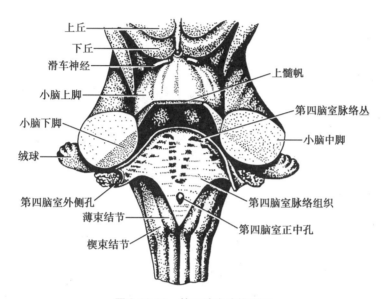

图 2-10-18 第四脑室脉络组织

(三) 间脑

间脑(diencephalon)位于中脑和端脑之间,主要由背侧丘脑、后丘脑和下丘脑组成。间脑内矢状位的裂隙称**第三脑室**,向下连接中脑水管,向上经室间孔连通端脑的侧脑室(图 2-10-19)。

1. **背侧丘脑**(dorsal thalamus) 又称**丘脑**,为两个卵圆形灰质团块,丘脑背侧面的前端有狭窄的隆凸,称**丘脑前结节**;后端膨大,称**丘脑枕**。背侧丘脑内部被"Y"字形的内髓板(白质板)分成前群核、内侧核群和外侧核群三个核群。**前核群**位于内髓板的前部的分叉中,其功能与内脏活动有关。**内侧核群**位于内髓板的内侧,是内脏感觉和躯体感觉冲动的整合中枢。**外侧核群**位于内髓板的外侧,可分为腹侧和背侧两部分;腹侧核群从前向后为腹前

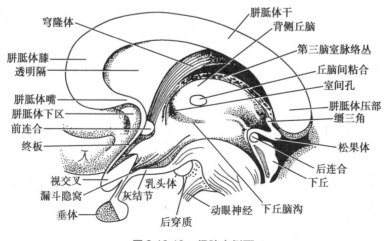

图 2-10-19 间脑内侧面

核、腹外侧核和腹后核;**腹后核**又分为腹后内侧核和腹后外侧核。

背侧丘脑内部的核团按其功能可分为特异性核团系统和非特异性核团系统。腹后核为特异性核团,它是躯体感觉传导路中第3级神经元胞体的所在处,接受脊髓丘系、内侧丘系和三叉丘系的传入纤维,发出纤维组成丘脑中央辐射(丘脑皮质束),上行至大脑皮质的躯体感觉区,与全身各部的感觉传导有关(图2-10-20)。

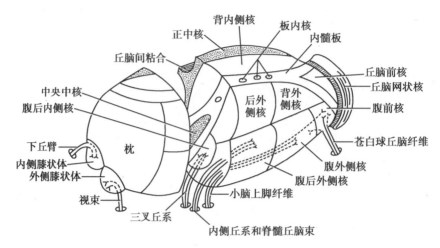

图2-10-20　右侧背侧丘脑核团的立体示意图

2. **后丘脑**(metathalamus)　位于丘脑枕的下外方,包括1对内侧膝状体和1对外侧膝状体。**内侧膝状体**与听觉冲动的传导有关;**外侧膝状体**与视觉冲动的传导有关。

3. **下丘脑**(hypothalamus)　位于背侧丘脑的前下方,形成第三脑室的下壁和侧壁的下部。从脑底面由前向后可见**视交叉**、**灰结节**和**乳头体**,灰结节下延为漏斗,漏斗下端连有**垂体**。

下丘脑的体积虽然很小,但其功能在体内异常重要,内有多个核群,其中最重要的有位于视交叉上方的**视上核**和位于第三脑室壁的**室旁核**;视上核主要分泌加压素(抗利尿激素),室旁核主要分泌催产素;分泌物分别经视上垂体束和室旁垂体束,通过漏斗进入垂体后叶(图2-10-21)。

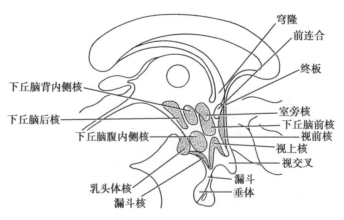

图2-10-21　下丘脑的主要核团

下丘脑是调节内脏活动的高级中枢,也是调节内分泌的高级中枢。体温、摄食、水平衡、内分泌等的调节主要依靠下丘脑,同时也参与情绪反应活动。

4. **第三脑室**(thied ventricle)　是位于两侧背侧丘脑和下丘脑之间的矢状裂隙,向下借中脑水管与第四脑室相通,向上借室间孔连通左、右侧脑室。第三脑室内也含有脉络丛。

（四）端脑

端脑（telencephalon）通常又称**大脑**（cerebrum），是脑的最大部分，被**大脑纵裂**分为左、右大脑半球。连接左、右大脑半球的纤维束，称**胼胝体**（corpus callosum）。大脑半球与小脑之间有**大脑横裂**。大脑半球表面的灰质，称**大脑皮质**，深部的白质为**大脑髓质**，埋藏在髓质内的灰质团块，称**基底核**；左、右大脑半球内部各有一腔隙，称**侧脑室**。

1. 大脑半球的外形及分叶　大脑半球表面布满深浅不同的**大脑沟**，沟与沟之间有隆起的大脑回。每个大脑半球有3个面：上外侧面、内侧面和下面（底面），并借3条叶间沟分为5个叶。

（1）**大脑半球的叶间沟**：外侧沟是半球最深、最明显的沟，起于半球下面，转向上外侧面，行向后上方。**中央沟**起自半球上缘中点的稍后方，沿上外侧面斜向前下方。**顶枕沟**位于半球内侧面后部，并转向上外侧面。

（2）**大脑半球的分叶**：额叶（frontal lobe）位于外侧沟之上和中央沟之前的部分；顶叶（parietal lobe）位于外侧沟上方和中央沟以后的部分；**颞叶**（temporal lobe）位于外侧沟以下的部分；枕叶（occipital lobe）位于顶枕沟以后的部分；岛叶（insula）呈三角形，位于外侧沟的深部（图2-10-22，图2-10-23，图2-10-24）。

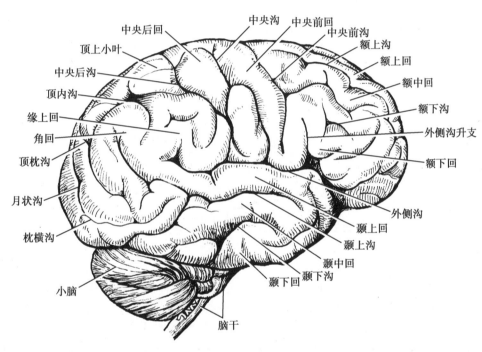

图2-10-22　大脑半球上外侧面

2. 大脑半球主要的沟和回

（1）**上外侧面**：额叶的上外侧面，在中央沟之前，有一条与之平行的**中央前沟**；两沟之间的回，称**中央前回**。在中央前沟的前方，有2条大致与半球上缘平行的沟，分别称**额上沟**和**额下沟**；额上沟以上的回为**额上回**，额上、下沟之间为**额中回**，额下沟以下为**额下回**。颞叶的上外侧面，在外侧沟的下方，有2条大致与其平行的沟，分别称颞上沟和颞下沟；外侧沟和颞上沟之间的回为颞上回，颞上沟和颞下沟之间为颞中回，颞下沟以下的为颞下回。自颞上回转入外侧沟的下壁上，有2个短而横行的脑回，称**颞横回**。顶叶的上外侧面，在中央沟后方有一条与其平行的**中央后沟**，两沟间为**中央后回**；中央前、后回上端在内侧面合成**中央旁小叶**；中央后沟上段后方有一与半球上缘几乎平行的**顶内沟**，此沟以上的部分为**顶上小叶**，以下部分为**顶下小叶**。顶下小叶又分2部，包绕外侧沟后端的回称**缘上回**，围绕颞上沟末端的回称**角回**（图2-10-22）。

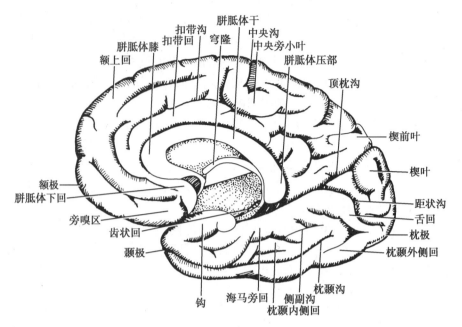

图 2-10-23　大脑半球内侧面

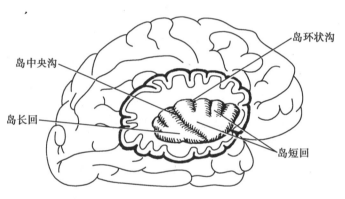

图 2-10-24　岛叶

（2）**内侧面**：环绕胼胝体背面的**胼胝体沟**，它绕过胼胝体的后方向前移行于**海马沟**。在胼胝体沟上方有与之平行的**扣带沟**；扣带沟与胼胝体沟之间为**扣带回**。在枕叶，有与顶枕沟相连的**距状沟**，距状沟与顶枕沟之间的三角区称**楔叶**（cuneus）；距状沟以下为**舌叶**。在颞叶内侧面，有2条大致平行的沟，上方的为**侧副沟**，下方的为**枕颞沟**。侧副沟的内侧为**海马旁回**，其前端弯成钩形称**钩**（图 2-10-23）。

由扣带回、海马旁回和钩等结构组成**边缘叶**。

（3）**下面**：额叶下面有纵行的**嗅束**，其前端膨大为**嗅球**，后端扩大为**嗅三角**，均与嗅觉传导有关（图 2-10-8）。

3. 大脑半球的内部结构

（1）**大脑皮质及其功能定位**：大脑皮质是中枢神经系统发育最复杂最完善的部位，也是运动、感觉的最高中枢及语言、思维的物质基础。大脑皮质是大脑表层的一层灰质，主要由大量的神经元及神经胶质细胞组成。据统计，成人大脑皮质有130亿～140亿个神经元。机体各种功能活动的最高中枢在大脑皮质的不同部位具有定位关系，因而形成了不同功能、相对集中的特定皮质区，称**大脑皮质的功能定位**，但这些中枢只是执行某些功能的核心，仍需要其他的皮质对信息进行加工整合，共同完成高级的神经精神活动。

1）**躯体运动区**：位于中央前回和中央旁小叶的前部，主要管理对侧半身的骨骼肌运动。

身体各部在此区的投影有如倒置的人形,但头部的投影不倒置。中央旁小叶前部和中央前回最上部与下肢的运动有关;中部与躯干和上肢的运动有关;下部与面、舌、咽、喉的运动有关(图 2-10-25,图 2-10-26)。

2)**躯体感觉区**:位于中央后回和中央旁小叶的后部,主要接受背侧丘脑腹后核传来的

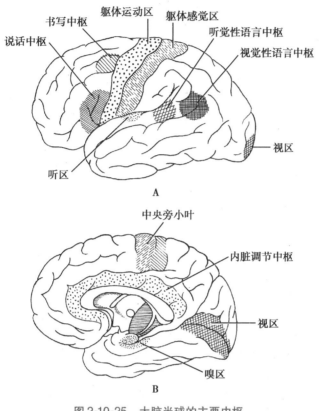

A

B

图 2-10-25　大脑半球的主要中枢

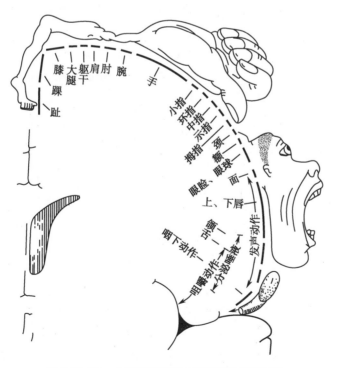

图 2-10-26　人体各部在第Ⅰ躯体运动区的定位

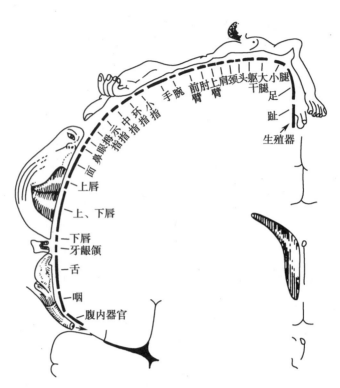

图2-10-27　人体各部在第Ⅰ躯体感觉区的定位

对侧半身痛、温、触、压以及位置觉和运动觉等。身体各部在此区的投影也如倒置的人形,头部也是正置的。中央旁小叶的后部与小腿和会阴部的感觉有关,中央后回的最下方与舌、咽的感觉有关(图2-10-27)。

3）**视区**:位于枕叶内侧面距状沟两侧的皮质,一侧视区接受同侧视网膜的颞侧半和对侧视网膜鼻侧半传来的信息(图2-10-25)。

4）**听区**:位于颞横回上,一侧听区接受自内侧膝状体传来的两耳听觉冲动(图2-10-25)。

5）**内脏活动中枢**:位于边缘叶。

6）**语言区**:是人类大脑皮质所特有的区域。语言区通常在一侧半球上发展起来。与语言功能有关的半球可视为优势半球,人类的优势半球一般在左侧。优势半球有阅读、书写、听话和说话四个语言区(图2-10-25,表2-10-2)。

表2-10-2　大脑皮质的语言区及功能障碍

语言代表区	中枢部位	损伤后语言障碍
运动性语言区	额下回后部	运动性失语(丧失说话能力)
书写中枢	额中回后部	失写症(丧失写字能力)
听觉性语言听觉区	颞上回后部	感觉性失语(听不懂讲话)
视觉性语言区	角回	失读症(不懂文字含义)

人类两侧大脑半球在功能上有所分工,一般左侧半球在语言功能上占优势;右侧半球在非语言性认识功能上,如空间感觉、美术、音乐等方面占优。大部分人的语言功能优势半球在左侧,除与遗传有一定关系外,主要是与后天长期应用右手劳动有关。

（2）**基底核**(basal nuclei):为埋藏在大脑髓质内的灰质团块,包括**尾状核**、**豆状核**、**屏状核和杏仁体**(图2-10-28)。

1）**纹状体**（corpus striatum）：包括豆状核和尾状核。**豆状核**（lentiform nuclei）近似双凸透镜，内侧为内囊，借内囊与尾状核和背侧丘脑分开。可分为外侧的**壳**和内侧的**苍白球**。**尾状核**（caudate nuclei）像条弯曲的尾巴，围绕在豆状核和背侧丘脑周围，分为头、体、尾 3 部。

在种系发生上，尾状核与壳是较新的结构，合称**新纹状体**；苍白球较古老，称**旧纹状体**。纹状体具有调节肌张力和协调肌群运动等作用。

2）**屏状核**（claustrum）：为一薄层灰质板，位于岛叶皮质和豆状核之间，功能未明。

3）**杏仁体**（amygdaloid body）：位于海马旁回钩的深面，侧脑室下角前端，形如杏仁。杏仁核与尾状核的尾部相连，与内脏活动、行为和内分泌等有关。

（3）**大脑髓质**：位于皮质深面，由大量的神经纤维组成，可分为联络纤维、连合纤维及投射纤维 3 种。

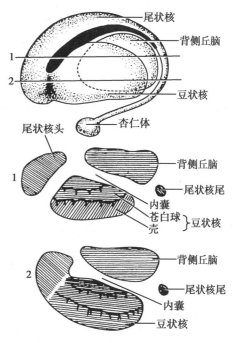

图 2-10-28　纹状体和背侧丘脑示意图

1）**联络纤维**（association fibers）：是同侧大脑半球内部各回与叶间的纤维（图 2-10-29）。

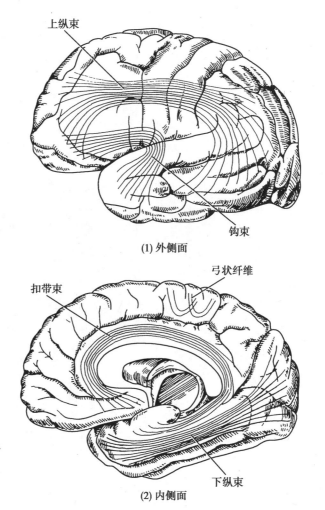

(1) 外侧面

(2) 内侧面

图 2-10-29　大脑髓质联络纤维

2）**连合纤维**（commissural fibers）：是连接左、右两侧大脑半球皮质的纤维，包括胼胝体、前连合和穹隆连合。**胼胝体**位于大脑纵裂底，正中矢状切面上，胼胝体为一宽而厚的纤维束，呈弓状，由前向后分为胼胝体嘴、胼胝体膝、胼胝体干和胼胝体压部4部分（图2-10-30）。

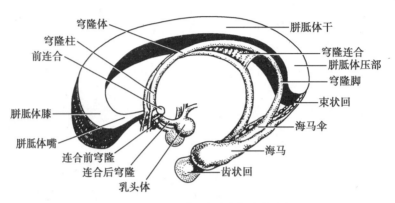

图2-10-30　胼胝体、前连合与穹隆连合

3）**投射纤维**（projection fibers）：是联系大脑皮质和皮质下中枢的上、下行纤维，这些纤维大部分经过内囊。

内囊（internal capsule）：为一宽厚的白质层，位于背侧丘脑、尾状核与豆状核之间。在端脑的水平切面上，内囊呈尖端向内侧的"＞＜"字形（图2-10-31,32），可分为3部：**内囊前肢**，较短，位于豆状核与尾状核头部之间；**内囊后肢**，较长，位于豆状核与背侧丘脑之间，主要有皮质脊髓束、丘脑皮质束以及视辐射（传导视觉冲动）和听辐射（传导听觉冲动）等通过；前、后肢汇合处，称**内囊膝**，有皮质核束通过。内囊是联系大脑皮质和皮质下中枢的"交通要

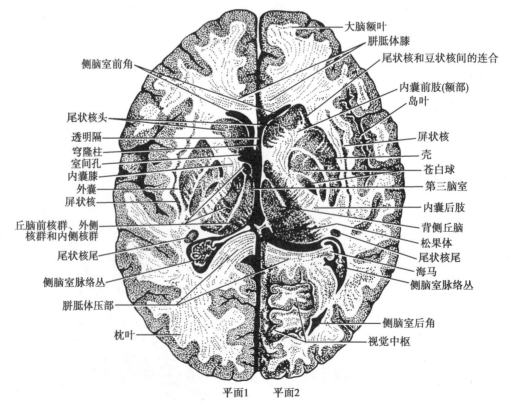

图2-10-31　大脑水平切面

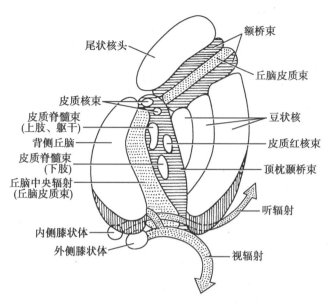

图 2-10-32 内囊示意图

道"。

大多数内囊的损伤,是由于供应此区血管的血栓或出血。如内囊后肢的受损,可引起对侧半身感觉缺失和对侧偏瘫,当损害范围较大时,伤及视辐射,还可出现偏盲,即出现三偏综合征。

(4) **侧脑室**(lateral ventricle):位于大脑半球内,为左、右对称的裂隙,可分为中央部、前角、后角和下角 4 部分,内含透明的脑脊液,借室间孔与第三脑室相通。侧脑室内也有脉络丛(图 2-10-33)。

(五) 边缘系统

边缘叶加上与它联系密切的皮质和皮质下结构,如杏仁体、下丘脑、背侧丘脑的前核群等,共同组成**边缘系统**(limbic system),由于这一部分脑与内脏活动关系密切,故也称为**内**

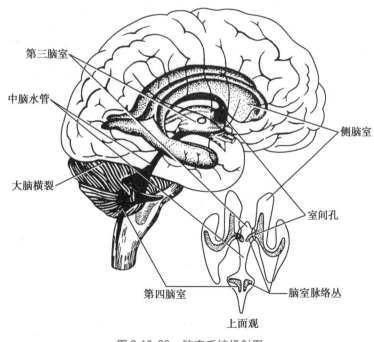

图 2-10-33 脑室系统投射图

脏脑。

三、脑和脊髓的被膜

脑和脊髓的表面包有3层被膜,由外向内依次为硬膜、蛛网膜和软膜,有保护、支持脑和脊髓的作用。

(一)脊髓的被膜

1. 硬脊膜(spinal dura mater)　为一层厚而坚韧的致密结缔组织,呈囊状包裹脊髓,上端附着于枕骨大孔边缘,与硬脑膜延续;下端在第二骶椎以下变细,包裹终丝,末端附于尾骨。硬脊膜与椎管内面的骨膜之间的狭窄腔隙,称**硬膜外隙**(epidural space),其内除有脊神经根通过外,还有疏松结缔组织、脂肪、淋巴管和静脉丛等。临床将麻醉药物注入此腔以麻醉脊神经根,称硬膜外麻醉(图2-10-34)。

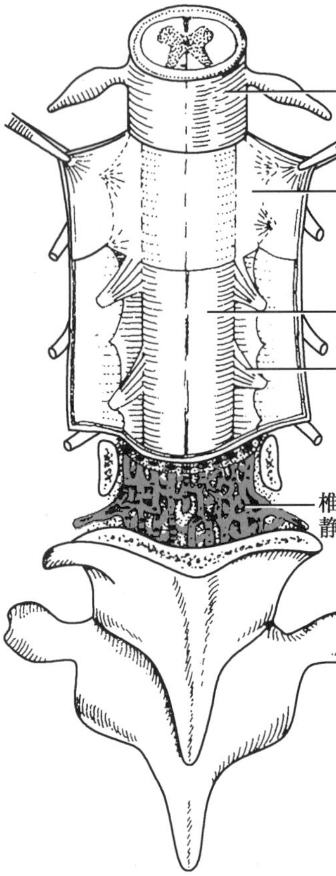

2. **脊髓蛛网膜**(spinal arachnoid mater)　为半透明的薄膜,缺乏血管和神经,位于硬脊膜的深面,向上与脑蛛网膜相延续。脊髓蛛网膜与软脊膜之间有较宽的腔隙,称**蛛网膜下隙**(subarachnoid space),内充满脑脊液。蛛网膜下隙在脊髓下端至第2骶椎之间扩大,称为**终池**(terminal cistern),内有马尾而无脊髓,临床常在第3、4或第4、5腰椎棘突间隙进行腰椎穿刺。

3. **软脊膜**(spinal pia mater)　较厚,紧贴脊髓表面,有血管,在脊髓下端移行为终丝。

(二)脑的被膜

1. **硬脑膜**(cerebral dura mater)　由外层和内层合成,兼具颅骨骨膜和脑膜的作用。硬脑膜与颅盖诸骨连接疏松,故此处骨折损伤出血时,易形成硬膜外血肿。

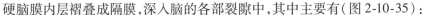

硬脑膜内层褶叠成隔膜,深入脑的各部裂隙中,其中主要有(图2-10-35):

(1) **大脑镰**(cerebral falx):形如镰刀,深入大脑半球之间的纵裂内。

(2) **小脑幕**(tentorium of cerebellum):呈半月形伸入大脑半球和小脑之间,前缘游离,称**小脑幕切迹**,围绕中脑;后缘附着于枕骨横窦沟及颞骨岩部上缘。

硬脑膜在某些部位两层分开,内面衬有内皮细胞,构成含静脉血的腔隙,称**硬脑膜窦**;主要有上矢状窦、下矢状窦、直窦、横窦、乙状窦、海绵窦等。

(1) **上矢状窦**(surperior sagittal sinus):位于大脑镰上缘,上矢状窦沟内。

(2) **下矢状窦**(inferior sagittal sinus):位于大脑镰下缘。

(3) **直窦**(straight sinus):位于大脑镰与小脑幕的连接处,向后经窦汇通横窦。

(4) **横窦**(transverse sinus):成对,位于小脑幕后缘内,沿枕骨横窦沟向外前行走,续于乙状窦。

(5) **乙状窦**(sigmoid sinus):成对,位于乙状窦沟内,是横窦的延续,在颈静脉孔处移行为颈内静脉。

(6) **海绵窦**(cavernous sinus):位于颅中窝蝶鞍两侧,内有许多海绵状的结缔组织,故

图中标注:硬脊膜、蛛网膜、软脊膜、脊神经根、椎管内的静脉丛

图 2-10-34　脊髓的被膜

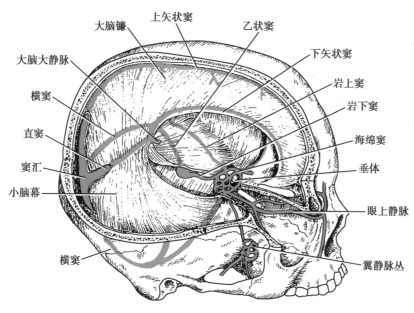

图 2-10-35   硬脑膜及静脉窦

称海绵窦。在硬脑膜窦中,海绵窦与周围结构的联系和交通最为广泛。

硬脑膜窦还借若干导静脉与颅静脉相交通,故头皮感染有可能蔓延至颅内。

2. **脑蛛网膜**(cerebral arachnoid mater)   为半透明薄膜,缺乏血管和神经,包绕整个脑。脑蛛网膜下隙在某些部为扩大称**蛛网膜下池**,如在小脑与延髓间的**小脑延髓池**。蛛网膜在硬脑膜窦附近,特别是在上矢状窦两侧,形成许多绒毛状突起,突入上矢状窦内,称**蛛网膜粒**。脑脊液通过蛛网膜粒渗入上矢状窦。

3. **软脑膜**(cerebral pia mater)   较薄,富有血管和神经,紧贴于脑表面并深入其沟、裂中,对脑有营养作用。在脑室的一定部位,软脑膜及其所含的血管与室管膜共同构成**脉络组织**。脉络组织中的某些部位,血管反复分支成丛,夹带其表面的软脑膜和室管膜上皮,突入脑室形成**脉络丛**,产生脑脊液。

四、脑脊液及其循环

脑脊液为各脑室脉络丛产生的无色透明液体,总量约150ml,流动于脑室及蛛网膜下隙内,在中枢神经系统中起淋巴作用,运送营养物质和代谢产物。

脑脊液不断由脉络丛产生,又不断由蛛网膜粒回流到颈内静脉,保持动态平衡,循环不止(图 2-10-36)。

脑脊液循环途径如下:

$$\begin{matrix} 左 \\ 右 \end{matrix}\ 侧脑室 \xrightarrow{室间孔} 第三脑室 \xrightarrow{中脑水管} 第四脑室 \xrightarrow[\text{外侧孔}]{\text{正中孔}}$$

$$蛛网膜下隙 \xrightarrow{蛛网膜粒} 上矢状窦 \longrightarrow 颈内静脉$$

如脑脊液的循环通路发生阻塞时,可引起脑积水导致颅内压增高。

五、脑和脊髓的血管

(一)脊髓的血管

1. **脊髓的动脉**   脊髓的动脉来源于椎动脉分出的脊髓前动脉、脊髓后动脉和节段性动脉的脊髓支。

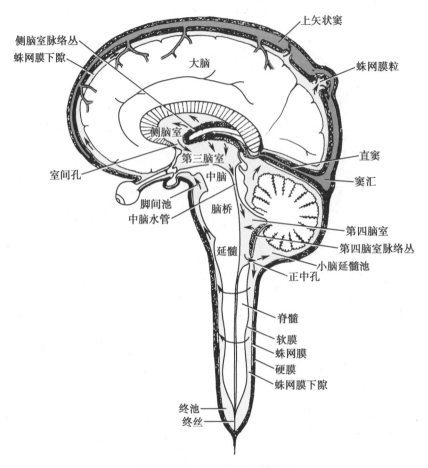

图 2-10-36　脑脊液循环模式图

脊髓前动脉　自椎动脉发出后,沿脊髓前面向中线靠拢,两侧汇合成 1 干,沿脊髓前正中裂下行至脊髓末端。

脊髓后动脉　自椎动脉发出后,左右 2 条脊髓后动脉平行沿后外侧沟下行至脊髓末端。

节段性动脉　如肋间后动脉、腰动脉等发出的**脊髓支**,进入椎管后与脊髓前、后动脉吻合,营养脊髓(图 2-10-37)。

2. **脊髓的静脉**　较动脉多而粗,静脉分布大致和动脉相同,回收静脉血注入硬膜外隙内的椎内静脉丛。

(二) 脑的血管

1. **脑的动脉**　脑的动脉来自颈内动脉和椎动脉。

颈内动脉供应大脑半球前 2/3 和间脑的前部;**椎动脉**供应大脑半球后 1/3、间脑后部、小脑和脑干(图 2-10-38)。颈内动脉和椎动脉的分支可分为**皮质支**(营养皮质及其皮质下的髓质)和**中央支**(营养基底核、内囊以及间脑)。

(1) **颈内动脉**:起自颈总动脉,经颈动脉管入颅,在颅内的主要分支有:

1) **大脑前动脉(anterior cerebral artery)**:发出后进入大脑纵裂,与对侧的同名动脉借**前交通动脉**相连,沿胼胝体沟后行。皮质支分布于顶枕沟以前的内侧面和额、顶两叶上外侧面的上部等处;中央支进入脑实质,供应尾状核、豆状核前部和内囊前肢(图 2-10-39)。

2) **大脑中动脉(middle cerebral artery)**:是颈内动脉主干的直接延续,进入外侧沟内发出数条皮质支,营养大脑半球上外侧面的大部分和岛叶。在大脑中动脉的起始处,发出许多细小的中央支(豆纹动脉)垂直进入脑实质,供应尾状核、豆状核和内囊膝等。在高血压和动脉硬

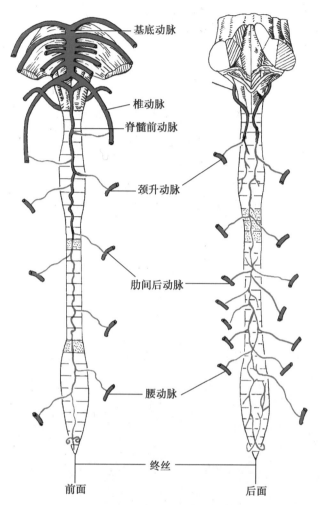

基底动脉

椎动脉

脊髓前动脉

颈升动脉

肋间后动脉

腰动脉

终丝

前面　　　　　　　后面

图 2-10-37　脊髓的动脉

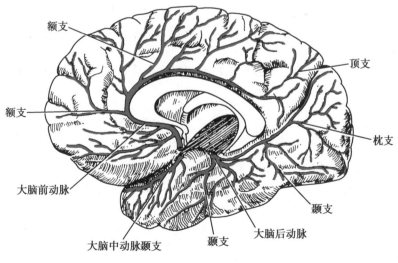

额支

顶支

额支

枕支

大脑前动脉

颞支

大脑后动脉

大脑中动脉颞支　　颞支

图 2-10-38　大脑半球内侧面的动脉分布

笔记

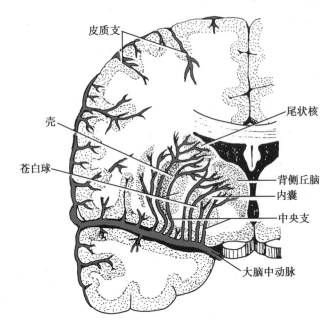

图 2-10-39　大脑中动脉的皮质支和中央支

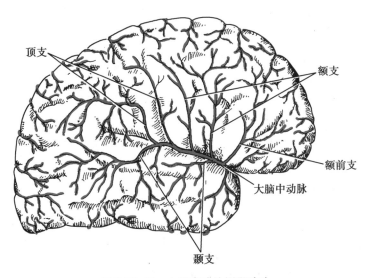

图 2-10-40　大脑半球外侧面动脉

化的患者,这些中央支容易破裂而导致脑出血,故有"出血动脉"之称(图 2-10-40,图 2-10-41)。

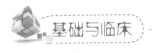基础与临床

脑　卒　中

　　脑卒中 Stroke 俗称"中风",又称脑血管意外,是指脑血管疾病的患者,因各种诱发因素引起脑的动脉狭窄、闭塞或破裂而造成急性脑血液循环障碍,对脑组织造成突发性损坏。如果神经细胞缺乏足够的氧供给,几分钟内就会坏死,受这些神经细胞控制的机能也随之丧失。由于死亡的脑细胞无法再生,因此脑卒中造成的后果通常是永久性的。

3) **后交通动脉**(posterior conmmunicating artery) :发出后与大脑后动脉吻合。

(2) **椎动脉**(vertebral artery) :起自锁骨下动脉,向上穿过第 6 ~ 1 颈椎横突孔,经枕骨

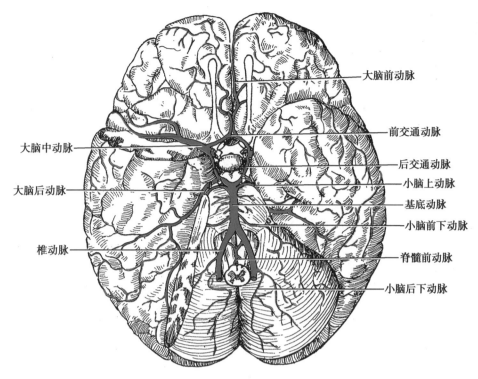

图 2-10-41 脑底面的动脉

大孔进入颅后窝,在脑桥延髓交界处,左、右椎动脉合成一条**基底动脉**(basilar artery)。基底动脉沿基底沟上行,至脑桥上缘分为左、右大脑后动脉(图 2-10-38)。

　　大脑后动脉(posterior cerebral artery)是基底动脉的终支,绕大脑脚向后,行向颞叶下面、枕叶内侧面,其皮质支营养颞叶的下面、内侧面和枕叶,中央支营养背侧丘脑和下丘脑等。

　　(3) **大脑动脉环**(cerebral arterial circle):又称 Willis 环,由前交通动脉、两侧大脑前动

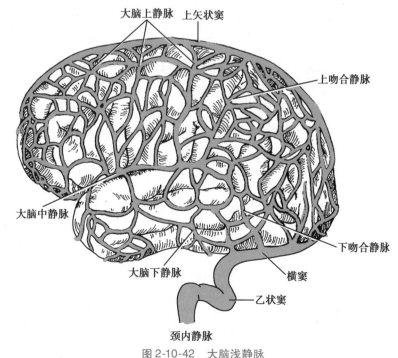

图 2-10-42 大脑浅静脉

脉起始段、两侧颈内动脉末端、两侧后交通动脉和两侧大脑后动脉起始段,在蝶鞍的上面环绕视交叉、灰结节及乳头体而形成的动脉环(图2-10-38)。大脑动脉环将颈内动脉与椎动脉沟通,通过调节,可使血流重新分布,补偿缺血的部分,维持脑的血液供应。

2. **脑的静脉** 脑的静脉不与动脉伴行,分为浅静脉和深静脉2组,两者之间均有吻合,分别收集皮质、髓质和基底核等处的静脉血,注入邻近的静脉窦,最终汇入颈内静脉(图2-10-42)。

第三节 周围神经系统

周围神经系统包括脊神经、脑神经和内脏神经3部分。脊神经与脊髓相连,主要分布于躯干和四肢;脑神经与脑相连,主要分布于头颈部;内脏神经通过脑神经和脊神经附于脑和脊髓,分布于内脏、心血管和腺体。

一、脊 神 经

脊神经(spinal nerves)共31对,每对脊神经借运动性前根与感觉性后根与脊髓相连,二者在椎间孔处汇合而成脊神经,后根在近椎间孔处有一椭圆形膨大,称**脊神经节**(spinal ganglia),主要由假单极神经元胞体构成(图2-10-43)。

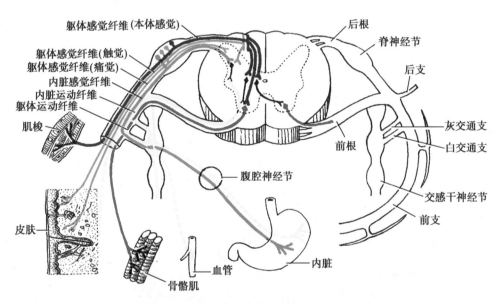

图2-10-43 脊神经的纤维成分及其分布示意图

每对脊神经都是混合性神经。既含感觉纤维又含运动纤维,根据脊神经分布范围和功能的不同,可将脊神经所含的纤维成分分为4种:

1. **躯体感觉纤维** 来自脊神经节中的假单极神经元,分布于皮肤、骨骼肌、肌腱和关节等处。

2. **内脏感觉纤维** 来自脊神经节中的假单极神经元,分布于内脏、心血管和腺体等处。

3. **躯体运动纤维** 发自脊髓前角,分布于骨骼肌,支配其运动。

4. **内脏运动纤维** 发自交感中枢或副交感中枢,支配平滑肌和心肌的运动,控制腺体的分泌。

脊神经按连接的部位分为颈神经8对、胸神经12对、腰神经5对、骶神经5对和尾神经1对。脊神经出椎间孔后,主要分为前、后两大支。**脊神经前支**粗大,主要分布于躯干前外侧和四肢的肌、关节和皮肤等处。**脊神经后支**细短,主要分布于项、背、腰、骶部的深层肌和皮肤。当脊神经受损伤时,引起相应部位的肌肉运动障碍和皮肤感觉障碍。

脊神经的前支,除胸神经的前支外,均分别交织成神经丛,共形成有颈丛、臂丛、腰丛和骶丛,由丛发出分支分布于相应区域。

(一)颈丛

颈丛(cervical plexus) 由第1~4颈神经前支组成,位于胸锁乳突肌的深面(图2-10-44)。颈丛分支有皮支和肌支,皮支较粗大,位置表浅,由胸锁乳突肌后缘中点浅出,其穿出点为颈部皮肤的阻滞麻醉点(图2-10-45)。颈丛的主要分支有:

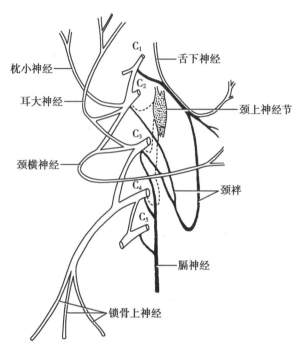

图2-10-44 颈丛的组成

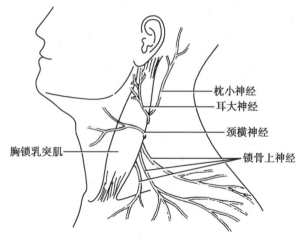

图2-10-45 颈丛的皮支

1. **枕小神经** 沿胸锁乳突肌后缘上升,分布于枕部和耳郭后上1/3皮肤。
2. **耳大神经** 沿胸锁乳突肌表面上升至耳郭下方,分布于耳郭及其周围皮肤。
3. **颈横神经** 沿胸锁乳突肌表面前行,分布于颈前部皮肤。

255

4. **锁骨上神经** 位于颈横神经下方,分3组分别向前下、后下和外下方走行,分布于颈下部、胸壁上部和肩部皮肤。

5. **膈神经**(phrenic nerve) 是颈丛的主要分支,属混合性神经。经锁骨下动、静脉之间入胸腔,越过肺根的前方,在心包与纵隔胸膜之间下行至膈。其运动纤维支配膈;感觉纤维分布于心包、胸膜和膈下的腹膜。一般认为,右膈神经的感觉纤维还分布于肝、胆囊和肝外胆道等(图2-10-46)。

膈神经受刺激可出现膈肌痉挛,导致呃逆,当一侧膈神经麻痹时可引起呼吸障碍。

（二）**臂丛**(brachial plexus)

由第5~8颈神经的前支和第1胸神经的前支大部分纤维组成(图2-10-47)。臂丛自斜角肌间隙穿出,经锁骨中点后方进入腋窝,围绕腋动脉排列。臂丛的主要分支有:

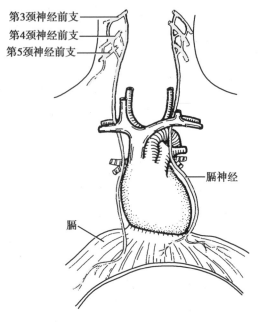

第3颈神经前支
第4颈神经前支
第5颈神经前支

膈神经

膈

图 2-10-46 膈神经

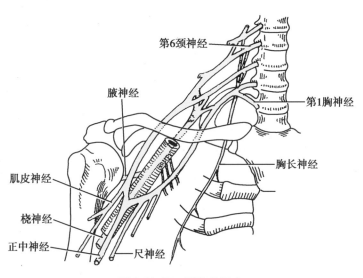

第6颈神经

腋神经

第1胸神经

胸长神经

肌皮神经

桡神经

正中神经

尺神经

图 2-10-47 臂丛的组成

1. **胸长神经** 沿前锯肌表面下行并支配该肌。

2. **肌皮神经**(musculocutaneous nerve) 穿喙肱肌下行于肱二头肌与肱肌之间,沿途发肌支支配上述3肌。在肘关节附近,于肱二头肌腱外侧穿出深筋膜续为**前臂外侧皮神经**分布于前臂外侧部的皮肤(图2-10-48,图2-10-49)。

3. **正中神经**(median nerve) 从臂丛发出后,沿肱二头肌内侧缘伴肱动脉下行至肘窝。在前臂前面,经前臂指浅、深屈肌之间下行,穿腕管后至手掌,在掌腱膜深处分出3条指掌侧总神经,每条指掌侧总神经至掌骨远端处又分为2条指掌侧固有神经。正中神经在前臂的肌支支配前臂肌前群(肱桡肌、尺侧腕屈肌和指深屈肌尺侧半除外);在手掌近侧部发出分支支配鱼际肌(拇收肌除外)和第1、2蚓状肌;正中神经的皮支分布于手掌桡侧半皮肤、桡侧三个半指掌面及中、远节手指背侧面皮肤。

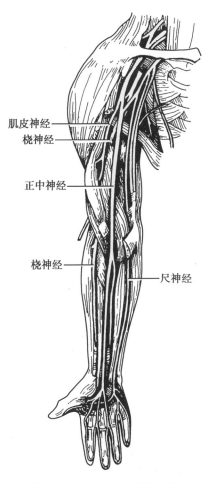

图 2-10-48 上肢前面的神经

4. **尺神经（ulnar nerve）** 伴肱动脉内侧下行至臂中部,穿内侧肌间隔经尺神经沟入前臂,在尺侧腕屈肌和指深屈肌之间伴尺动脉内侧下行至手掌(图 2-10-49)。

尺神经在前臂上部分支支配尺侧腕屈肌和指深屈肌尺侧半;手背支分布于手背尺侧半和尺侧两个半指背皮肤;手掌支分布于手掌尺侧半、尺侧一个半手指掌面皮肤及小鱼际肌、拇收肌、骨间肌和第 3、4 蚓状肌。

5. **桡神经（radialnerve）** 伴肱深动脉走行于肱三头肌长头与内侧头之间,经桡神经沟向外至肱骨外上髁上方,穿外侧肌间隔至肱桡肌与肱肌之间,随即分浅、深两支。浅支沿桡动脉桡侧下降,至前臂中、下 1/3 交界处经肱桡肌腱深面转至背面下行至手背,分布于手背桡侧半和桡侧两个半手指近节背面皮肤(图 2-10-49)。深支穿旋后肌至前臂肌后群浅、深两层之间下降,支配肱桡肌和前臂肌后群。桡神经于肱骨中 1/3 以上发出肌支支配肱三头肌;发出皮支分布于臂背面和前臂背面皮肤。肱骨中段骨折易伤及桡神经(图 2-10-50)。

6. **腋神经（axillary nerve）** 绕肱骨外科颈至三角肌深面,分支支配三角肌、小圆肌及肩部、臂上 1/3 外侧部皮肤(图 2-10-51)。

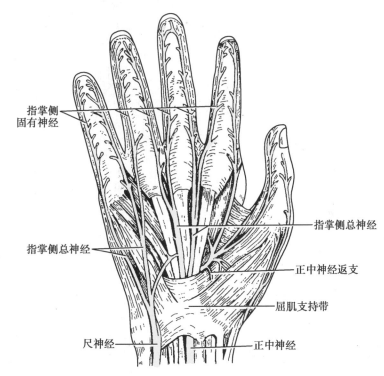

图 2-10-49 手前面的神经

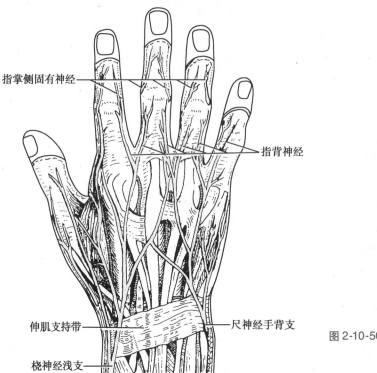

指掌侧固有神经

指背神经

伸肌支持带

尺神经手背支

桡神经浅支

图 2-10-50 手后面的神经

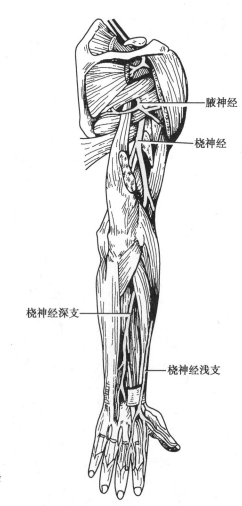

腋神经

桡神经

桡神经深支

桡神经浅支

笔记

图 2-10-51 上肢后面的神经

（三）胸神经前支

胸神经前支共 12 对,除第 1 对的大部分和第 12 对的小部分分别参与臂丛和腰丛的组成外,其余均不形成神经丛。第 1~11 对胸神经前支均各自行于相应的肋间隙中,称**肋间神经**(intercosta lnerve)。第 12 胸神经前支的大部分行于第 12 肋下缘,故称**肋下神经**(subcostal nerve)。肋间神经行于肋间内、外肌之间沿肋沟前行。上 6 对肋间神经到达胸骨外侧缘穿至皮下,下 5 对肋间神经至肋弓处斜越肋弓走向前下,与肋下神经同行于腹内斜肌与腹横肌之间进入腹直肌鞘,在腹白线附近穿至皮下(图 2-10-52)。

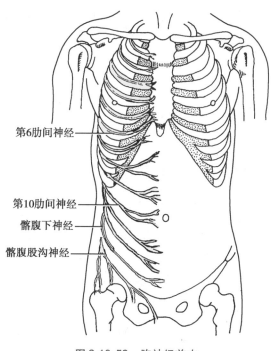

图 2-10-52　胸神经前支

第6肋间神经

第10肋间神经

髂腹下神经

髂腹股沟神经

胸神经的肌支支配肋间肌和腹肌的前外侧群,皮支分布于胸、腹部的皮肤以及胸膜和腹膜壁层。

胸神经皮支在胸、腹壁的分布有明显的节段性,呈环带状分布。其规律是:T_2 在胸骨角平面,T_4 在乳头平面,T_6 在剑突平面,T_8 在肋弓平面,T_{10} 在脐平面,T_{12} 在脐与耻骨联合上缘连线中点平面。了解这种分布规律,有利于脊髓疾病的定位诊断。

（四）腰丛(lumbar plexus)

由第 12 胸神经前支和第 1~4 腰神经前支组成,位于腹后壁腰大肌深面(图 2-10-53)。腰丛除发出短小分支分布于髂腰肌和腰方肌之外,尚发出下列分支:

1. **髂腹下神经**(iliohypogastric nerve)和**髂腹股沟神经**(ilioinguinal nerve)　两者出腰大肌外侧行于腹内斜肌和腹横肌之间,至髂前上棘前方又穿行于腹内、外斜肌之间。髂腹下神经至腹股沟管浅环上方浅出至皮下,分布于腹下区和髂区的皮肤。髂腹股沟神经与精索同出腹股沟管浅环至阴囊或大阴唇皮肤,分布于髂区及阴囊或大阴唇皮肤。此二神经肌支支配腹肌前外侧群的下部。

2. **生殖股神经**(genitofemoral nerve)　自腰大肌前面穿出后在该肌浅面下降,分为两支。皮支分布于阴囊或大阴唇及附近皮肤;肌支支配提睾肌。

3. **股神经**(femoralnerve)　在腰大肌与髂肌之间下行。经腹股沟韧带深面,股动脉外侧进入股三角,分布于大腿前群肌、耻骨肌和大腿前部至膝关节前面的皮肤。股神经的皮支

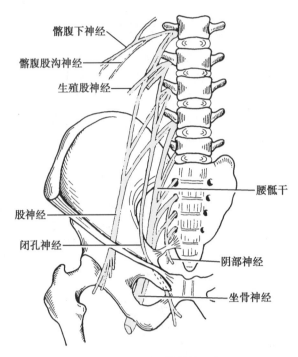

髂腹下神经

髂腹股沟神经

生殖股神经

腰骶干

股神经

闭孔神经

阴部神经

坐骨神经

图 2-10-53　腰、骶丛的组成

称隐神经,经膝关节内侧浅出皮下达足内侧缘,分布于小腿内侧和足背内侧缘皮肤(图 2-10-54)。

4. **闭孔神经**(obturator nerve)　于腰大肌内侧缘处走出,并沿小骨盆侧壁前行,经闭膜管出骨盆,分前、后两支支配大腿内侧群肌和大腿内侧的皮肤(图 2-10-53,图 2-10-54)。

(五)骶丛(sacral plexus)

位于骶骨和梨状肌前面,由腰骶干(由第 4 腰神经前支的一部分和第 5 腰神经前支组成)及骶神经和尾神经的前支组成(图 2-10-53)。骶丛除发出小支支配髋部的小肌外,还有以下几个重要分支:

1. **臀上神经**(superior gluteal nerve)　伴臀上动、静脉经梨状肌上孔出骨盆行于臀中、小肌之间,支配臀中、小肌和阔筋膜张肌(图 2-10-55)。

2. **臀下神经**(inferior gluteal nerve)　伴臀下动、静脉经梨状肌下孔出骨盆,支配臀大肌。

3. **阴部神经**(pudendal nerve)　伴阴部内动、静脉出梨状肌下孔,绕坐骨棘经坐骨小孔入坐骨肛门窝,向前分布于会阴部和外生殖器。分支有:①肛神经:分布于肛门皮肤和肛门外括约肌。②会阴神经:分布于阴囊或大阴唇后部皮肤和会阴诸肌。③阴茎(阴蒂)背神经:行于阴茎或阴蒂背侧,主要分布于阴茎或阴蒂头、包皮及阴茎皮肤等处,行包皮环切术时可阻滞麻醉此神经。

4. **坐骨神经**(sciatic nerve)　是全身最粗大的神经,自梨状肌下孔出骨盆后位于臀大肌深面,经股骨大转子和坐骨结节之间连线中点下降,至大腿后面行于股二头肌的深面,到腘窝上角处分为胫神经和腓总神经 2 大分支(图 2-10-55)。坐骨神经在下行中发出肌支支配大腿肌后群。

(1)**胫神经**(tibial nerve):续于坐骨神经,下行于腘窝中央,于小腿肌后群浅、深层肌之间伴胫后动、静脉经内踝后方达足底,分为足底内、外侧神经,布于足底肌和足底的皮肤。在腘窝及小腿部,胫神经发出分支支配小腿肌后群及小腿后面、外侧面和足外侧缘皮肤。

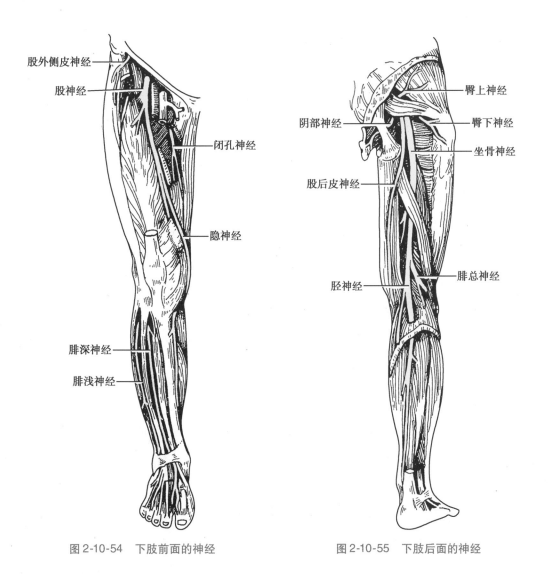

图 2-10-54 下肢前面的神经   图 2-10-55 下肢后面的神经

（2）**腓总神经**（commonperonealnerve）：沿腘窝外侧缘外下行,绕腓骨颈穿腓骨长肌上端达小腿前面分为腓浅、深神经。

1）**腓浅神经**（superficial peroneal nerve）：行于腓骨长、短肌之间并分布此二肌,皮支分布于小腿外侧、足背和第 2～5 趾背的皮肤。

2）**腓深神经**（deepperonealnerve）：伴胫前动脉下行达足背,分布于小腿前肌群、足背肌和第 1～2 趾相对缘的趾背皮肤。

二、脑　神　经

脑神经（cranialnerve）是连于脑的神经,共 12 对,用罗马数字表示其顺序：Ⅰ嗅神经、Ⅱ视神经、Ⅲ动眼神经、Ⅳ滑车神经、Ⅴ三叉神经、Ⅵ展神经、Ⅶ面神经、Ⅷ前庭蜗（位听）神经、Ⅸ舌咽神经、Ⅹ迷走神经、Ⅺ副神经和Ⅻ舌下神经（图 2-10-56）。

脑神经纤维成分较脊神经复杂,主要有四种成分：

1. **躯体感觉纤维**　将皮肤、肌、肌腱的大部分和口、鼻腔黏膜以及位听器和视器的感觉冲动传入脑内有关的神经核。

2. **内脏感觉纤维**　将来自头、颈、胸、腹脏器以及味、嗅器的感觉冲动传入脑内有关神经核。

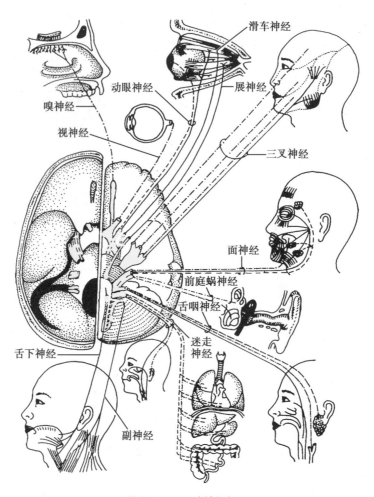

图 2-10-56 脑神经概况

3. 躯体运动纤维 为脑干内躯体运动核发出的纤维,分布于眼球外肌、舌肌、咀嚼肌、面肌、咽喉肌和胸锁乳突肌等。

4. 内脏运动纤维 为脑干的内脏运动神经核发出的神经纤维,支配平滑肌、心肌和腺体。

每对脑神经内所含神经纤维成分多者 4 种,少者 1 种。如果按各脑神经所含的主要纤维成分和功能分类,12 对脑神经可分为以下 3 类:

感觉性神经:嗅神经、视神经和前庭蜗(位听)神经。

运动性神经:动眼神经、滑车神经、展神经、副神经和舌下神经。

混合性神经:三叉神经、面神经、舌咽神经和迷走神经。

(一)嗅神经

嗅神经(olfactory nerve)属于感觉性神经,始于鼻腔的嗅黏膜,由鼻中隔上部和上鼻甲黏膜内嗅细胞的中枢突聚集成 15~20 条嗅丝组成嗅神经,穿筛孔入颅前窝终于嗅球,将嗅觉冲动传入大脑。

(二)视神经

视神经(optic nerve)为感觉性神经,传导视觉冲动,其纤维始于视网膜的节细胞,该细胞的轴突于视网膜后部汇集成视神经盘,然后穿过巩膜构成视神经,穿视神经管入颅中窝。两侧视神经纤维在交叉沟处交织形成视交叉,之后分为两侧视束止于外侧膝状体。

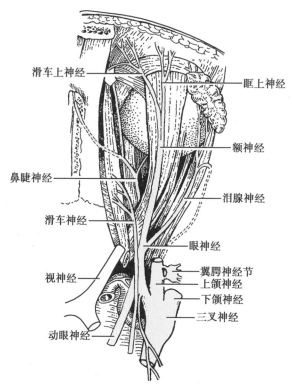

图 2-10-57 眶内神经上面观

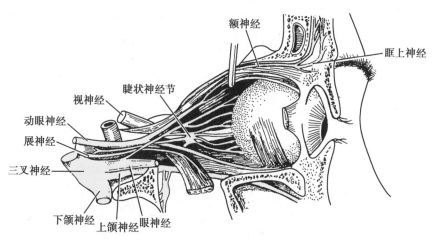

图 2-10-58 眶内神经侧面观

（三）动眼神经

动眼神经（oculomotor nerve）为运动性神经,其躯体运动纤维发自动眼神经核,支配除上斜肌和外直肌以外的全部眼球外肌;副交感纤维发自动眼神经副核,轴突组成动眼神经的副交感神经节前纤维,在睫状神经节内换神经元后,其节后纤维分布于瞳孔括约肌和睫状肌,完成瞳孔对光反射和调节反射（图 2-10-57,图 2-10-58）。

（四）滑车神经

滑车神经（trochlear nerve）为运动性神经,其纤维起于滑车神经核,该神经自中脑背侧下丘下方出脑后,绕大脑脚至脚底,向前穿海绵窦外侧壁,经眶上裂入眶后,支配上斜肌（图 2-10-56,图 2-10-57）。

（五）三叉神经

三叉神经（trigeminal nerve）为混合性神经,是由较大的感觉根和较小的运动根组成的粗大脑神经。躯体运动纤维始于三叉神经运动核,其轴突组成三叉神经运动根,自脑桥与小脑脚移行处出脑,随下颌神经分布并支配咀嚼肌等。躯体感觉纤维的胞体集中在**三叉神经节**,该节位于颞骨岩部的三叉神经压迹处,呈扁平半月形,中枢突聚集成粗大的三叉神经感觉根,于脑桥与小脑中脚移行处入脑后止于三叉神经脑桥核和三叉神经脊束核,周围突组成眼、上颌和下颌神经分布于面部的皮肤、口腔、鼻腔、鼻旁窦的黏膜等处(图2-10-59,图2-10-60)。

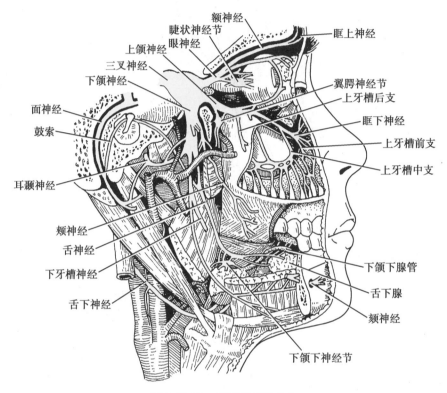

图2-10-59　三叉神经的分布

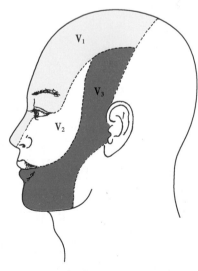

图2-10-60　三叉神经皮支的分布范围
V₁-眼神经　V₂-上颌神经
V₃-下颌神经

1. **眼神经**（ophthalmic nerve）　为感觉性神经,自三叉神经节发出后向前进入海绵窦外侧壁,至眶上裂附近分3支经此裂入眶,分布于额顶部、上睑和鼻背皮肤以及眼球、泪腺,结膜和部分鼻腔黏膜。

（1）**泪腺神经**:沿外直肌上缘前行至泪腺,分布于泪腺和上睑外侧部。

（2）**额神经**:较粗大,在上睑提肌上方前行分2~3支,其中经眶上切迹(或眶上孔)出眶者称为**眶上神经**。额神经出眶后分布于上睑内侧和额顶部皮肤。

（3）**鼻睫神经**:在上直肌深面,越过视神经上方达眶内侧壁,分支分布于鼻腔黏膜、泪囊、鼻背皮肤和眼球等。

2. **上颌神经**（maxillary nerve）　为感觉性神

经,自三叉神经节发出后,立即进入海绵窦外侧壁,经圆孔出颅入翼腭窝,再经眶下裂续为**眶下神经**。分支分布于眼裂与口裂之间的皮肤、上颌牙龈、鼻腔和口腔黏膜等处。

（1）**眶下神经**:是上颌神经的终支,通过眶下孔到面部,分布于下睑、鼻翼和上唇的皮肤。

（2）**上牙槽神经**:经上颌体后方穿入骨质,分支分布于上颌窦、上颌各牙和牙龈。

3. **下颌神经**（mandibular nerve） 为混合性神经,自三叉神经节发出后经卵圆孔出颅达颞下窝立即分许多支。其中躯体运动纤维支配咀嚼肌等,躯体感觉纤维分布于下颌各牙、牙龈、舌前和口腔底黏膜以及口裂以下的面部皮肤。

（1）**耳颞神经**:以两根起始,向后包绕脑膜中动脉后合成一干,穿腮腺实质后伴颞浅动脉向上分支分布于耳郭前面和颞部皮肤及腮腺等处。

（2）**颊神经**:沿颊肌外面前行,穿此肌后分布于颊黏膜以及颊部直至口角的皮肤。

（3）**舌神经**:在下牙槽神经的前方,经翼外肌深面下行呈弓形向前,达口底黏膜深面,分布于口腔底及舌前 2/3 的黏膜。

（4）**下牙槽神经**:该神经在舌神经的后方,经下颌孔入下颌管,最后自颏孔浅出称颏神经。下牙槽神经感觉纤维分布于下颌牙齿、牙龈、颏部及下唇的皮肤与黏膜。

（六）展神经

展神经（abdueent nerve）为运动性神经,由展神经核发出后,从延髓脑桥沟出脑,向外上经颞骨岩部尖端进入海绵窦内,出窦后经眶上裂入眶,在外直肌内侧面进入并支配该肌（图 2-10-66）。

（七）面神经

面神经（facialnerve）为混合性神经,含 3 种纤维成分。内脏运动纤维起于上（泌）涎核,属于副交感节前纤维,在神经节内换神经元后的节后纤维分布于泪腺、下颌下腺、舌下腺及鼻腭部的黏膜腺。躯体运动纤维起于面神经核,其轴突支配面部表情肌。内脏感觉纤维的胞体位于膝状神经节内,其中枢突止于孤束核,周围突分布于舌前 2/3 黏膜的味蕾,感受味觉。

面神经自延髓延桥沟外侧部出脑后,与前庭蜗（位听）神经伴行,经内耳门入内耳道,穿过内耳道底进入面神经管,再从茎乳孔出颅,向前穿过腮腺达面部。在面神经管的起始部,有膨大的膝神经节,它由内脏感觉神经元的胞体构成。

1. **面神经管外的分支** 面神经主干进腮腺后形成丛,在腮腺前缘呈辐射状发出颞支、颧支、颊支、下颌缘支和颈支支配面肌（图 2-10-61）。

2. **面神经管内的分支**

（1）**岩大神经**:含副交感节前纤维,自膝神经节处分出至翼腭窝进入**翼腭神经节**,在节内换神经元后,发出的节后纤维随三叉神经分布于泪腺和鼻腭部的黏膜腺,支配腺体分泌。

（2）**鼓索**:是混合性神经,在面神经出茎乳孔前发出,由面神经管进入鼓室后,沿鼓膜内面前行,穿岩鼓裂出鼓室达颞下窝加入舌神经。其中的内脏感觉纤维随舌神经分布于舌前 2/3 黏膜,感受味觉。鼓索内含的副交感神经的节前纤维在下颌下神经节换神经元,发出的节后神经纤维分布于舌下腺和下颌下腺,管理两腺的分泌。

（八）前庭蜗神经

前庭蜗神经（vestibulocoehlear nerve） 由前庭神经和蜗神经组成。为躯体感觉性神经,分别传导平衡觉和听觉冲动（图 2-10-62）。

1. **前庭神经**（vestibular nerve） 传导平衡觉冲动,其神经元胞体位于内耳道底的前庭

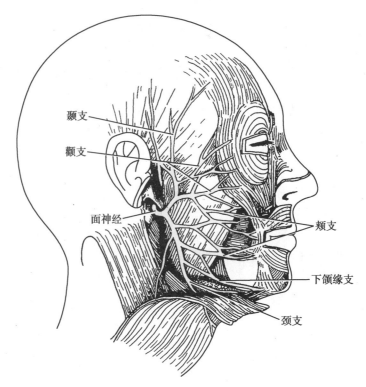

图 2-10-61　面神经在面部的分支

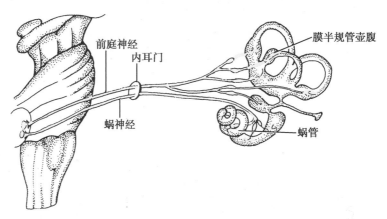

图 2-10-62　前庭蜗神经

神经节,为双极神经元,其周围突分布于内耳的球囊斑、椭圆囊斑和壶腹嵴;中枢突聚集成前庭神经与蜗神经同行经内耳门于脑桥延髓沟外侧入脑,终于前庭神经核及小脑。

2. **蜗神经(cochlear nerve)**　传导听觉冲动,神经元胞体位于内耳蜗轴内的蜗(螺旋)神经节,也是双极神经元。其周围突分布于螺旋器;中枢突在内耳道聚成蜗神经,出内耳门进入颅后窝,伴前庭神经入脑,止于脑干的蜗神经核。

(九) 舌咽神经

舌咽神经(glossopharyngeal nerve) 为混合性神经,有 4 种纤维成分。内脏运动纤维起于下(泌)涎核,在卵圆孔下方的耳神经节换神经元,节后纤维管理腮腺的分泌;躯体运动纤维起于疑核,支配茎突咽肌;内脏感觉纤维的胞体位于颈静脉孔下方的下神经节,中枢突入脑干终于孤束核,周围突分布于咽、咽鼓管、鼓室、舌后 1/3 黏膜及味蕾、颈动脉窦和颈动脉小球;躯体感觉纤维很少,胞体位于上神经节,中枢突止于三叉神经脊束核,周围突分布于耳

笔记

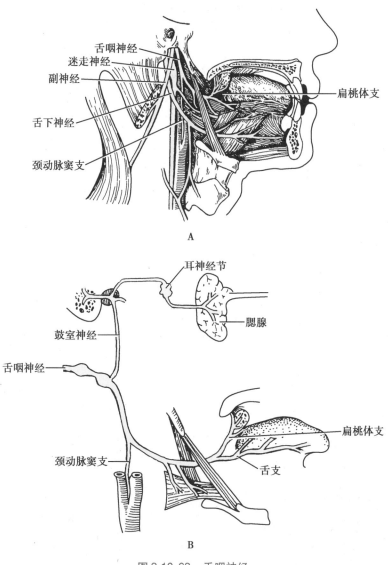

图 2-10-63 舌咽神经

后皮肤。舌咽神经的主要分支有(图 2-10-63,图 2-10-64):

1. **鼓室神经**(tympanicnerve) 起自下神经节,进入鼓室,与交感神经纤维形成鼓室丛。自丛发出岩小神经出鼓室,进入耳神经节换神经元,发出的副交感神经节后纤维随耳颞神经分布于腮腺,管理腮腺分泌。

2. **颈动脉窦支**(carotidsinusbranch) 属内脏感觉性纤维。在颈静脉孔下方发出,有 1~2 支分布于颈动脉窦和颈动脉小球,分别感受压力刺激和 CO_2 浓度变化,反射性地调节血压和呼吸。

3. **舌支** 舌咽神经的终支,在舌神经的上方分布于舌后 1/3 的黏膜和味蕾,管理一般感觉和味觉。

4. **咽支** 有数支,在咽壁上与迷走神经和交感神经形成咽丛,自咽丛发支至咽黏膜、腺体和咽肌,传导一般感觉和支配咽肌运动。

(十)迷走神经

迷走神经(vagusnerve) 为混合性神经。含有 4 种纤维:内脏运动(副交感)纤维,起于迷走神经背核,主要分布到颈、胸和腹部多种脏器,控制平滑肌、心肌和腺体的活动;躯体运动纤维,起于疑核,支配咽喉肌;内脏感觉纤维,主要分布到颈、胸和腹部多种脏器,传导内脏感觉冲动;躯体感觉纤维,主要分布到硬脑膜、耳郭和外耳道,传导一般感觉冲动。

迷走神经是脑神经中行程最长,分布最广泛的神经。在迷走神经的下行中,分别在颈、胸、腹部发出分支,管理其器官的活动及感觉。迷走神经在各部的主要分支有(图2-10-65):

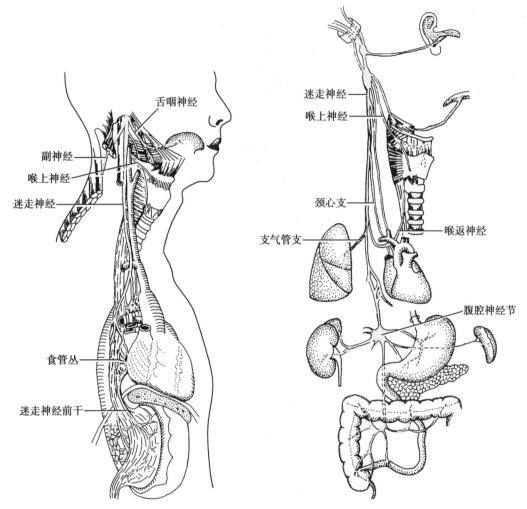

图2-10-64 舌咽神经、迷走神经和副神经　　图2-10-65 迷走神经的分布图

1. **喉上神经**(superiornerve)　发自下神经节,下行于颈内动脉内侧,约在舌骨大角处分为内、外2支。内支分布于会厌、舌根及声门裂以上的喉黏膜;外支分布于环甲肌。

2. **喉返神经**(recurrentnerve)　左、右喉返神经返回的位置不同。右喉返神经绕右锁骨下动脉,返回至颈部;左喉返神经绕主动脉弓,返回至颈部。在颈部,两侧的喉返神经均上行于气管与食管之间的沟内,在甲状腺侧叶深面入喉。喉返神经的运动纤维支配喉肌(除环甲肌外);感觉纤维分布于声门裂以下的喉黏膜。

3. **支气管支、食管支和胸心支**　是迷走神经在胸部的小分支,分别加入肺丛、食管丛和心丛。

4. **胃后支**　是迷走神经的终支,分布于胃后壁。

5. **腹腔支**　较粗大,加入腹腔丛并与交感神经伴行,随腹腔干、肠系膜上动脉和肾动脉及它们的分支分布于肝、脾、胰、小肠、结肠右半、肾及肾上腺等。

（十一）副神经

副神经（accessorynerve）（图2-10-64）为运动性神经,起于副神经核。副神经在迷走神经下方出脑干,经颈静脉孔出颅,在颈内动、静脉之间行向后外,支配胸锁乳突肌和斜方肌。

（十二）舌下神经

舌下神经（hypoglossalnerve）为运动性神经,起于舌下神经核,纤维由延髓的前外侧出脑,经舌下神经管出颅。先在颈内动、静脉之间深面下行,至下颌角处行向前,沿舌骨舌肌浅面穿颏舌肌入舌,支配舌内、外肌（图2-10-66）。

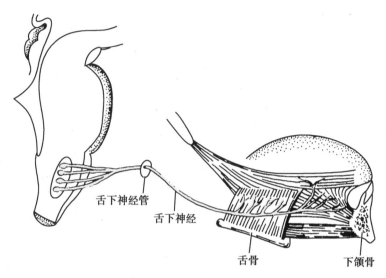

图2-10-66 舌下神经

三、内脏神经

内脏神经（visceral nerve）主要分布于内脏、心血管和腺体,与躯体神经一样也含有传入（感觉）和传出（运动）两种纤维成分。内脏运动神经又称自主神经,支配平滑肌、心肌的运动和腺体的分泌。内脏感觉神经分布于内脏黏膜、心血管壁的内感受器。

（一）内脏运动神经

内脏运动神经与躯体运动神经一样都在大脑皮质及皮质下各级中枢的控制下,互相协调,互相制约,以维持机体内、外环境的相对平衡。但两者在结构与功能上也有较大的差别,详见表2-10-3。

表2-10-3 躯体运动神经和内脏运动神经的比较

	躯体运动神经	内脏运动神经
低级中枢	脑干躯体运动核、脊髓灰质前角	脊髓灰质侧角、脑干及骶副交感核
效应器	骨骼肌	平滑肌、心肌和腺体
低级中枢至效应器的神经元	一级神经元	两级神经元,有节前、节后纤维之分
神经纤维特点	有髓神经纤维,传导速度快	无髓神经纤维,传导速度较慢
支配器官形式	一种纤维独立支配	常为交感、副交感纤维双重支配
功能特点	受意识支配	不受意识支配
分布特点	直接到达效应器	在器官附近和壁内先形成神经丛由神经丛再发出分支支配效应器

内脏运动神经(图2-10-67)自低级中枢至效应器的神经通路由两个神经元组成。第一个神经元称节前神经元,胞体位于脑干和脊髓内,由它们发出的轴突称节前纤维;第二个神经元称节后神经元,胞体位于周围部的内脏神经节内,由它们发出的轴突称节后纤维。

依据内脏运动神经的形态结构、生理功能和药理特点,可将其分为交感神经和副交感神经,而且都有中枢部和周围部之分。

1. 交感神经 交感神经(sympathetic nerve)的低级中枢位于脊髓的第1胸节~第3腰节的侧角;交感神经的周围部包括交感神经节、交感干和交感神经纤维。

(1) **交感神经节**:交感神经节根据位置的不同,可分为椎前节和椎旁节。

椎旁节(ganglia sympathetic trunk)即交感干神经节,位于脊柱两侧,经节间支连成两条交感干(图2-10-68)。该干上端达颅底,下端两干于尾骨前合并。交感干神经节分颈节(3对)、胸节(10~12对)、腰节(4~5对)、骶节(2~3对)和尾节(1个),尾节因不成对而称奇神经节。

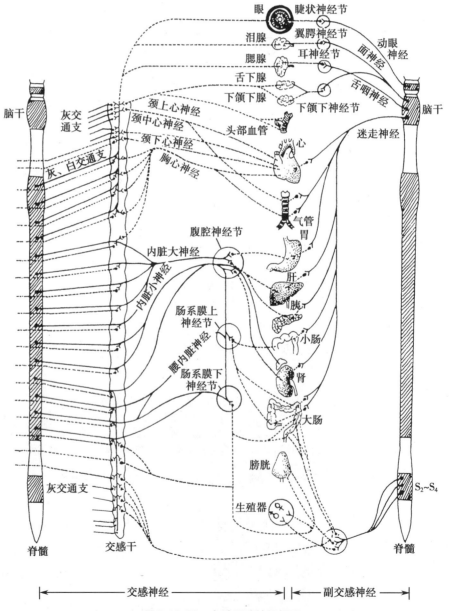

图 2-10-67 内脏运动神经概况

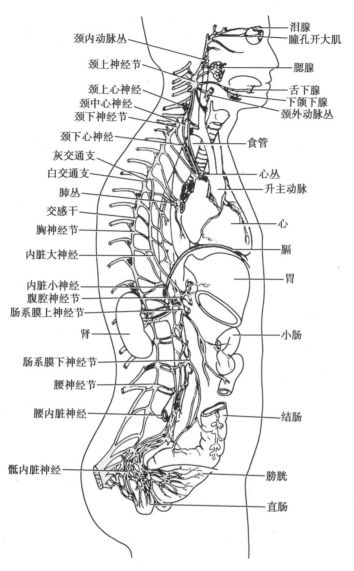

图 2-10-68 交感干及其分布模式图

椎前节 位于脊柱前方,包括**腹腔神经节**和**主动脉肾神经节**各一对,**肠系膜上、下神经节**各一个。椎前节接受内脏大、小神经和腰内脏神经的纤维,发出节后纤维随同名动脉脏支到各脏器。

(2) **交感神经纤维**:每一个交感干神经节都与相应的脊神经之间有交通支相连。交通支分白交通支和灰交通支。**白交通支**主要由具有髓鞘的节前纤维组成,呈白色,故称白交通支;**灰交通支**由交感干神经节细胞发出的节后纤维组成,多无髓鞘,色灰暗,故称灰交通支(图 2-10-69)。

节前纤维由交感神经低位中枢发出的轴突构成,经脊神经前根、前支至交感干,经白交通支进入交感干后可有 3 种去向:

1)终于相应的椎旁节。

2)在交感干内上升或下降,然后终于上方或下方的椎旁节。

3)经椎旁节和内脏神经终于椎前节。

节后纤维由交感神经节细胞发出的轴突构成,其终末分布于效应器。由椎旁节发出的交感节后纤维也有 3 种去向:

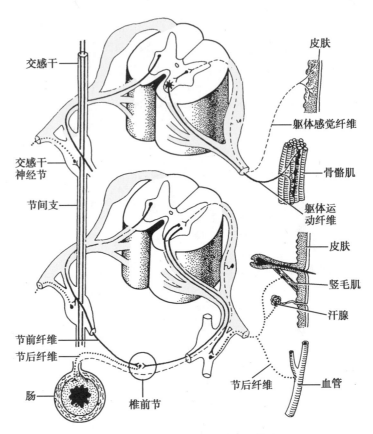

图 2-10-69 交感神经纤维的走行模式图

1) 经灰交通支返回脊神经并随其分支分布于躯干及四肢的血管、汗腺和竖毛肌等。

2) 在动脉周围形成神经丛并随动脉分支到支配的器官。

3) 由椎旁节直接发支到支配的器官。

（3）交感神经的分布

颈部：颈交感干位于颈血管鞘的后方，颈椎横突的前方。每侧通常有上、中、下 3 个颈交感神经节：①颈上神经节，最大，呈梭形，位于第 2、3 颈椎横突前方。②颈中神经节，最小，平对第 6 颈椎处，有时缺如。③颈下神经节，较大，位于第 7 颈椎平面，常与第 1 胸交感节合并成颈胸（星状）神经节。

自颈交感神经节发出的节后纤维分布大致如下：

1) 经灰交通支加入 8 对颈神经分布于头、颈、上肢的血管、汗腺、竖毛肌等。

2) 攀附动脉形成颈内、外动脉丛，锁骨下动脉丛和椎动脉丛，随动脉分布于头、颈部、上肢的平滑肌和腺体。此外，从颈内动脉丛分出一支到虹膜，支配瞳孔开大肌。

3) 发出心上、中、下 3 支神经与迷走神经心支一起，在心底部组成心丛，分布于心及大血管。

4) 发出咽支进入咽壁并与迷走、舌咽神经的咽支组成咽丛分布于咽壁。

胸部：胸交感干位于肋头前方，一般有 10～12 对胸交感神经节。节后纤维分布为：

1) 经灰交通支随 12 对胸神经分布于躯干的血管、汗腺和竖毛肌。

2) 由上胸部交感干神经节发出的节后纤维在肺根附近与迷走神经的分支一起组成肺丛，分布于气管、支气管和肺等。

3) 由中、下胸部交感干神经节发出的纤维是路过此节的交感节前神经纤维，它们在胸椎体两侧组成内脏大、小神经（图 2-10-67，图 2-10-68），它们分别起自第 5～9 和第 10～12 胸节侧角,穿过膈后分别终于腹腔神经节和主动脉肾神经节。由它们发出的交感节后纤维和迷走神经的分支一起在腹主动脉起始部前方、腹腔干和肠系膜上动脉根部周围组成腹腔丛。由丛发出许多副丛伴腹主动脉分支分布于肝、脾、肾和结肠左曲以上的消化管等腹腔脏器。

腰部:腰交感干位于腰椎的前外侧与腰大肌内侧缘之间,通常有4~5对腰交感干神经节。其节后纤维的去向有:

1) 经灰交通支随腰神经分布。

2) **腰内脏神经**由穿经腰交感干神经节的节前纤维组成,参加腹主动脉丛和肠系膜下丛,并在这些丛的神经节内换神经元。节后纤维分布至结肠左曲以下的消化管及盆腔脏器并有纤维随血管分布到下肢。

盆部:盆部(骶)交感干位于骶前孔内侧,通常有2~3对骶交感干神经节和一个奇神经节。借灰交通支连接相应的骶、尾神经并随这些神经分支分布。

2. 副交感神经(parasympathetic nerve)　低级中枢位于脑干的副交感神经核和脊髓骶2~4节灰质的副交感神经核内;周围部包括副交感神经节和副交感神经纤维。

(1) **副交感神经节**:多位于器官附近或器官的壁内,故分为器官旁节和器官内节。器官旁节:位于所支配器官附近,多数体积较小,而位于颅部的较大,如睫状神经节,下颌下神经节,翼腭神经节和耳神经节等。器官内节:散于所支配器官的壁内,又称壁内神经节。

(2) **副交感神经纤维**

颅部副交感神经纤维:由脑干动眼神经副核、上、下涎核和迷走神经背核发出的轴突(节前纤维)行于相应的脑神经中。前3对在颅部器官旁节换神经元后,发出的节后纤维分布于眼球壁平滑肌和头面部腺体。后1对的节前纤维下经胸、腹腔途中,先后加入胸、腹腔各神经丛并在丛内的器官旁节或器官内节换神经元,节后纤维随交感神经纤维分布于结肠左曲以上的消化管、盆腔脏器以外的胸、腹腔脏器和心肌。

骶部副交感神经纤维:由脊髓骶2~4节副交感核发出的轴突(节前纤维)组成盆内脏神经,在副交感神经节内换神经元后,发出节后纤维分布于结肠左曲以下消化管、盆腔脏器及外阴等(图2-10-70)。

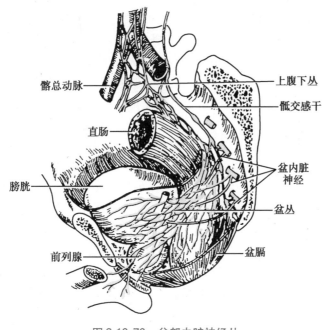

图2-10-70　盆部内脏神经丛

3. 交感神经与副交感神经的主要区别 交感神经与副交感神经都是内脏运动神经,共同支配一个内脏器官,形成对内脏双重支配,但在形态结构和功能上,两者各有特点(表2-10-4)。

表2-10-4 交感、副交感神经比较表

	交感神经	副交感神经
低级中枢	脊髓胸1~腰3节段灰质侧角	脑干副交感核、脊髓第2~4骶节副交感核
周围神经节	椎旁节和椎前节	器官旁节和器官内节
节前、节后纤维	节前纤维短、节后纤维长	节前纤维长、节后纤维短
分布范围	分布范围广,全身血管和内脏平滑肌、心肌、腺体、竖毛肌、瞳孔开大肌等	分部范围不如交感神经广,大部分的血管、汗腺、竖毛肌和肾上腺髓质均无副交感神经分布

4. 内脏神经丛 交感神经和副交感神经以及内脏感觉神经在分布脏器的过程中常交织在一起形成内脏神经丛。除前面提到的在血管周围形成的各动脉丛以外,还有一些重要的神经丛。

(1)**心丛**:位于心底部,随动脉分布于心肌。

(2)**肺丛**:位于肺根前、后分布于肺、支气管等。

(3)**腹腔丛**:是最大的内脏神经丛,围绕腹腔动脉和肠系膜上动脉根部的周围,丛内有腹腔神经节,接受内脏大神经的交感节前神经纤维,节的下外侧部突出,称主动脉肾神经节,接受内脏小神经的交感节前神经纤维。此外还有一些副丛,如肝、肾、脾、胰、肾及肠系膜上丛等,随同各血管分布到脏器。

(4)**腹主动脉丛**:是腹腔丛在腹主动脉表面向下延续的部分。此丛分出肠系膜下丛,还有一部分纤维参与腹下丛和髂外动脉丛。

(5)**腹下丛**:可分为上、下腹下丛。上腹下丛是腹主动脉丛向下延续的部分,位于第5腰椎前面,两侧髂总动脉之间。下腹下丛(盆丛)是上腹下丛延续,它还组成直肠丛、膀胱丛、前列腺丛和子宫阴道丛等,分布于盆腔脏器(图2-10-70)。

(二)内脏感觉神经

来自内脏的刺激经内感受器,通过内脏感觉神经将其内脏感觉冲动传到中枢,中枢可直接通过内脏运动神经或间接通过体液来调节内脏器官的活动。内脏感觉神经元胞体位于脑神经节或脊神经节内,周围支为粗细不等的有髓或无髓纤维,随交感、副交感纤维或躯体神经的分支分布于内感受器,中枢支或随脑神经止于孤束核,或随脊神经止于脊髓灰质后角。

在中枢内,内脏感觉纤维一方面可借中间神经元与内脏运动神经元联系完成内脏反射,或与躯体运动神经元联系,形成内脏—躯体反射,另一方面可经过一定的传导途径,将冲动传导到大脑皮质,产生内脏感觉。

内脏感觉神经虽然在形态结构上与躯体感觉神经大致相同,但有其自己的特点。

1. 内脏感觉纤维的数目较少,痛阈较高,对于一定强度的刺激不产生疼痛,例如手术切割或烧灼内脏,病人不觉疼痛,而对空腔脏器过度膨胀或平滑肌痉挛或化学刺激、缺血和炎症等刺激敏感,产生明显内脏痛。

2. 内脏感觉的传入途径分散,即一个脏器的感觉纤维可经几个节段的脊神经进入中枢,而一条脊神经又含几个脏器的感觉纤维,因此,内脏痛是弥散性的,因而定位不准确。

在某些内脏器官发生病变时,常在体表的一定区域产生感觉过敏或疼痛,这种现象叫**牵涉性痛**。例如,心绞痛时常在胸前区及左上臂内侧皮肤感到疼痛,肝、胆疾患时可在右肩感到疼痛等。了解牵涉痛部位,对诊断某些内脏疾病具有一定意义。

第四节　中枢神经系统的传导通路

神经系统的传导通路包括感觉传导路和运动传导路2类。感受器接受机体内外环境的刺激,并将刺激转化为神经冲动,经传入神经上行传入中枢神经系统的相应部位,产生相应的感觉意识,这种神经传导通路称为感觉传导路(上行传导路);大脑皮质发出的指令,通过传出纤维,经脑干和脊髓的运动神经元至效应器,做出相应的反应,这种神经传导通路称为运动传导路(下行传导路)。

一、感觉传导路

感觉传导路:包括一般感觉、本体感觉和特殊感觉传导路。

(一)躯干四肢的深感觉(本体觉)和精细触觉传导路

深感觉包括肌、腱、关节的位置觉、运动觉及振动觉,因其感受器位置深在,故称**深感觉**。又因此类感觉不需外来刺激,肌肉收缩和关节运动就能产生感觉,故又称**本体觉**。在深感觉

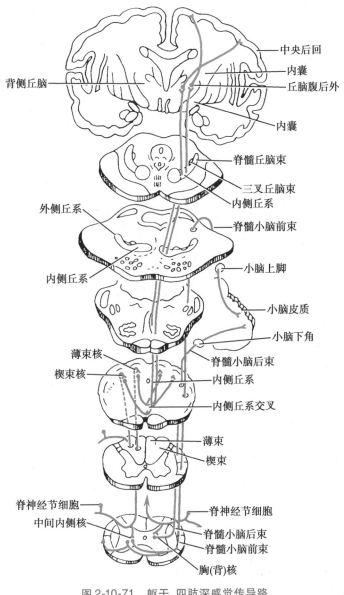

图 2-10-71　躯干、四肢深感觉传导路

传导路中,还含有传导皮肤精细触觉(如辨别两点距离和物体纹理的粗细等)的纤维,故一并讲述。

躯干和四肢的深感觉传导路由三级神经元组成(头面部传导不明确)(图2-10-71)。

1. 第一级神经元的胞体位于脊神经节,其周围突组成脊神经,分布于肌、腱、关节的本体觉感受器及皮肤的精细触觉感受器,中枢突经脊神经后根,进入同侧脊髓的后索,组成薄束和楔束,上升至延髓,分别止于薄束核和楔束核。

2. 第二级神经元的胞体位于薄束核和楔束核,它们发出的二级纤维左、右交叉组成内侧丘系交叉,交叉后的纤维沿正中线的两侧上升,构成内侧丘系,内侧丘系向上经延髓、脑桥、中脑止于背侧丘脑腹后外侧核。

3. 第三级神经元的胞体位于背侧丘脑腹后外侧核,发出的三级纤维组成丘脑皮质束(丘脑中央辐射),经内囊的后肢投射到中央后回上2/3及中央旁小叶后部的皮质。

(二) 躯干四肢浅感觉(痛、温、触、压觉)传导路

躯干四肢浅感觉传导路亦由三级神经元组成(图2-10-72)。

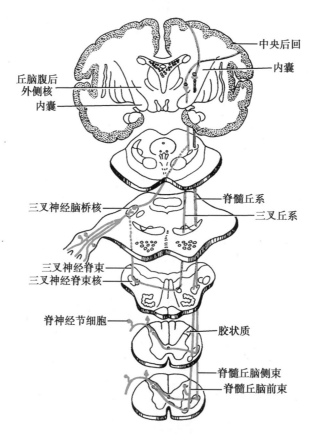

图2-10-72　浅感觉传导路

1. 第一级神经元胞体也位于脊神经节,其周围突随脊神经布于躯干和四肢皮肤的痛、温、触、压觉感受器,中枢突经脊神经后根入脊髓后角固有核。

2. 第二级神经元胞体位于脊髓后角固有核内,发出的二级纤维交叉至对侧,传导痛、温觉的纤维在脊髓侧索上行,构成脊髓丘脑侧束;传导粗触、压觉的纤维在脊髓前索上行,构成脊髓丘脑前束。二束上行到脑干合称为脊髓丘系,向上终于背侧丘脑腹后外侧核。

3. 第三级神经元胞体位于背侧丘脑腹后外侧核。发出三级纤维,经内囊后肢投射到中央后回上2/3及中央旁小叶后部的皮质。

（三）头面部浅感觉（痛、温、触、压觉）传导路

头面部浅感觉传导路也由三级神经元组成（图2-10-72）。

1. 第一级神经元胞体位于三叉神经节,其周围突随三叉神经分布于头面部皮肤和黏膜的痛、温、触、压觉感受器,中枢突随三叉经根入脑桥,终于三叉神经感觉核。

2. 第二级神经元胞体位于三叉神经感觉核,发出二级纤维交叉至对侧,构成三叉丘系,伴内侧丘系上行,终于背侧丘脑腹后内侧核。

3. 第三级神经元胞体位于背侧丘脑腹后内侧核,发出的三级纤维组成丘脑皮质束,经内囊后肢投射到中央后回下1/3的皮质。

（四）视觉传导路

视觉传导路由三级神经元组成（图2-10-73）。

第一级神经元为视网膜的双极细胞。其周围突联系视觉感受器（视锥细胞和视杆细胞）。中枢突与视网膜的节细胞构成突触。

第二级神经元为节细胞。它的轴突在视神经盘处集中组成视神经,穿过视神经管后形成视交叉（两眼视网膜鼻侧半的纤维交叉,颞侧半的不交叉）。视交叉向后延续为视束。视束大部分纤维绕过大脑脚终于外侧膝状体。

第三级神经元为外侧膝状体。发出的三级纤维组成视辐射,经内囊后肢,投射至距状沟两侧的皮质（视觉中枢）。

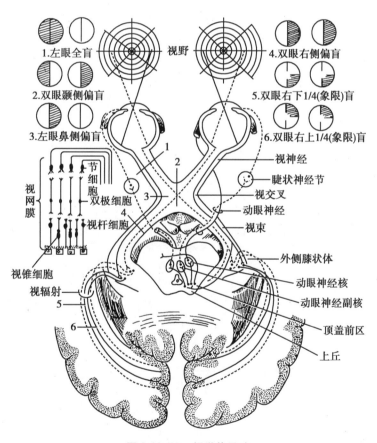

图2-10-73 视觉传导路

二、运动传导路

大脑皮质是躯体运动的最高级中枢,其对躯体运动的调节是通过锥体系和锥体外系两部分传导通路来实现的。

（一）锥体系

锥体系（pyramidal system）由上、下两级运动神经元组成，**上运动神经元**（upper motor neurons）位于大脑皮质锥体细胞，发出的轴突组成锥体束下行，其中终止于脊髓前角的称皮质脊髓束，终止于脑干躯体运动核的称皮质核束。**下运动神经元**（lower motor neurons）位于脑干躯体运动核和脊髓前角，发出的轴突分别参与脑神经和脊神经的组成。

1. **皮质脊髓束**（corticospinal tract）　上运动神经元主要是大脑皮质中央前回上 2/3 和中央旁小叶前部的锥体细胞，其轴突组成皮质脊髓束，下行经内囊后肢、中脑大脑脚、脑桥至延髓锥体，在锥体下端，大部分纤维左、右交叉形成锥体交叉，交叉后的纤维沿脊髓外侧索下行，构成皮质脊髓侧束，沿途终止于脊髓各节段的前角运动神经元。小部分未交叉的纤维，在同侧脊髓前索内下降，构成皮质脊髓前束，分别止于同侧和对侧的脊髓前角运动神经元（只到达胸节）。下运动神经元为脊髓前角运动神经元，其轴突组成脊神经前根，随脊神经分布于躯干和四肢的骨骼肌（图 2-10-74）。

皮质脊髓束中尚有少量纤维始终不交叉，它们通过前角运动神经元支配同侧躯干肌。

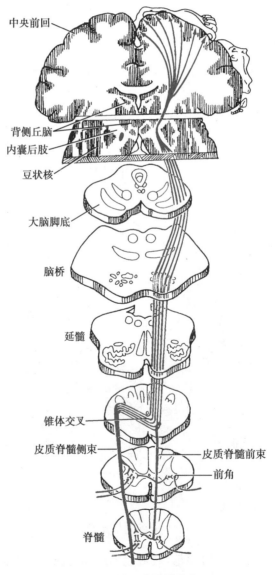

图 2-10-74　皮质脊髓束

由于躯干肌接受双侧皮质脊髓束支配,所以一侧上运动神经元损伤时,表现为对侧上、下肢骨骼肌瘫痪明显,而躯干肌的瘫痪不明显。

2. **皮质核束**(corticonuclear tract) 又称**皮质脑干束**。上运动神经元主要是大脑皮质中央前回下 1/3 的锥体细胞,其轴突组成皮质核束,经内囊膝部下行至脑干,大部分纤维止于双侧的脑神经运动核,但面神经核下部(支配面肌)和舌下神经核(支配舌肌)只接受对侧皮质核束的纤维。脑神经运动核的神经元,即下运动神经元,其轴突组成脑神经的躯体运动纤维,支配头、颈、咽、喉等部的骨骼肌(图 2-10-75)。

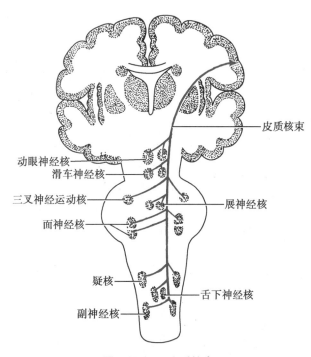

动眼神经核
滑车神经核
三叉神经运动核
面神经核
疑核
副神经核
皮质核束
展神经核
舌下神经核

图 2-10-75 皮质核束

由于大部分脑神经运动核接受双侧皮质核束支配,当一侧上运动神经元损伤时,只表现为对侧睑裂以下表情肌和舌肌出现瘫痪,病灶对侧的鼻唇沟变浅或消失,口角偏向健侧,流涎,不能鼓腮和露齿等,伸舌时舌尖偏向病灶对侧。临床上常将上运动神经损伤引起的瘫痪,称为**核上瘫**(图 2-10-76、77)。当一侧面神经核的神经元损伤时,同侧所有面肌瘫痪,表现为额纹消失,睑裂不能闭合,鼻唇沟变浅或消失等;当一侧舌下神经核的神经元损伤时,同侧所有舌肌瘫痪,伸舌时舌尖偏向病灶侧。临床上将下运动神经元损伤引起的瘫痪,称为**核下瘫**(图 2-10-76、图 2-10-77)。

(二)锥体外系

锥体外系(extrapyramidal system)一般是指锥体系以外的管理骨骼肌运动的传导路。纤维起自中央前回以外的大脑皮质(主要起自额叶和颞叶),在下降过程中与纹状体、红核、黑质、小脑及脑干网状结构等发生广泛的联系,经多次更换神经元后终止于脊髓前角运动神经元或脑神经运动核,通过脊神经和脑神经,支配相应的骨骼肌。锥体外系的主要功能是调节肌张力,维持肌群的协调性运动,与锥体系配合共同完成人体的各种随意运动。

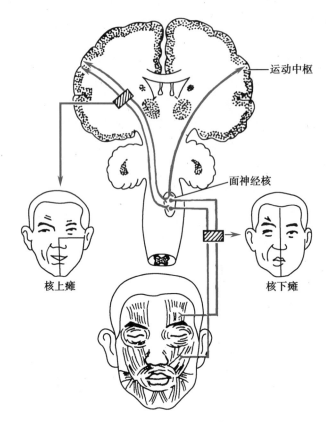

图 2-10-76 核上、下瘫

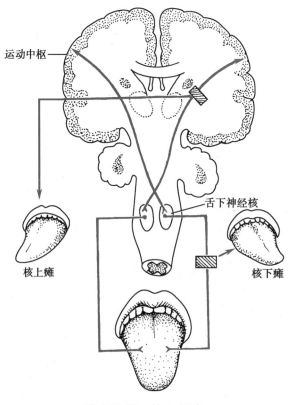

图 2-10-77 核上、下瘫

（陈祖军　马红梅）

思考题

1. 简述脑神经与脑的连接关系及出入颅的部位?
2. 简述内囊的位置、分部,通过内囊的主要纤维束及其临床意义?
3. 简述颈丛、臂丛、腰丛、骶丛的组成和主要分支?
4. 简述躯干、四肢的深、浅感觉和精细触觉传导通路的组成?
5. 简述正中、尺、桡、腓总神经损伤后的临床表现?
6. 灰质与白质、神经节和神经核、纤维束与神经的概念有何异同。

第三篇 人体胚胎发育概要

学习目标

掌握：1. 胚泡的结构；受精的位置、条件、意义

　　　2. 植入的概念、部位、蜕膜的分部

　　　3. 胎盘的结构与功能

　　　4. 胎儿血液循环的特点

熟悉：1. 三胚层的形成与分化

　　　2. 胎膜的种类及作用

了解：致畸因素及致畸敏感期

人体胚胎学（human embryology）是研究人体胚胎发生、发育过程及其机制的一门科学，研究内容包括生殖细胞的发生、受精、卵裂和胚泡的形成、植入，蜕膜、胚层的形成与分化、胎膜和胎盘、先天性畸形的发生原因等。

人体胚胎发育从受精卵形成到胎儿娩出历时 38 周（约 266 天），这种从受精开始计算胚胎发育时间的方法称之为受精龄。受精龄一般分两期：①从受精卵形成到第 8 周末为**胚期**，受精卵形成后，经迅速增殖分化、胚层形成分化，到各器官、系统原基建立，8 周末时胎儿外形初具雏形，是胚胎早期发育阶段。②第 9~38 周称**胎期**，此期胎儿逐渐长大，各器官、系统的结构和功能逐渐完善，出现不同程度的功能活动，是胎儿发育阶段。

由于胚期细胞增生分化极为显著，易受体内、外各种因素影响而发生死胎、流产或先天性畸形，故此期的孕期保健非常重要，临床上需加强对孕产妇保健和护理以及制定相关防治措施、指导优生、优育工作。

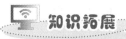

知识拓展

预产期的推算

胚胎学者使用受精龄来计算胚胎发育时间，实际上在生活中受精时间往往难以精确，故在临床上常以月经龄推算胚胎发育时间，亦即推算预产期，即从孕妇末次月经的第一天开始计算，至胎儿娩出共约需 40 周。预产期的计算办法：当末次月经所在月份在 1~3 月时，预产期年不变、月数加 9、日数加 7（例如，末次来月经日是 2010 年 1 月 8 日，则预产期是 2010 年 10 月 15 日）。当末次月经月份在 4~12 月时，预产期为年加 1，月数减 3，日数加 7（例如：末次月经是 2010 年 12 月 10 日，其预产期是 2011 年 9 月 17 日）。由于妇女月经周期易受各种因素影响，故预产期的推算存在一定的误差。

283

第一节 生殖细胞与受精

一、生殖细胞

生殖细胞又称为**配子**,包括精子和卵子。

(一)精子的发生和成熟

1. **精子的发生** 自青春期开始,在垂体促性腺激素的作用下,睾丸生精小管的精原细胞,发育为初级精母细胞,初级精母细胞经过两次减数分裂形成精子细胞,精子细胞经过形态和结构的演变形成精子,精子在附睾内发育成熟。

2. **精子的成熟和获能** 精子形成后进入附睾,逐渐达到功能上的成熟,并获得运动能力,但尚无受精能力。因为在男性生殖管道中有抑制精子释放顶体酶的因子,只有进入女性生殖管道后,特别是在子宫和输卵管中,含有解除这种抑制作用的酶,使精子的顶体酶释放,溶解放射冠和透明带,从而获得受精能力,此过程称**获能**。精子在女性生殖管道内受精能力一般能维持 24 小时左右。

(二)卵子的发生和成熟

卵子的发生是在女性卵巢内进行。在胚胎时期,由卵原细胞分化而来的初级卵母细胞,已开始了第一次减数分裂,但停留在第一次减数分裂前期。直到出生后进入青春期,在垂体促性腺激素的作用下,卵巢中分期分批生长发育的初级卵母细胞才完成第一次减数分裂,形成一个次级卵母细胞和一个第一极体。排卵时,次级卵母细胞开始第二次减数分裂并停留在第二次减数分裂中期。排出的卵若受精,则完成第二次减数分裂,形成一个大而圆的成熟卵子及其第二极体。排出的卵若未受精,则不能完成第二次减数分裂,于排卵后 12 ~ 24 小时退化。

二、受精

精子与发育成熟的卵子相互融合成一个受精卵的过程称**受精**(fertilization)。受精一般发生在排卵后 12 ~ 24 小时,部位多在输卵管壶腹部。

(一)受精的条件

1. 排卵前的卵细胞必须处于第二次减数分裂中期。

2. 精液中精子的数量和质量必须正常。若精子总数少于正常,或畸形精子、活动能力弱的精子数量超过正常比例,均可导致男性不育。

3. 男、女生殖管道畅通,发育正常的精子与卵细胞必须适时相遇。

应用避孕套、子宫帽、输精管或输卵管结扎等人工避孕方法,都是根据阻止受精而设计的,从而达到避孕目的。

(二)受精的过程

1. 获能的精子接触到卵细胞周围的放射冠时,发生顶体反应,释放顶体酶,溶解放射冠与透明带,当接触到透明带时,精子与透明带上的精子受体(ZP3)结合,在透明带中形成孔道,从而打开进入卵细胞的通道。

2. 精子进入卵周隙,头部紧贴卵细胞的表面,随后二者细胞膜融合,精子的核及胞质进入卵细胞质内。此时诱发了透明带反应,使透明带结构发生变化,特别是 ZP3 分子变性,阻止其他精子穿过透明带,保证了单精受精。

3. 精子的穿入激发了卵细胞迅速完成第二次减数分裂,生成一个成熟的卵子及第二极体。

4. 此时精子与卵子的细胞核,分别称为雄原核和雌原核。雄、雌原核向细胞中部靠拢并相互融会,核膜消失,染色体混合,重新组合成二倍体的**受精卵**(fertilized ovum)(图3-0-1)。

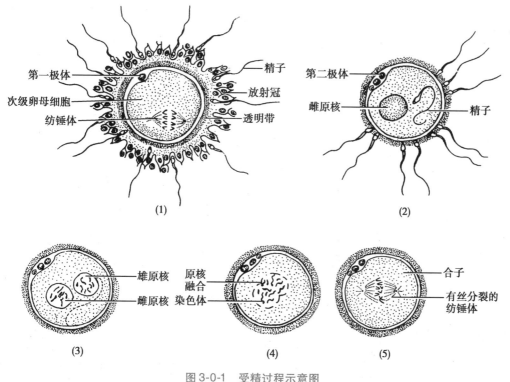

图 3-0-1 受精过程示意图

(三)受精的意义

1. 受精标志着新生命的开始,激发卵细胞由代谢缓慢转入代谢旺盛期,从而启动细胞不断分裂和分化,直至发育成一个新个体。

2. 受精恢复了二倍体核型,维持了物种的稳定性。

3. 受精决定新个体的性别。含 X 染色体的精子和卵子结合,受精卵染色体组型是 46,XX,新个体为女性;含 Y 染色体的精子与卵子结合,受精卵染色体组型是 46,XY,新个体为男性。

4. 受精是父母双方遗传基因得到随机组合,使新个体既保持了双亲的遗传特征,又具有不同于亲代的特异性。

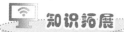

生殖工程——胚胎学新兴研究领域

分子胚胎学是现代胚胎学理论上的进步,生殖工程学则是现代胚胎学技术应用上的进步。生殖工程学主要技术有体外受精、早期胚胎培养、胚胎移植、卵质内单精子或细胞核注射、配子和胚胎冷冻等。试管婴儿和克隆动物是生殖工程领域最著名的成就。

1978 年英国诞生世界上首例"试管婴儿",中国内地首例"试管婴儿"也于 1988 年诞生在北京。迄今,世界上已有数万例"试管婴儿"出生并健康地成长。试管婴儿技术的应用为不孕夫妇提供了福音,这也是现代医学史上的一大奇迹。当然人类生殖工程的实施,会带来许多伦理道德和社会法律问题。

第二节　卵裂和胚泡形成

一、卵　裂

受精卵早期不断进行的有丝分裂称**卵裂**（cleavage）。卵裂所形成的子细胞称**卵裂球**（blastomere）。在细胞有丝分裂中，还伴随着细胞分化；随着卵裂球数目增加，卵裂球体积越来越小。第 3 天，卵裂球达到 12～16 个，形成一个实心胚，外观形似桑葚，称之为**桑葚胚**（morula）；由于输卵管平滑肌的节律性收缩、上皮细胞纤毛的摆动以及管内形成的液体流，受精卵在输卵管内，一边进行卵裂，一边逐渐向子宫方向移动。第 4 天左右，桑葚胚不断分裂，并由输卵管进入了子宫腔（图 3-0-2，图 3-0-3）。

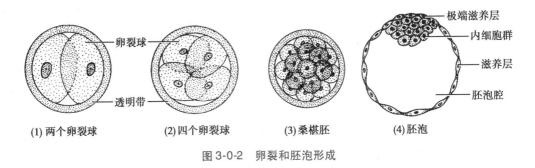

(1) 两个卵裂球　　(2) 四个卵裂球　　(3) 桑椹胚　　(4) 胚泡

图 3-0-2　卵裂和胚泡形成

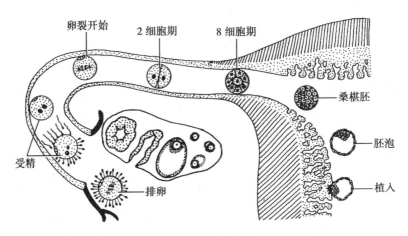

图 3-0-3　排卵、受精和卵裂和植入的位置

二、胚泡的形成

在子宫腔内，桑椹胚的细胞继续分裂增殖。当卵裂球多达 100 个左右时，细胞间出现了一些小的腔隙，逐渐融合成一个大腔，腔内充满液体。这时透明带开始变薄溶解，整个胚呈囊泡状，称**胚泡**（blastocyst）。

胚泡由三部分构成：①**滋养层**（trophoblast），由单层扁平细胞构成，围成胚泡腔的壁，有吸收营养的作用。覆盖在内细胞群表面的滋养层称极端滋养层。②**胚泡腔**（blastocoele），为胚泡中央的腔，内有液体。③**内细胞群**（inner cell mass），是附着在胚泡腔一侧内面的一群细胞，为胚胎干细胞（图 3-0-2）。

第三节 植入与二胚层形成

一、植 入

胚泡埋入子宫内膜的过程称**植入**（implantation），又称**着床**（imbed），开始于受精后第5~6天，于第11~12天完成。

1. **植入过程** 受精后第5天，透明带溶解消失，胚泡进入子宫腔，胚泡内细胞群一侧的滋养层首先黏附于子宫内膜，分泌蛋白水解酶，溶解处于分泌期的子宫内膜功能层形成缺口，使胚泡沿缺口逐渐浸入，当胚泡全部进入子宫内膜后，缺口由表面上皮增殖修复（图3-0-4）。

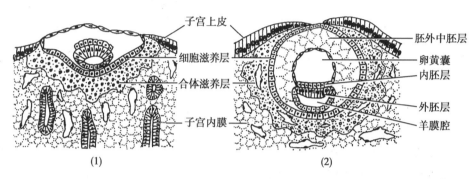

图3-0-4 植入过程

植入过程中，进入子宫内膜的滋养层细胞迅速增殖、分化为两层，外层细胞相互融合，细胞界限消失，称**合体滋养层**（syncytiotrophoblast）；内层细胞界限清楚，呈立方形，称**细胞滋养层**（cytotrophoblast）。细胞滋养层分裂增殖旺盛，不断产生新细胞加入合体滋养层，在合体滋养层中出现一些小的腔隙，其内充满母体血液。滋养层可直接从母体血中吸取营养供胚泡发育。

2. **植入部位** 胚泡植入部位通常在子宫体上部或子宫底，最多见于子宫后壁。若植入发生在子宫颈处，则形成前置胎盘，分娩时，易发生胎盘早剥而大出血，或因堵塞产道而难产。若在子宫以外植入，称宫外孕，其中发生于输卵管的妊娠为最多见。此外，宫外孕还可以发生于卵巢、腹膜腔、肠系膜、子宫阔韧带、子宫直肠陷窝等处。宫外孕胚胎多因营养供应不足早期死亡，少数胚胎发育到较大后破裂，引起孕妇大出血，甚至危及生命。

3. **植入条件** 植入的条件有：①雌激素和孕激素分泌正常。②子宫内环境正常。③胚泡准时进入子宫腔，且透明带及时溶解消失。④子宫内膜发育阶段与胚胎发育同步。临床上常采用一些避孕措施如宫内节育器、短效口服避孕药和探亲避孕药等，就是根据人为干扰植入条件而达到避孕目的。

二、蜕 膜

胚泡植入时，子宫内膜正处于分泌期，其功能层发生了**蜕膜反应**：子宫内膜进一步增厚，血液供应更加丰富，子宫腺分泌更加旺盛，基质细胞变得十分肥大，胞质充满糖原和脂滴。此时子宫内膜改称**蜕膜**（decidua）。

根据胚泡与蜕膜的位置关系，将蜕膜分为三部分（图3-0-5）：①**基蜕膜**（decidua basalis），位于胚泡深部的蜕膜，将参与胎盘的构成。②**包蜕膜**（decidua capsularis），覆盖在胚泡表面的蜕膜。③**壁蜕膜**（decidua parietalis），为其余部分的蜕膜，与包蜕膜围成子宫腔。

随着胚胎的生长发育,包蜕膜逐渐凸向子宫腔内,最终子宫腔消失,包、壁蜕膜相贴并融合。

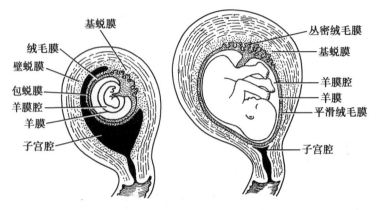

图3-0-5　胎膜和蜕膜的位置关系

三、二胚层形成

受精后第2周,内细胞群增殖分化,形成的二胚层胚盘,是人体发生的原基(图3-0-4)。

1. **上胚层和下胚层的形成**　胚泡植入过程中,内细胞群的细胞增殖分化,形成上、下两层,分别为**上胚层**(epiblast)和**下胚层**(hypoblast),两个胚层紧密相贴,呈圆盘状,称二胚层胚盘。上胚层是一层柱状细胞,位于胚盘的背侧;下胚层是一层立方细胞,靠近胚泡腔,位于胚盘的腹侧。

2. **羊膜腔和卵黄囊的形成**　受精后第8天,由上胚层分化出一层扁平状羊膜细胞,被推向背侧,贴在细胞滋养层的内面形成羊膜。羊膜与上胚层的周缘相延续,共同围成的腔称**羊膜腔**,腔内的液体称羊水,上胚层构成羊膜腔的底。受精后第9天,下胚层周缘的细胞增生向腹侧生长延伸,形成**卵黄囊**,下胚层构成卵黄囊的顶。

3. **胚外中胚层的形成**　受精后第10~11天,在细胞滋养层与卵黄囊和羊膜之间,出现一些星状细胞和细胞外基质,称**胚外中胚层**(图3-0-4)。之后,在胚外中胚层细胞之间出现一些小腔隙,逐渐融合成一个大腔,称**胚外体腔**。胚外中胚层被胚外体腔分隔成两部分,分别贴附在细胞滋养层内面及卵黄囊和羊膜的外面。羊膜腔、卵黄囊及二胚层胚盘与细胞滋养层之间由少量胚外中胚层相连接,悬于胚外体腔中的胚外中胚层称**体蒂**(body stalk),体蒂将发育为脐带的主要成分。

第四节　三胚层形成与分化

一、三胚层形成

第3周胚的主要变化是原条的出现及三胚层胚盘的形成。

1. **原条的发生**　第3周初,上胚层细胞增殖,并迁移至胚盘尾端中轴线上,形成一条细胞索,称**原条**(primitive streak)。原条的出现决定了胚体的中轴及头尾方向,原条所在的一端为胚体尾侧,其前方为头端。原条头端膨大,称**原结**(primitie node)。以后原结和原条处的细胞增殖并下陷,分别形成**原凹**和**原沟**(图3-0-6,图3-0-7)。

2. **中胚层的形成**　原沟深部的上胚层细胞继续增殖,在上胚层与下胚层之间向四周迁

笔记

288

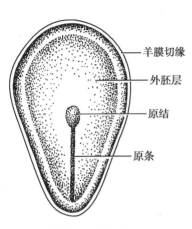

图 3-0-6　胚盘(背面)

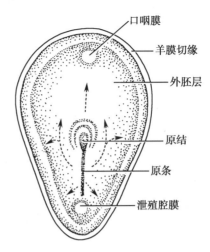

图 3-0-7　胚盘外胚层细胞迁移示意图

移,逐渐形成一层新的细胞层,即为胚内中胚层,简称**中胚层**(mesoderm)(图 3-0-8)。一部分上胚层细胞继续向下迁入下胚层,并逐渐置换全部下胚层细胞,形成的新细胞层称**内胚层**(endoderm)。内胚层和中胚层形成后,上胚层改称**外胚层**(ectoderm)。由内、中、外胚层构成的胚盘,称**三胚层胚盘**。由此可见,三胚层胚盘的内、中、外胚层均起源于上胚层。

3. **脊索的发生**　原凹处的上胚层细胞增殖,并在内、外胚层之间向胚盘头端延伸,形成一条单独的细胞索,称**脊索**(notochord)。脊索在早期对胚胎发育有支架作用,以后对神经管和椎体的发生具有重要的诱导作用。脊索最后退化为成年人椎间盘内的髓核。

在脊索的头侧和原条的尾侧,各有一个无中胚层的椭圆形区域,此处内、外胚层直接相贴呈薄膜状,分别称**口咽膜**和**泄殖腔膜**。口咽膜前端的中胚层称**生心区**,是心发生的部位(图 3-0-7)。随着胚体的发育,脊索向尾侧延伸,原条逐渐向尾侧缩短,最终消失。若原条细胞残留,在未来人体骶尾部可分化形成由多种组织构成的畸胎瘤。

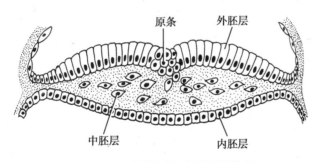

图 3-0-8　胚盘横切(示中胚层的发生)

二、三胚层的分化

第 4~8 周,三个胚层逐渐分化并形成各种组织和器官原基。

1. **外胚层的分化**

(1) **神经管的形成及分化**:在脊索诱导下,其背侧中轴的外胚层增厚形成**神经板**(neural plate)。神经板以外的中胚层细胞构成表面外胚层。继而神经板中央凹陷,形成**神经沟**,两侧缘突起,形成**神经褶**。第 3 周末,两侧神经褶中部开始靠拢愈合,并向头、尾两端延伸,在头端、尾端尚未闭合的孔,分别称**前神经孔**和**后神经孔**(图 3-0-9),第 4 周末两孔闭合形成一条完全封闭的管,称**神经管**(neural tube)。神经管是中枢神经系统的原基,神经管的头端膨大分化为脑、松果体、神经垂体和视网膜等;尾端较细分化为脊髓。

若前神经孔未闭合,则形成**无脑儿**;若后神经孔未闭合,则形成**脊髓裂**兼**脊柱裂**。

(2) **神经嵴形成**:当神经沟闭合形成神经管时,神经板外侧缘的细胞不进入神经管壁,在神经管背外侧形成两条纵行的细胞索称**神经嵴**(neural crest)。

表面外胚层,被覆在胚体外表,将分化为皮肤的表皮及附属器、晶状体、内耳、腺垂体、口、鼻腔和肛门的上皮等。

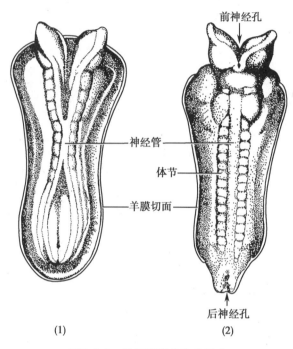

图 3-0-9　神经管及体节的形成

2. **中胚层的分化**　第 3 周末,脊索两侧的中胚层分化为三部分,由中轴向两侧依次为:轴旁中胚层、间介中胚层和侧中胚层(图 3-0-10)。

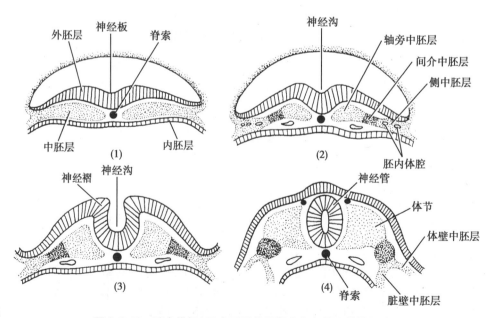

图 3-0-10　胚盘横切(示中胚层的早期分化和神经管的形成)

（1）**轴旁中胚层**（paraxial mesoderm）：紧邻脊索两侧的中胚层细胞迅速增殖，形成一对纵行的细胞索，即轴旁中胚层。它随即断裂形成**体节**（somite）。第20天左右，第一对体节在颈区发生，以后以每天3对的速度向尾端进展，第5周时，共形成42~44对体节，是推测胚龄的重要标志之一。体节分化为背侧的皮肤真皮、中轴骨骼和骨骼肌。

（2）**间介中胚层**（intermediate mesoderm）：是轴旁中胚层与侧中胚层之间的细窄区域。间介中胚层分化为泌尿系统和生殖系统的大部分器官和结构。

（3）**侧中胚层**（lateral mesoderm）：是中胚层最外侧的部分。内部先出现一些小腔隙，逐渐融合而成的一个大腔称胚内体腔，它将侧中胚层分为两部分：与外胚层相贴的部分称**体壁中胚层**；与内胚层相贴的部分称**脏壁中胚层**。体壁中胚层是形成体腔壁层及体壁骨骼与肌肉的原基，将分化为胸、腹部和四肢的皮肤真皮、骨骼、骨骼肌、血管和腹膜、胸膜及心包膜的壁层等；脏壁中胚层将分化为消化、呼吸系统的肌组织、结缔组织、血管和腹膜、胸膜及心包膜的脏层等。胚内体腔将来依次分化为心包腔、胸膜腔及腹膜腔。

此外，中胚层还分化出一些散在分布的星形细胞和胶样基质，充填在各个胚层之间，称**间充质**（mesenchyme），具有强大的分化潜力，可分化为结缔组织、平滑肌、心血管系统和淋巴管系统等。

3. **内胚层的分化**　随着胚盘卷折变成胚体，使卵黄囊顶壁的内胚层卷入胚体内，从头至尾形成一条纵行管，称**原始消化管**。原始消化管将分化为消化管、消化腺以及呼吸系统各器官的黏膜上皮、腺上皮和肺泡上皮等。封闭于起始端的口咽膜在第4周时破裂，使口腔与鼻腔相通；封闭于末端的泄殖腔膜至第8周时破裂使直肠与外界相通。

第五节　胚体外形的建立

第三周形成的三胚层胚盘为扁平状，头宽尾窄，后逐渐发育为头大尾小的卷曲圆柱状胚体，这主要是由于各部分细胞增生速度不同所致。由于体节及神经管的迅速生长，使胚盘中轴比边缘增殖快，突入羊膜腔内，形成头褶、尾褶和侧褶；同时外胚层生长速度快于内胚层，致使侧褶卷曲，外胚层包于体表，内胚层卷到胚体内部；头部生长速度快于尾部，以上的变化最终形成了头大尾小的圆柱状胚体（图3-0-11）。

第5~8周期间胚体外形有了明显变化，至第8周末已初具人形。该期主要变化是胚体头部起初向腹侧弯曲，继而头部逐渐抬起，躯干变直；眼、耳、鼻及颜面逐渐生长形成；胚体出现肢芽，逐渐生长成四肢；外生殖器已发生，但不能分辨性别；脐带形成，神经、肌肉发育。

此期是人胚外形及内部器官、系统原基发生的重要时期，同时对致畸因子的影响极其敏感。所以孕妇在此期间要注意保健，如果胚胎发生发育障碍，会引起先天性畸形。

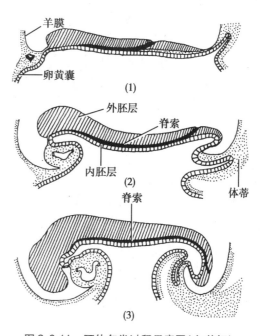

图3-0-11　胚体包卷过程示意图（矢状切）

第六节　胎膜与胎盘

胎膜、胎盘并不属于胚体本身,是在胚胎发育中形成的附属结构,将胚体与母体紧密地结合在一起,并对胚胎起保护、营养、呼吸和排泄等作用,有的结构还有内分泌作用。当胎儿娩出后,胎膜和胎盘脱离子宫并被排出体外,总称**衣胞**(afterbirth)。

一、胎　膜

胎膜(fetal membrane)包括绒毛膜、羊膜、卵黄囊、尿囊和脐带等,对胚胎起保护和营养作用。若胎膜发育异常,将严重影响胎儿的正常发育,甚至引起先天性畸形。

(一)绒毛膜

1. **绒毛膜的形成**　绒毛膜(chorion)由滋养层和紧贴其内的胚外中胚层构成(图3-0-12)。第2周末,植入完成后,分化形成了细胞滋养层和合体滋养层,细胞滋养层细胞局部增殖,向外突入合体滋养层内,形成许多绒毛状突起(图3-0-13),继而,胚外中胚层长入,其间充质分化出现血管网,并与胚体内的血管相通。绒毛干之间的腔隙称绒毛间隙,与子宫内膜小血管相通。绒毛浸浴在充满母体血液的绒毛间隙中,有利于绒毛内毛细血管与绒毛间母血的物质交换。

2. **绒毛膜的演变**　胚胎早期,绒毛膜表面的绒毛分布均匀。第6周以后,随着胚胎发育,包蜕膜侧绒毛膜因受压,血供减少而绒毛逐渐退化消失,形成**平滑绒毛膜**(smooth chorion);基蜕膜侧绒毛膜因营养丰富,绒毛生长茂盛,形成**丛密绒毛膜**(villous chorion)。丛密绒毛膜将来参与构成胎盘,平滑绒毛膜则随着胚体发育、羊膜腔进一步扩大,凸向子宫腔,逐渐与包蜕膜、壁蜕膜融合在一起,使子宫腔消失(图3-0-12)。

在绒毛膜的发育过程中,若血管发育不良或与胚体血管未通连,胚体可因缺乏营养而发育迟缓或死亡。如果绒毛表面滋养层细胞过度增生,绒毛变成囊泡状,绒毛中轴部分的间质水肿,血管消失,形成很多大小不等的葡萄状水泡,称**葡萄胎**;如果滋养层细胞恶性变,则为

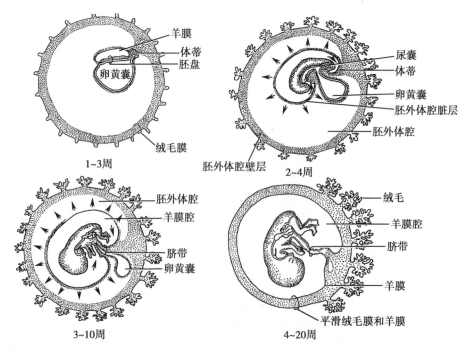

1~3周　　　　　　　　2~4周
3~10周　　　　　　　　4~20周

图3-0-12　胎膜形成与发展

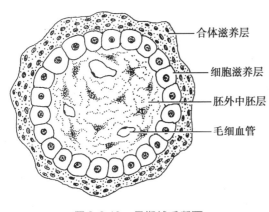

合体滋养层

细胞滋养层

胚外中胚层

毛细血管

图 3-0-13 早期绒毛断面

绒毛膜上皮癌。

（二）羊膜

羊膜（amnion）是一层半透明的薄膜。由羊膜上皮和胚外中胚层构成。早期附着于胚盘周缘的羊膜，围成羊膜腔，羊膜腔内充满羊水，胎儿生活于羊水中。

羊水最初来源于羊膜上皮细胞的分泌，后期有胎儿排泄的尿液、胎儿的脱落上皮细胞和一些胎儿的代谢产物，故早期清澈，为无色透明状，后期混浊。羊水最初由羊膜上皮吸收，后期主要是胎儿吞饮和羊膜吸收。胎儿吞咽羊水后，经胃肠道吸收，其代谢产物由胎儿血液循环运至胎盘由母体排出，使羊水不断更新。

足月胎儿的羊水为 1000 ~ 1500ml。若少于 500ml 为羊水过少，若多于 2000ml 为羊水过多。羊水过多或过少，常提示有胎儿发育异常：羊水过多常见于消化管闭锁、无脑儿和脑积水等，羊水过少常见于胎儿无肾和尿道闭锁等（图 3-0-12）。

羊膜和羊水在胎儿发育过程中具有重要的保护作用。胎儿在羊水中可较自由地活动，有利于骨骼肌的发育，可防止胎儿肢体粘连；能缓冲外部对胎儿的振动和挤压；在分娩时还有扩张宫颈和冲洗产道的作用。

（三）卵黄囊

卵黄囊（yolk sac）位于原始消化管腹侧。人胚卵黄囊的出现是生物进化过程的重演。鸟类胚胎的卵黄囊贮有大量卵黄，为其生长提供营养。

卵黄囊外面的胚外中胚层多处形成血岛，是最早期形成血细胞和血管的部位。卵黄囊尾侧壁上的内胚层分化形成原始的生殖细胞。

随着胚盘向腹侧包卷，卵黄囊顶壁的内胚层形成原始消化管，其余部分留在胚外，仅借缩窄的卵黄蒂与中肠相连。卵黄蒂于胚胎第 5 ~ 6 周闭锁为实心的细胞索，参与脐带形成，卵黄囊随之闭锁（图 3-0-12）。如果卵黄蒂未退化，在肠与脐之间残留一瘘管，腹内压增高时，粪便可通过瘘管从脐部溢出，这种畸形称**脐粪瘘**。

（四）尿囊

尿囊（allantois）是第 3 周时卵黄囊尾侧的内胚层向体蒂内突出的一个盲囊。尿囊壁的胚外中胚层分化形成尿囊动脉和尿囊静脉，最终演变成为脐动脉和脐静脉（图 3-0-12）。人胚的尿囊很不发达，仅存数周即大部分退化。尿囊根部演化为膀胱的一部分，膀胱顶至脐内形成一条细管即**脐尿管**，随后闭锁成脐中韧带。如果胎儿出生后仍未闭锁，膀胱中的尿液就会通过此管溢出脐外，这种畸形称**脐尿瘘**。

（五）脐带

脐带（umbilical cord）是胎儿脐部与胎盘间相连接的一条圆索状结构，它是胎儿与胎盘间物质运输的通道（图 3-0-12）。

脐带表面包有羊膜，早期内有卵黄囊、尿囊，以后卵黄囊和尿囊闭锁消失，后期脐带内含两条脐动脉、一条脐静脉及黏液性结缔组织。临床上可从脐带血中提取出造血干细胞，用于白血病等的治疗。

脐带长 40 ~ 60cm，直径 1.5 ~ 2cm，脐带过短会影响胎儿娩出，引起胎盘早期剥离而出血过多。脐带过长可发生脐带缠绕胎儿颈部、四肢，引起胎儿发育异常或窒息死亡。

二、胎　盘

　　足月胎儿的**胎盘**(placenta)呈圆盘状,中央厚,周边薄,重约500g,直径15~20cm,平均厚约2.5cm。胎盘分为胎儿面和母体面。胎儿面有羊膜被覆,表面光滑,中央或近中央处有脐带附着,透过羊膜可见下方的血管从脐带附着处向周围呈放射状走行。母体面是基蜕膜与子宫的剥离面,粗糙不平,可见由不规则浅沟分隔出15~30个胎盘小叶(图3-0-14)。

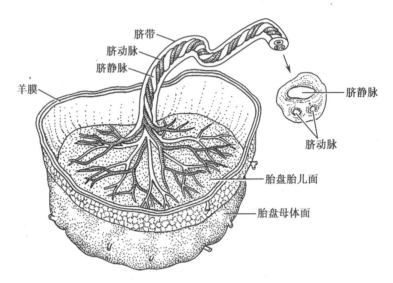

图3-0-14　胎盘整体观

(一)胎盘的结构

　　胎盘是由胎儿部分的丛密绒毛膜和母体部分的基蜕膜共同组成的圆盘状结构。

　　1. **胎儿部分**　由丛密绒毛膜构成。丛密绒毛膜上有40~60个绒毛干,绒毛干呈树枝状分支,形成许多细小的绒毛。在每一个胎盘小叶内含有1~4个绒毛干及其分支。

　　2. **母体部分**　由基蜕膜构成。基蜕膜向绒毛间隙发出**胎盘隔**(placental septum),将胎盘分隔成一个个胎盘小叶。胎盘隔不完全分隔绒毛间隙,所以绒毛间隙互相连通,绒毛间隙内充满母体血液(图3-0-15)。

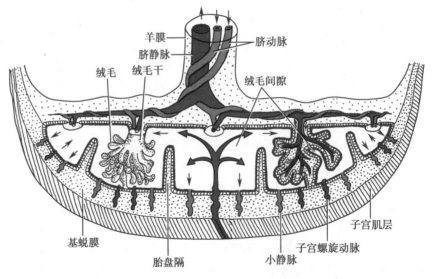

图3-0-15　胎盘结构模式图

（二）胎盘的血液循环

胎盘内有母体和胎儿两套血液循环（图3-0-15）。母体的动脉血由子宫内膜的螺旋动脉注入绒毛间隙，在此与绒毛内毛细血管进行物质交换后，母体的动脉血变成了静脉血，经子宫内膜小静脉、子宫静脉返回母体。胎儿的静脉性质的血液经脐动脉及其分支，最后注入绒毛内毛细血管网，在此与绒毛间隙内母体血液进行物质交换后，变成了动脉性质的血液，经脐静脉返回胚体。在胎盘内，胎儿血与母体血两套血循各自循环，互不相通，二者之间进行物质交换的结构称**胎盘膜**（placental membrane）或称**胎盘屏障**（placental barrier）。妊娠后期，绒毛内结缔组织逐渐减少，通透性增高，更有利于物质交换（图3-0-15）。

（三）胎盘的功能

1. **物质交换功能**　胎儿发育所需要的氧和营养物质必须从母体获得，其代谢产物也须通过母体排出。胎儿血与母体血之间是通过胎盘膜进行物质交换。因此，胎盘既是胎儿的营养器官，又是胎儿进行呼吸和排泄的器官。

2. **屏障功能**　正常情况下，胎盘膜能阻挡母体血内大分子物质进入胎体，如一般细菌及大分子病原微生物不能通过胎盘膜，所以胎盘是胎儿的一道重要的防卫屏障。但是这一屏障并不严密，大部分药物（如抗生素、吗啡、巴比妥类、氯丙嗪、乙醚、奎宁和砷剂等）、病毒（如风疹、麻疹、水痘、脊髓灰质炎及艾滋病）和激素均可以通过胎盘膜进入胎体，引起先天性畸形，故孕妇要注意孕期保健，用药时应考虑对胎儿的影响。

3. **内分泌功能**　胎盘的合体滋养层能分泌多种激素，对维持妊娠、保证胎儿正常发育起着极为重要的作用。分泌的主要激素有：①**人绒毛膜促性腺激素**（human chorionic gonadotropin，HCG）：促使卵巢中的月经黄体转变为妊娠黄体，以及防止胚胎被母体免疫排斥，从而维持妊娠。HCG在受精后第2周开始分泌，能在孕妇血清和尿中测出，可用于早期妊娠的诊断指标之一。第8周达高峰，以后逐渐减少，第4个月降到最低水平，产后数天消失。②**人胎盘催乳素**（human placental lactogen）：该激素在受精后两个月开始出现，第8个月达到高峰，直到分娩。催乳素能促进母体乳腺生长发育，又可促进胎儿的生长发育。③**孕激素**：妊娠第4个月开始分泌，当卵巢内妊娠黄体退化，由胎盘分泌的孕激素继续维持妊娠。④**雌激素**：与孕激素一样有维持妊娠的作用。

三、胎儿血液循环

胎儿与外界的物质交换必须通过胎盘进行，所以胎儿心血管系统的结构特点和血液循环途径与出生后大不相同。

（一）胎儿心血管系统的结构特点

胎儿心血管系统的结构有以下特点（图3-0-16）：

1. **卵圆孔**（foramen ovale）　在胎儿房间隔右面的尾侧部有一个卵圆孔，孔上有瓣膜。由于胎儿出生前未呼吸，肺循环无功能，胎儿右心房内血液的压力高于左心房，所以右心房的血液可冲开其瓣膜经卵圆孔流入左心房。

2. **动脉导管**（ductus arteriosus）　是连接肺动脉干与主动脉的一条动脉血管，通过该导管，肺动脉干的血液流入降主动脉。

3. **脐动脉**（umbilical artery）　左、右各一，自髂内动脉发出，经胎儿脐部进入脐带，其分支为胎盘的绒毛内毛细血管。

4. **脐静脉**（umbilical vein）和**静脉导管**（ductus venosus）　脐静脉发自脐带，经胎儿脐部进入胎体，入肝后延续为静脉导管，直接与下腔静脉相通。

（二）胎儿的血液循环途径

胎儿血液在胎盘进行物质交换后，胎儿静脉性质血变为含氧和营养物质丰富的动脉性

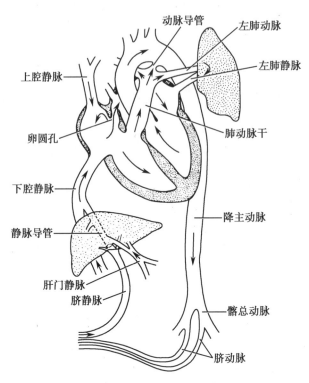

图 3-0-16 胎儿血液循环途径

质血,经脐静脉回流入胎儿体内。当回流入肝时,小部分血液经脐静脉的肝内分支进入肝血窦,再经肝静脉汇入下腔静脉;大部分血液经静脉导管直接汇入下腔静脉(图 3-0-16)。在下腔静脉汇合后的血液流入右心房,此时胎儿无呼吸功能,右心房压力大于左心房,大部分血液经卵圆孔流入左心房,再经过左心室流入升主动脉,经主动脉弓的三大分支流入头颈部和上肢,其余少量血液流入降主动脉。由上腔静脉流入右心房的血液,与少量未能进入左心房的下腔静脉血液再次混合,经右心室入肺动脉干。进入肺动脉干内的血液,仅小部分经左、右肺动脉参与肺循环,大部分经动脉导管流入降主动脉。降主动脉中的血液一部分供应躯干和下肢,大部分血液经脐动脉流入胎盘进行物质交换。

(三)出生后心血管系统的变化

胎儿出生后,脐带结扎使胎盘血液循环中断,肺开始呼吸,肺循环发挥气体交换的功能。于是,新生儿心血管系统结构发生相应的改变(图 3-0-17)。

1. **卵圆孔封闭为卵圆窝** 胎儿出生后,肺静脉的血液大量回流进入左心房,所以左心房的压力升高,使卵圆孔封闭。胎儿出生后 1 年左右,卵圆孔即完全闭合,并在房间隔右侧形成卵圆窝。

2. **动脉导管闭锁为动脉韧带** 由于肺动脉内的血液大量流入肺内,动脉导管便逐渐闭锁,形成动脉韧带。如果出生后,动脉导管不闭锁或闭锁不全,则肺动脉干与主动脉仍然相通,称动脉导管未闭。

3. **脐动脉闭锁为韧带** 由于脐带结扎,脐血液循环停止,脐动脉远段大部分闭锁为韧带,近段小部分保留并形成膀胱上动脉。

4. **肝圆韧带和静脉韧带形成** 由于脐带结扎,脐静脉内血流中断,脐静脉闭锁形成肝圆韧带,静脉导管闭锁形成静脉韧带。

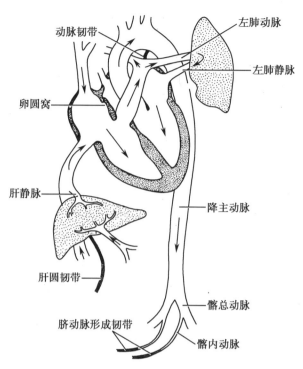

动脉韧带

左肺动脉

左肺静脉

卵圆窝

肝静脉

降主动脉

肝圆韧带

髂总动脉

脐动脉形成韧带

髂内动脉

图 3-0-17　胎儿出生后血液循环途径的变化

第七节　双胎、多胎和联胎

一、双　　胎

一次分娩出两个新生儿称**双胎**(twins)，又称**孪生**。双胎可以来自两个受精卵，称**双卵双胎**或**双卵孪生**；也可来自一个受精卵，称**单卵双胎**或**单卵孪生**。双胎中 2/3 是双卵双胎。

（一）双卵双胎

双卵双胎是一次排出两个卵子分别受精后发育而成。每个胚胎都有独立的胎膜、胎盘，两个胎儿的性别可同也可不同，其相貌、血型及组织抗原性如同一般的兄弟姐妹，仅是同时出生而已。双卵双胎有家族性双胎史，其发生率随母体年龄的增长而增高。

（二）单卵双胎

单卵双胎是由单个卵子受精后发育成的两个胎儿。这种孪生儿的遗传基因完全一样，因此性别相同，容貌、体态、性格和生理特性等极为相似。两个体之间由于血型及组织抗原性均相同，可以互相进行组织和器官移植而不引起免疫排斥反应。

单卵双胎的发生可有以下几种情况(图 3-0-18)。

1. **分离出两个卵裂球形成两个胚泡**　在卵裂初期，如果形成的两个卵裂球互相分离，则发育成两个胚泡，它们分别植入，各自发育成一个胚胎。两胎儿有各自的胎盘、脐带、绒毛膜和羊膜腔。

2. **一个胚泡形成两个内细胞群**　如果在胚泡时期，形成两个内细胞群，各自发育为一个胚胎。两胎儿共用一个胎盘和绒毛膜，但各自有独立的脐带和羊膜腔。

3. **一个胚盘形成两个原条**　如果在一个胚盘上形成两个原条，各自诱导周围组织细胞形成两个完整的胚胎。两个胎儿共用一个胎盘、一个绒毛膜和一个羊膜腔，各自有独立的脐带。这种双胎发育，如果分离不完全则形成联胎。

297

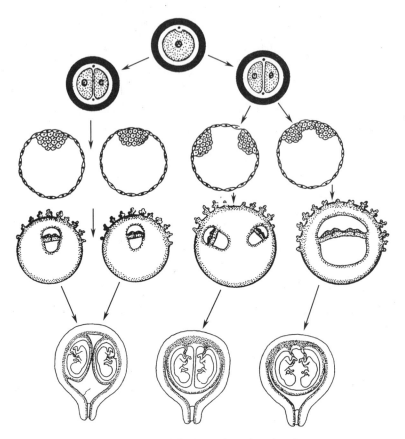

图 3-0-18　三种类型的一卵双胎形成示意图

二、多　胎

一次分娩出两个以上新生儿称**多胎**(multiplets)。多胎形成的原因与双胎相同,有多卵多胎,单卵多胎和混合性多胎几种类型,常为混合性多胎。多胎发生率低,三胎为万分之一,四胎为百万分之一,四胎以上更为罕见,多不易存活。服用促排卵药物均可提高多胎发生率。

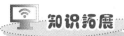

八　胞　胎

2011 年 6 月 27 日,美国洛杉矶,八胞胎母亲纳迪娅-苏尔曼携 14 个孩子出街,稍大的哥哥姐姐用购物车推着弟弟妹妹前行,热闹非凡,场面十分壮观。纳迪娅-苏尔曼是全世界都在关注的一位母亲。她 33 岁,单身,失业,在 2009 年 1 月 26 日依靠人工授精,产下美国历史上唯一全部存活的 8 胞胎,6 个男孩,2 个女孩。这一事件曾轰动美国。在此之前她已通过人工授精有了 6 个孩子,所以她现在一共有 14 个孩子。

三、联　胎

两个未完全分离的单卵双胎称联体双胎或称联体畸胎,简称**联胎**(conjoined twins)。

当一个胚盘形成两个原条,分别发育为两个胚胎的过程中,两个胚胎分离不完全时,发生局部相连形成联体畸胎。联体双胎有对称型和不对称型两类。对称型联体双胎:指两个胚胎一样大小,根据联体的部位分为头联体、胸腹联体、颜面胸腹联体及臀部联体等。不对

笔记

称型联体双胎:指两个胚胎一大一小,小者常发育不全,形成**寄生胎**;如果小而发育不全的胚胎被包裹在大的胚胎体内则称为**胎中胎**。

第八节　先天性畸形与致畸因素

一、先天性畸形

先天性畸形(congenital malformation)是指由于胚胎发育紊乱而导致的形态结构异常,出生时即可见,属出生缺陷的一种。出生缺陷还包括功能、代谢和行为等方面的先天性异常,要在出生后才逐渐显现出来。

先天性畸形的发生率一般在 1% ~2% ,在新生儿死亡中先天性畸形占的比例更大,可达 20% ~30% 。先天性畸形以消化系统、皮肤及四肢为多见,新生儿畸形多数为单发,多发性畸形约占畸形病例的 1/5 。先天性畸形的发生与父母年龄也有关,一般来说,母龄大于 35 岁或父龄大于 40 岁,先天性畸形的发生率是正常生育年龄的 3 ~4 倍。

二、致　畸　因　素

引起先天性畸形的原因可分为遗传因素、环境因素和遗传因素与环境因素相互作用三大类。在导致人类各种先天性畸形的因素中,遗传因素约占 25% ,环境因素约占 10% ,遗传因素与环境因素相互作用和原因不明者约占 65% 。

1. **遗传因素**　引起先天性畸形的遗传因素,除亲代畸形的遗传外,主要是配子或胚体细胞的遗传物质改变,包括染色体畸变和基因突变。

(1) **染色体畸变**(chromosome aberration):包括染色体数目异常和染色体结构异常。①染色体数目异常:染色体数目减少表现为单体型。常染色体的单体型胚胎几乎不能成活;性染色体的单体型胚胎的成活率仅有 3% ,且有畸形。如先天性卵巢发育不全症,就是少了一条性染色体(45,XO),患者矮小、卵巢内无卵泡、乳腺及外生殖器发育差。染色体数目增多表现为三体型。如 21 号常染色体的三体型可引起先天愚型(47,XY),又称**唐氏综合征**,患儿面容呆滞,颈短身矮,睑裂小,眼距宽,口张舌露,智力低下。性染色体的三体型可引起先天性睾丸发育不全(47,XXY),患者体高、乳房发达、胡须少、睾丸小、无精子。②染色体结构异常:如 5 号染色体的短臂部分断裂缺失,可引起**猫叫综合征**。

(2) **基因突变**(gene mutation):染色体组型不改变,染色体外形无异常,但 DNA 分子碱基对的组成或排列顺序发生改变,即染色体上基因的突变而引起的疾病,基因突变主要引起微观结构或功能方面的遗传性疾病,如镰状细胞贫血、苯丙酮酸尿症等,可引起的畸形有软骨发育不全、肾上腺肥大、大头畸形、多囊肾、多发性结肠息肉、皮肤松垂症等。再如雄激素不敏感综合征,患者尽管有睾丸且能分泌雄激素,但决定雄激素受体的位点上基因发生突变,导致胎儿的组织细胞对分泌的雄激素不敏感,故体型与外生殖器的表现型为女性。

2. **环境因素**　引起先天性畸形的环境因素统称为**致畸因子**(teratogen)。致畸的环境因素种类很多,归纳起来可分为三大类:

(1) **生物因素**:已确定的有风疹病毒、巨细胞病毒、单纯疱疹病毒、弓形体、梅毒螺旋体等。它们或者穿过胎盘膜直接作用于胚体,或者作用于母体,改变母体内环境,如引起母体发热、缺氧、脱水、酸中毒等,还可通过干扰胎盘的功能、破坏胎盘膜,间接地影响胚胎的发育。如风疹病毒可使胎儿发生先天性耳聋、先天性白内障、动脉导管未闭、房间隔和室间隔缺损等畸形。

（2）**化学因素**：随着工业的高速发展，各种化学物质的出现，化学污染也日益严重。

工业"三废"、农药、药物、食品添加剂和防腐剂等，均含有致畸因子。致畸性化学因子有某些多环芳香碳氢化合物、某些亚硝基化合物、某些含磷的农药、重金属如铅、镉等。致畸性药物包括抗肿瘤、抗惊厥、抗生素、抗凝血、激素等种类的药物。如抗肿瘤药甲氨蝶呤可引起无脑畸形、小头畸形及四肢畸形；大量链霉素可引起先天性耳聋；长期服用性激素可导致胎儿生殖系统畸形；抗凝血剂香豆素在妊娠早期应用可引起胎儿鼻发育异常。

另外，吸烟、酗酒、缺氧甚至严重的营养不良均有致畸作用。流行病学的调查结果显示，吸烟者所生的新生儿平均体重明显低于不吸烟者，吸烟愈多，其新生儿的体重愈轻。香烟中的尼古丁可使子宫内血管血流缓慢，导致胎儿供养不足，吸烟所产生的其他有害物质，如氰酸盐可影响胎儿的正常发育。孕妇吸烟严重还可导致流产；孕妇过量饮酒也可引起胎儿多种畸形，称胎儿酒精综合征，表现为发育迟缓、小头、小眼等。

（3）**物理因素**：各种射线、机械性压迫和损伤等均对人类胚胎有致畸作用。如大剂量 X 射线的照射，可引起基因突变而发生畸形。

3. **遗传因素与环境因素的相互作用**　流行病学调查发现，相同条件下同时怀孕的孕妇，在同一次风疹的流行中都受到了感染，但其所生新生儿中，有的完全正常，而有的却出现了先天性畸形。这就说明，先天性畸形的发生是环境因素与遗传因素相互作用、相互影响的结果。

三、致畸敏感期

处于不同发育阶段的胚胎对致畸因子作用的敏感程度不同。胚胎各器官在发育的一定时期内，受到致畸因子作用后，最易发生畸形的发育时期称**致畸敏感期**（susceptible period）。在这一时期的孕期保健最为重要。

在胚胎发育的第 1~2 周，受到致畸因子作用后，很少发生畸形。若致畸因子作用过强，胚胎死亡。

在第 3~8 周的胚期，正是各器官早期发育阶段，若受致畸因素的作用，往往产生较严重的畸形。故此期是大多数器官的致畸敏感期。由于每个器官发生的时期不同，所以致畸敏感期的先后长短也不相同（图 3-0-19）。

在第 9~38 周的胎儿期，受致畸因子的作用也会发生畸形，但多属微观结构异常和功能缺陷，一般不出现宏观形态的畸形。

四、先天性畸形的预防

所有夫妇都希望自己的后代健康、聪明，因此，先天性畸形的预防格外重要。我国政府针对先天性畸形及遗传疾病发病率较高的情况，根据国情制定了较完善的优生措施，例如进行宣传教育、普及优生知识、禁止近亲结婚、作好孕妇及胎儿的保健工作、改善胚胎发育的内部环境、防止有害环境因素造成的畸形或疾病、提高健康水平等。因此，临床医护工作者对新婚夫妇应进行优生的宣传教育，对不适宜生育的夫妇可建议采取如人工授精等生殖工程学措施；在妊娠期间要加强指导，避免接触各种致畸因子，同时进行妊娠监护，对有遗传性疾病家族史的夫妇尤其要进行产前检查，尽早发现畸形胎儿，以便采取相应对策。常用的产前检查方法有羊水抽查、绒毛膜活检、超声波扫描等仪器检查。

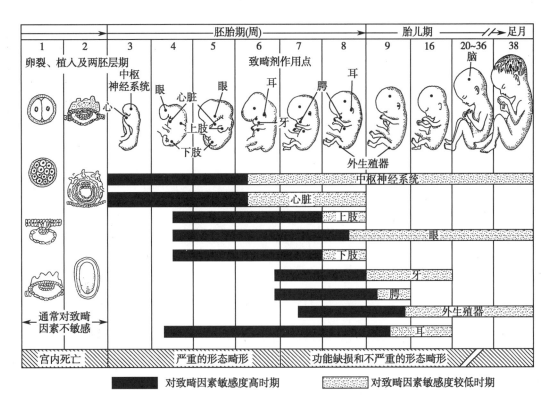

图 3-0-19　人体主要器官的致畸敏感期

（白慧健　周平）

思考题

1. 试述受精的概念、时间、位置、条件和意义。
2. 试述胚泡植入的时间、位置和条件,植入后子宫内膜的相关变化。
3. 常见的一些节育措施,有哪些运用了胚胎学原理?
4. 胎盘的组成和功能,胎盘膜的结构和功能。
5. 先天性畸形发生的原因,致畸敏感期。
6. 结合学到知识,思考宫腔炎症、人工流产等对女性孕育胎儿的危害。

第四篇　常用护理技术的解剖学基础

第一章　头　颈　部

一、头部皮静脉穿刺的解剖学基础

（一）操作目的

头皮静脉输液适用于小儿，不影响患儿活动，便于固定、护理和保暖。

（二）解剖要点

头皮静脉分布于浅筋膜中，其中滑车上静脉起自冠状缝附近，沿额部浅层下行，与眶上静脉末端汇合，构成内眦静脉；眶上静脉自额结节处起始，斜向内下走行，在内眦处构成内眦静脉；颞浅静脉起始于颅顶及颞区软组织，汇合成前后两支，下行至腮腺内注入面后静脉。

头皮静脉在额部和颞区可见网状分布，小儿尤其明显；静脉管壁被头皮内纤维隔固定，故不易滑动；头皮静脉没有瓣膜（图 2-8-51、图 4-1-1），正逆方向都能穿刺，特别适用于小儿。因此临床上常选用头皮静脉为患儿输入液体、营养，注入药物，同时在输液时方便患儿活动及护理。

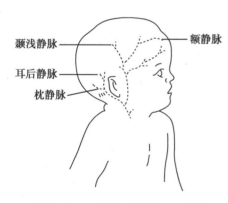

颞浅静脉——　　　　　　——额静脉
耳后静脉——
枕静脉——

图 4-1-1　小儿头皮静脉分布示意图

（三）操作方法

小儿头皮静脉穿刺宜采用直刺法，针尖斜面朝上通过皮肤直接刺入静脉。穿刺部位在前额正中静脉、额浅静脉、颞浅静脉时进针角度为 5°～15°；头顶静脉、颅骨缝间静脉、耳后静脉、眶上静脉的进针角度为 15°～30°。掌握穿刺过程中的力度和速度得当，进入皮肤时用力稍大、速度要快，切忌针尖斜面在表皮与真皮之间停留，引起疼痛剧烈及进针不畅，进入皮下后放平针头，针头与血管平行，用力轻稳、速度宜慢（否则易穿破血管），直刺入血管，见回血后，根据血管的曲直走向再平行血管送针少许。

（四）注意事项

1. 由于头皮静脉被固定于皮下组织的纤维隔内，管壁回缩力差，故穿刺或输液后要压迫局部，以免局部出血形成皮下血肿。

2. 防止穿入小动脉，若穿刺后回血良好但液体不滴，且加压后局部发白，表示误入小动脉,应拔出重新穿刺。

二、脑室穿刺的解剖学基础

（一）操作目的

1. 诊断性穿刺　向脑室内注入对比剂或气体,进行神经系统 X 线造影检查;抽取脑脊液标本做生化和细胞学检查等;行脑室及腰椎的双重穿刺测试鉴别脑脊液。

2. 治疗性穿刺　暂时缓解因脑积水引起的严重的颅内压增高;减轻因脑室内出血引起的脑室反应及脑室系统阻塞;开颅术中降低颅内压,改善手术区的暴露;脑脊液分流或向脑室内注入药物。

（二）解剖要点

侧脑室左右各一,呈"C"形延伸至大脑半球各叶。分为四部分:中央部位于顶叶,前角向前伸入额叶,后角向后伸入枕叶,下角向前下伸入颞叶。侧脑室经室间孔与第三脑室相通,中央部和下角内含有脉络丛,可产生脑脊液。

第三脑室位于两侧背侧丘脑和下丘脑之间,上壁是第三脑室脉络丛,底是视交叉、灰结节、漏斗和乳头体,前上方借室间孔连通左、右侧脑室,后下方经中脑水管与第四脑室相通。

第四脑室位于延髓、脑桥与小脑之间,底为菱形窝,顶突向小脑。顶的后部有第四脑室脉络丛,可产生脑脊液。第四脑室向上连通中脑水管,向下连通延髓中央管,向后经正中孔和两个外侧孔与蛛网膜下隙相通。

脑脊液由侧脑室脉络丛产生,经室间孔流入第三脑室,与第三脑室脉络丛产生的脑脊液汇合,经中脑水管流入第四脑室,与第四脑室脉络丛产生的脑脊液汇合,经第四脑室正中孔和外侧孔流入蛛网膜下隙,通过蛛网膜粒渗透入上矢状窦,最后注入颈内静脉。

（三）操作方法

根据穿刺目的不同可选取不同的穿刺部位:

1. 额角穿刺（侧脑室前角）　颅骨钻孔部位位于发际内或冠状缝前 2 ~ 2.5cm,中线旁开2 ~ 3cm,穿刺方向与矢状面平行,对准两外耳道假想连线,深度依据影像学资料测量而定。

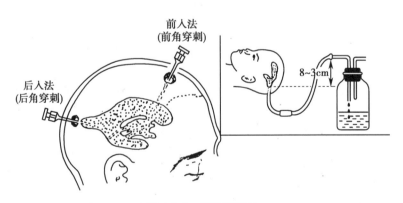

图 4-1-2　侧脑室穿刺

2. 枕角穿刺（侧脑室三角区）　穿刺点位于枕外隆突上方 6 ~ 7cm,中线旁开 3cm,穿刺方向与矢状面平行,对准同侧眉弓中点,深度依据影像学资料测量而定。

3. 侧脑室穿刺（侧脑室三角区）　在外耳道上、后方各 3cm 处做颅骨钻孔后,用穿刺针垂直刺入。右利手者禁经左侧穿刺,易造成感觉性失语。

4. 经前囟穿刺　经前囟侧角的最外端穿刺,其方向与额角穿刺法相同。前囟大者与矢状面平行刺入,前囟小者针尖稍向外侧（图 4-1-2）。

常规消毒铺巾麻醉,以尖刀在选好的穿刺部位刺一小孔。以颅锥在穿刺部位钻透颅骨,以带管芯的穿刺针穿过骨孔,刺透硬脑膜,按上述方向逐渐进针,至有脑脊液流出时,拔出管芯,外接引流管及引流瓶,固定穿刺管。

(四) 注意事项

穿刺部位有感染者不能穿刺。

三、颈外静脉穿刺的解剖学基础

(一) 操作目的

1. 用于小儿穿刺采血。

2. 切开或穿刺置管进行静脉高营养治疗或周围静脉穿刺有困难时建立长期输液途径。

3. 测量中心静脉压。

(二) 解剖要点

颈外静脉是颈部最大的浅静脉,由面后静脉和耳后静脉在平下颌角处汇合而成,沿胸锁乳突肌表面斜向后下,至该肌后缘、锁骨中点上方约2~5cm处穿过皮肤、深筋膜注入锁骨下静脉(图4-1-3)。颈外静脉体表投影于下颌角至锁骨中点的连线上,位置表浅,管径较大,易于穿刺。但由于颈部皮肤移动性大,不易固定,故通常不作为输液的血管。正常人站位或坐位时,颈外静脉常不显露,压迫其近心端时,静脉充盈凸出,易于穿刺。

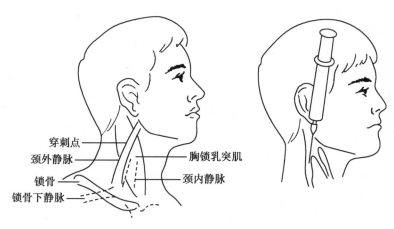

穿刺点
颈外静脉
锁骨
锁骨下静脉
胸锁乳突肌
颈内静脉

图 4-1-3 颈外静脉穿刺示意图

(三) 操作方法

患者仰卧位,枕垫于肩下,头偏向穿刺部位的对侧,并尽量后仰,充分显露穿刺部位。因颈外静脉穿过深筋膜处管壁与筋膜结合紧密,损伤后不能自行闭合,易形成气栓,所以穿刺时多在其上、中份交界处进行。穿刺针依次经过皮肤、浅筋膜、颈阔肌到达静脉管壁。

(四) 注意事项

1. 操作时体位一定要摆好,对意识不清、躁动不安者要限制颈部活动。

2. 严格遵守无菌操作;经常巡视患者严密观察全身情况。

四、颈内静脉穿刺的解剖学基础

(一) 操作目的

颈内静脉穿刺置管术是静脉营养疗法、大量液体输入、中心静脉压测定及建立体外循环等治疗技术实施的前提。

(二) 解剖要点

颈内静脉是头颈部的静脉主干,它在颅底的颈静脉孔处续于乙状窦,伴随颈内动脉、颈

笔记

总动脉下降,与迷走神经共同位于颈动脉鞘内,行于胸锁乳突肌深面,至胸锁关节后方与锁骨下静脉汇合成头臂静脉。颈内静脉壁附着于颈动脉鞘,管腔经常处于开放状态,有利于血液回流。颈内静脉体表投影于耳垂至胸锁关节的连线,此线与颈总动脉的投影平行,但居其外侧。颈内静脉分上、中、下三段,甲状软骨上缘平面以上为上 1/3 段,以下平分为中、下 1/3 段,三段外径分别为 1.2cm、1.4cm、1.5cm。在上段,颈总动脉与颈内静脉相距较近,且有部分重叠,故不易穿刺;下段位置较深;中段位置较表浅,操作视野充分,穿刺时可避开一些重要结构。右侧颈内静脉较左侧粗,且与头臂静脉、上腔静脉几乎呈一条直线,又因颈内动脉中段位置表浅,故一般选择右侧颈内静脉中段作为穿刺部位。

(三)操作方法

患者仰卧位,肩部垫枕,使头后仰,头偏向左侧。穿刺针于穿刺部位斜行 30° ~ 45° 进针,针尖指向胸锁关节后下方,依次经过皮肤、浅筋膜、胸锁乳突肌、颈动脉鞘,进入颈内静脉。插管深度因个体身长及体型不同而异。自穿刺处到胸锁关节的距离加上头臂静脉和上腔静脉的长度,右侧一般为 13.3 ~ 14.3cm,左侧一般为 15.8 ~ 16.8cm。

(四)注意事项

1. 穿刺针不可过于偏外,以免损伤静脉角处的淋巴导管。
2. 穿刺针不可过深,以免损伤静脉后外侧的胸膜顶造成气胸。

五、环甲膜穿刺的解剖学基础

(一)操作目的

对无法立即清除上呼吸道梗阻的患者紧急开放气道,解除梗阻。

(二)解剖要点

喉的连结包括关节和膜性连结两种,关节有环甲关节和环杓关节,膜性连结主要有弹性圆锥。环甲关节由甲状软骨下角和环状软骨侧方关节面构成。甲状软骨在冠状轴上可做前倾和复位运动,使声带拉紧或放松。环杓关节由杓状软骨底和环状软骨板上缘的关节面构成。杓状软骨可沿此关节在垂直轴上做旋转运动,可使声带突向内、外侧转动,因此,能缩小或开大声门,杓状软骨也可做左右方向的滑动。

弹性圆锥为弹性纤维的膜性结构,起自甲状软骨的后面,向下附于环状软骨的上缘和杓状软骨的声带突。此膜上缘游离,紧张于甲状软骨的前角与杓状软骨的声带突之间,称为声韧带。声韧带连同声带肌及覆盖于其表面的喉黏膜一起,称为声带。是发声的主要结构。弹性圆锥前部较厚,张于甲状软骨下缘和环状软骨弓之间,称为环甲正中韧带。当急性喉阻塞来不及进行气管切开术时,可在此部位做穿刺或切开,以建立暂时的通道来挽救患者的生命。

(三)操作方法

患者取仰卧位,去枕,肩部垫起,头部尽可能后仰。常规消毒麻醉,术者以消毒的左手示指和中指固定环甲膜两侧,右手持注射器自环甲膜垂直刺入,到达喉腔有落空感,回抽注射器有空气抽出,患者可出现咳嗽反应。注射器固定于垂直位置时可注入少量表面麻醉药,然后根据穿刺目的进行其他操作。若以紧急开通呼吸道为目的,则需 20 ~ 22 号大针头刺入。拔出注射器后,穿刺点用消毒干棉球压迫片刻。

(四)注意事项

1. 穿刺时进针不要过深,避免损伤喉后壁黏膜,注射器回抽必须有空气,确定针头在喉腔内才能给药。
2. 如穿刺点皮肤出血,干棉球压迫时间可适当延长。
3. 术后如患者咳出带血分泌物,嘱患者勿紧张,1 ~ 2 日可消失。

六、气管插管术的解剖学基础

(一) 操作目的

1. 保持呼吸道通畅,及时吸出气管内痰液或血液,防治患者缺氧和二氧化碳蓄积。

2. 进行有效的人工或机械通气。

3. 便于吸入全身麻醉药。

(二) 解剖要点

喉腔是由喉软骨、韧带、纤维膜、喉肌和喉黏膜等共同围成的管腔。向上经喉口通喉咽,向下通气管,与肺相连。喉口朝向后上方,由会厌上缘、杓状会厌襞和杓间切迹围成。喉腔内衬黏膜,喉腔的黏膜与咽和气管的黏膜相延续。喉腔两侧壁的中部可见上、下两对呈矢状位的黏膜皱襞。上方的一对称前庭襞,在活体时呈粉红色,其间的裂隙称前庭裂。下方的一对称声襞,在活体时颜色较白,比前庭襞更为突向喉腔。两侧声襞及杓状软骨底部之间的裂隙称声门裂。声门裂是喉腔中最狭窄的部位。声襞及其所覆盖的声韧带和声带肌三者共同组成声带,发音时呼出的气流通过声门裂可以引起声带振动,发出声音。

喉腔以前庭襞和声襞分为上、中、下三部分。前庭裂平面以上的部分称喉前庭,前庭裂和声门裂之间的部分称喉中间腔,是喉腔中容积最小的。喉中间腔向两侧突出的隐窝称喉室。声门裂平面以下至环状软骨下缘的部分称声门下腔,声门下腔的黏膜下组织较疏松,炎症时容易发生水肿。小儿的喉腔狭小,常因喉水肿容易引起喉阻塞,造成呼吸困难。

(三) 操作方法

患者平卧,术者位于患者头端,与患者保持足够距离以便双目直视。左手握住喉镜,右手使患者口腔张开,把喉镜镜身插入患者右舌侧,逐渐移动镜身到口中央,把舌压到左侧,缓慢插入镜身定位到会厌。正确摆放镜片的位置后,将喉镜向前上提45°,就可以看到声带。移动镜片时防止患者牙齿咬合,避免损伤牙齿和软组织。右手握住气管插管,维持声带视野清楚暴露,气管插管从患者口右侧进入。插管显露的视野不应被声带遮挡,这是操作的关键部位。插管通过声带进入气管直到球囊消失。抽出针芯,气囊通过声门5~6cm。注入空气膨胀球囊至防止漏气所需最小压力为止,一般不超过10ml。连接简易呼吸器通气的同时,胸部听诊确定气管插管的位置和深度,辨认困难时,可摄床旁X片,固定插管位置。

(四) 注意事项

1. 调整病床高度,与操作者的胸骨下缘水平相平齐。

2. 头部过伸使口腔、咽部和喉部呈一直线,使声带充分暴露。

七、气管切开术的解剖学基础

(一) 操作目的

1. 通过手术将气管套管插入气管内,建立新的呼吸通道,用于解除呼吸道梗阻或排除气管内痰液,保持呼吸道通畅。

2. 便于实施辅助呼吸和人工呼吸。

(二) 解剖要点

气管颈段长约6~7cm,有6~8个软骨环。上段比下段浅,在颈静脉切迹处距体表约2cm。气管周围由疏松结缔组织包绕,移动性比较大。头后仰时,气管长而位置表浅,做气管切开术时常选此体位,以利于显露气管。气管颈段前方的结构由浅入深依次为皮肤、浅筋膜及颈阔肌、颈深筋膜及颈白线、舌骨下肌群、气管前间隙、气管壁、气管腔。气管前间隙除有甲状腺峡(位于第2~4软骨环前方),间隙的下部除有甲状腺下静脉外,有时存在甲状腺最下动脉、胸膜顶、幼儿胸腺等,气管切开经此间隙时应慎重处理,避免损伤间隙内结构。气管颈段两侧与甲状腺侧叶、喉返神经及颈动脉鞘相邻。愈近胸骨上缘,颈总动脉与气管愈接近,气管后面与食管颈段密切相贴。因此作气管切开术注意切口不宜过高或过低,不可偏离中线,不可切得过深,以免造成喉腔狭窄或损伤胸膜顶、颈部的大血管神经、气管后壁和食管等重要结构。

(三)操作方法

保证患者呼吸道通畅的前提下,在患者的肩下垫一薄垫,使头部稍后仰,颈部过伸,气管保持正中位。方法:常规消毒铺巾麻醉,在环状软骨下方第3、4或第4、5气管软骨之间横向切开皮肤及肌膜,钝性分离纵向走行的肌肉并止血,注意甲状腺峡部的游离,将气管切开,套管插入气管,同时拔出气管插管,并拔出套管内管芯;连接呼吸机;缝合皮肤固定。

(四)注意事项

套管固定松紧适宜,严防脱落,保持创口清洁,防止感染。

八、锁骨下静脉穿刺的解剖学基础

(一)操作目的

临床病人的急救、长期输液、肠外营养、心导管检查、介入治疗、中心静脉压测定等,而中心静脉的穿刺中,经锁骨下静脉穿刺应用较为广泛。

(二)解剖要点

锁骨下静脉是腋静脉的延续,由第1肋外缘呈轻度向上的弓形,位于锁骨内侧1/3的后上方,行至胸锁关节的后方,与颈内静脉相汇合形成头臂静脉,其汇合处向外上方开放的角叫静脉角。锁骨下静脉前面是锁骨,后面依次是前斜角肌、锁骨下动脉和胸膜,邻近有臂丛神经、颈内静脉、淋巴管和对侧头臂静脉等。右锁骨下静脉的长度男性约为4cm,女性约为3.8cm,直径男性约为1cm,女性约为0.8cm;第1肋骨与锁骨之间,有一向前的夹角,此夹角50°~55°,通常锁骨下静脉穿刺是在后夹角下方进行,即锁骨与胸廓之间的夹角处进行。用手指先摸到此夹角,大约在锁骨中点的下方1.5cm左右,再稍向外偏0.5cm处,用穿刺针进行穿刺。此夹角的大小,直接影响着穿刺的成功率,夹角小,穿刺部位就偏向锁骨的外侧,夹角大,穿刺部位偏向锁骨的内侧。穿刺时穿刺针与皮肤之间的角度也是决定穿刺成功的因素之一。锁骨下静脉在第1肋与锁骨之间轻度向上呈弓形,在锁骨内、中1/3的后面形成最高点,壁层胸膜附着在胸腔壁内面,向上延伸超过第1肋上缘2~3cm,位于前斜角肌的内后面(图4-1-4)。

锁骨下区胸壁平坦,清洁干燥,置管后固定、换药和护理都较方便,在床旁穿刺操作容

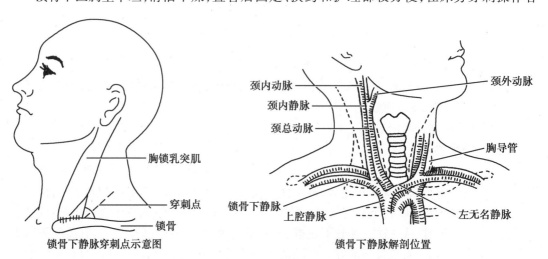

锁骨下静脉穿刺点示意图　　　　　锁骨下静脉解剖位置

图4-1-4　锁骨下静脉穿刺示意图

易,不影响肢体活动且易于被衣服遮蔽,病人感觉舒适而乐意接受。

（三）操作方法

进针点为锁骨中点内侧 1~2cm 处锁骨下缘,穿刺针与皮肤之间约 30°~40°进针,针尖指向第 1 气管环或胸锁关节后上角。穿刺针先指向锁骨,遇到锁骨后退针 0.5cm,针杆向胸廓再压低 3~5mm,让针尖在锁骨与第 1 肋之间的疏松组织中通过,同时充分考虑到锁骨下静脉与锁骨之间的距离,保持针筒内负压,穿刺针进入锁骨下方后把针栓向下压,并紧贴锁骨背面,再略向前进针 2cm 左右,有回血后固定,插入导丝置入导管。当针尖越过锁骨上仍未有回血时,保持负压下退针。

（四）注意事项

1. 患者体位要摆正,头转向左侧,充分暴露胸锁乳突肌,使静脉充盈,肩背部抬高,以便于定位及操作,意识不清或躁动不安者不宜施行。

2. 操作时,穿刺针要直进或直退,若需改变穿刺方向必须将针尖退至皮下,进针行针一定要紧贴锁骨进行,这样才不易误穿动脉及穿破胸膜出现气胸。

3. 置管深度从穿刺点皮肤到管尖端不宜过长,否则部分病人可出现心慌、气促等症状。

（郭书芹　范真）

第二章 胸　　部

一、胸外心脏按压术的解剖学基础

（一）操作目的

1. 针对心搏骤停患者,通过人工有节奏地按压胸骨,使心脏挤压于胸骨和脊柱之间,将血液从心室挤入动脉。

2. 放松时由于胸廓的弹性回缩,胸腔负压增大,静脉血向心回流,心脏充盈,即每按压一次心脏被动排空和充盈一次,反复按压可以达到维持循环,保证心、脑、肾等重要脏器供血的目的。

3. 通过挤压刺激心脏,促使其恢复自主节律,以利于复苏。

（二）解剖要点

胸廓由 12 块胸椎、12 对肋和 1 块扁平的胸骨组成,肋前端借肋软骨直接或间接与胸骨相连,后端与胸椎构成关节,使得胸廓具有一定的弹性和活动性。心位于胸腔中纵隔内,约 2/3 位于正中线的左侧,1/3 位于正中线的右侧。心的前面大部分被肺和胸膜所遮盖,只有前下方一小部分与胸骨体和左侧 4～6 肋软骨直接相邻。胸骨和肋软骨交界处可在外力作用下向后有一定幅度的移位而挤压心脏。按压胸骨中、下 1/3 交界处,使胸骨和肋软骨下陷,接触心前壁并将心压向脊柱,间接压迫左、右心室(图 4-2-1)。

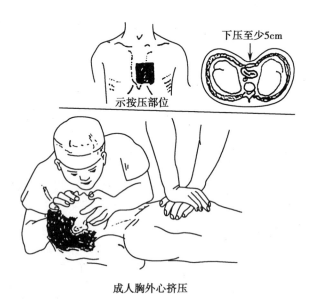

图 4-2-1　成人胸外心脏按压示意图

（三）操作方法

术者立于病人一侧,以一手掌根部按触患者胸骨,伸直手指与肋骨平行,另一手掌压在该手背上,双肘关节伸直,两臂位于胸骨正上方。利用上半身重量垂直作有节奏冲击式下压。胸骨下陷幅度以胸廓大小而定,一般使成人胸骨下陷至少 5cm,按压时间与放松时间大致相等,频率以 100 次/分为宜;小儿使胸骨下陷 1~2cm 即可,频率约 120 次/分。根据患儿年龄及身体大小,可用一只手掌或两个指尖按压即可。

（四）注意事项

1. 按压部位不能偏向心前区左侧,以免引起肋骨骨折;按压力量必须适度、均匀,使血液循环连续、有效。

2. 在按压时必须配合人工呼吸,二者之比为 30∶2,直至心跳恢复。

3. 掌握适应证,对老年人、多发性肋骨骨折、胸廓畸形、心包填塞、双侧气胸、妊娠后期等患者不宜做胸外心按压术。

二、胸膜腔穿刺的解剖学基础

（一）操作目的

用于抽取胸膜腔内积液、积气以减轻压迫症状或穿刺给药及检查积液的性质。

（二）解剖要点

胸壁的层次:胸壁由浅入深依次为皮肤、浅深筋膜、肌层、肋间隙、胸内筋膜和壁胸膜。胸前部和侧面的皮肤比较薄,移动性比较大;背部皮肤较厚,是疖肿的好发部位。浅筋膜内含有脂肪组织、浅血管、神经、淋巴管及乳腺,其厚薄与发育、营养、年龄、性别有关,肥胖者可达 1~2cm 厚。深筋膜较薄,覆盖在肌层表面,并分层包裹各肌。肌层覆盖于胸廓表面,前壁有胸大肌、胸小肌,侧壁有前锯肌,后壁有斜方肌、背阔肌等。肋间隙主要被肋间内、外肌封闭,其宽窄因部位和姿势而异,一般前部比后部宽,上部比下部宽,当身体前屈时肋间隙小,反之则大;肋间血管神经在肋间隙后部,肋角(肋体后份转弯处)以内位于肋间隙中间;在肋角到腋中线,紧贴肋沟前行,自上而下依次为静脉、动脉、神经。肋间后动脉在腋中线附近发出一细小侧副支行于下位肋的上方,主干仍沿上位肋的下缘前行。

根据上述肋间血管神经走行的特点,在胸前部穿刺时,应在肋间隙中部刺入;在胸后壁外侧进针则沿肋骨上缘刺入;做肋间神经阻滞麻醉则可在腋后线沿肋骨下缘水平进针,如向上倾斜则易损伤血管。

胸内筋膜衬于胸廓内面,为一薄的致密结缔组织。壁胸膜是胸壁的最内层,穿刺针通过此层进入胸膜腔。壁胸膜由肋间神经和膈神经支配,胸膜炎疼痛可沿肋间神经向胸腹壁放射,也可沿膈神经向颈肩部放射。

膈位于胸、腹腔之间,呈穹隆形,左右膈顶在锁骨中线处分别高达第 4、5 肋间水平,因此胸腔下界远较胸廓下口为高。腹腔上部的器官被胸廓下份所掩盖,胸膜腔穿刺应避免在第 9 肋间隙以下进针,以免损伤腹腔器官。

（三）操作方法

抽液一般在肩胛线第 8~9 肋间隙或腋后线第 7~8 肋间隙进针(图 4-2-2);抽气则在锁骨中线第 2 肋间隙进针。患者取坐位面向椅背,前额伏于前臂;半卧位者,前臂上举抱于枕部。常规消毒铺巾麻醉,术者以左手示指与中指固定穿刺部位皮肤,右手持针沿下一肋骨上缘缓慢进针,穿刺针通过壁层胸膜有落空感,提示进入胸膜腔,即可抽液。完毕后拔针,覆盖无菌纱布,用力压迫穿刺部位,固定。

（四）注意事项

1. 向患者说明穿刺目的,消除顾虑。

2. 操作过程中密切观察患者的反应;抽液不可过多、过快,减压抽液首次不超过 600ml,以后每次不超过 1000ml。

3. 严格无菌操作。

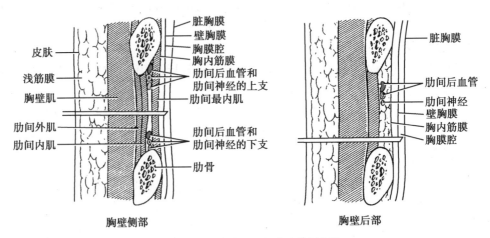

图 4-2-2　胸壁层次及胸膜腔穿刺部位

三、胸腔闭式引流术的解剖学基础

（一）操作目的
解除血气胸对呼吸、循环功能的压迫；持续排脓、排气、排液。

（二）解剖要点
同胸膜腔穿刺。

（三）操作方法
积液或积血通常选取腋中线 6～7 肋间进针，气胸引流在锁骨中线 2～3 肋间。患者取半卧位（生命体征未稳定者取平卧位），常规消毒、铺巾、麻醉，沿肋间走行切开皮肤 1～2cm，沿肋骨上缘伸入血管钳分开肌肉各层直至胸腔，见液体流出置入引流管，引流管伸入不宜超过 4～5cm，结扎固定，纱布覆盖，引流管末端接引流瓶。

（四）注意事项
1. 大量积血积液初放引流，应密切观察血压，防休克。

2. 保持引流管通畅；每日协助患者变换体位，或者鼓励患者做深呼吸，使之充分引流。

3. 拔出引流管时，应先消毒皮肤，拆除缝线，夹住近胸壁处引流管，在患者吸气末迅速拔出。

四、心室穿刺的解剖学基础

（一）操作目的
在抢救心搏骤停患者时，将注射针经胸前壁刺入心室腔，向心室腔内注射药物，达到延续患者生命的目的。

（二）解剖要点
心壁由内向外分别是心内膜、心肌层和心外膜。正常情况下，心室壁比心房壁厚，左心室壁比右心室壁厚。右心室壁厚度，男性为 0.48cm，女性为 0.42cm；左心室壁厚度，男性为 1.37cm，女性为 1.27cm。心的前面主要由右心室和小部分左心室构成，大部分被肺和胸膜遮盖，只有一少部分（左肺心切迹和左侧胸膜反折线下部以内的部分）隔着心包与胸骨体下份左侧半及左侧第 4～6 肋软骨相贴。

（三）操作方法
穿刺部位在胸骨左缘第 4、5 肋间隙，距胸骨左缘 0.5～1cm 处，从两肋骨中间直刺入右心室；或距胸骨左缘 2～2.5cm 处从两肋中间刺入左心室。或于剑突下偏左肋弓下约 1cm，穿入皮下组织后经肋骨下缘,与腹壁皮肤呈 15°～35°,针尖朝心底部直接刺入心室腔。

患者仰卧位,穿刺针依次经皮肤、浅筋膜、胸大肌、肋间肌、胸内筋膜、心包、右(或左)心室前壁至心室腔。刺入右心室的深度为 3～4cm,刺入左心室的深度为 4～5cm。

(四)注意事项

1. 穿刺点不可偏外,以免刺破胸膜,造成气胸。

2. 也不可紧贴胸骨左缘,以免伤及胸廓内血管。

3. 避免将药液注入肌层,引起心律失常或心肌坏死。

五、心包腔穿刺的解剖学基础

(一)操作目的

1. 穿刺抽取心包积液以解除填塞症状,或做检验以鉴别疾病。

2. 注入药物进行治疗。

(二)解剖要点

心包是包在心和出入心的大血管根部的囊状结构,分内、外两层,外层为纤维心包,内层为浆膜心包。

纤维心包为纤维性结缔组织囊,上方与出入心的大血管外膜相延续,下方与膈的中心腱相愈着。纤维心包厚而坚韧,能防止心过度扩大,以保持循环血量的相对稳定。

浆膜心包分壁层和脏层,壁层衬于纤维心包内面,脏层即心外膜,覆于心肌层表面。脏层与壁层在出入心大血管根部互相移行,两层之间围成的潜在性腔隙称心包腔。心包腔内有少量浆液,起润滑作用,可减少心搏动时脏、壁两层之间的摩擦。

(三)操作方法

可分为心前区穿刺和胸骨下穿刺。

心前区穿刺:左侧第 5 肋间隙,心浊音界内侧 1～2 厘米处,沿第 6 肋上缘向后、向内指向脊柱方向进针,穿经结构:皮肤、浅筋膜、深筋膜和胸大肌、肋间外肌、肋间内肌、胸内筋膜、纤维性心包及壁层心包,进入心包腔,进针深度 2～3cm。

胸骨下穿刺:于胸骨剑突与左第 7 肋软骨交界之下做穿刺点,穿刺方向与腹壁成 30°～45°,针尖向上、后、稍向左进入心包腔后下部,肋缘相交的夹角处;进针深度 3～5cm。

常规消毒麻醉,穿刺针入皮下后,助手将注射器与穿刺针后的橡胶管相连接,并抽吸呈负压,穿刺针入心包后,胶管内立即充满液体,此时停止进针,以免触及心肌或损伤冠状动脉;抽出液体后,助手协助固定针头,直至操作完毕,拔出穿刺针,覆盖纱布并固定。

(四)注意事项

1. 穿刺过程中患者不要咳嗽或深呼吸,抽液过程中要随时夹闭胶管,以免空气进入。

2. 抽液速度要慢,首次抽液不超过 100ml。

3. 术后静卧,测量血压、脉搏,每 1 小时一次,密切观察 24 小时。

(尹桂梅 郭书芹)

第三章 腹 部

一、插胃管术的解剖学基础

（一）操作目的

1. 抽取胃液进行分析诊断。
2. 监测一些抑酸药物的治疗效果。
3. 观测胃内有无出血、细菌繁殖。
4. 洗胃、胃肠减压、鼻饲、灌注药物等。

（二）解剖要点

口腔上、下颌牙咬合时，口腔前庭可借第3磨牙后方的间隙与后部的固有口腔相通。经口腔插管时，若患者牙关紧闭，应从该间隙进入。

经鼻插管时通过鼻中隔与鼻甲之间（即总鼻道）。总鼻道形态受下鼻甲和鼻中隔形态的影响而改变，正常鼻中隔接近正中矢状位，多偏向左侧，故两侧总鼻道不尽相同。插管时应先检查两侧鼻腔，选择通气较好的一侧进行插管。鼻中隔前下部有易出血的黎氏区，应注意避免损伤，一般插管方向应先稍上，而后平行向后下，使胃管经鼻前庭沿固有鼻腔下壁靠内侧滑行。

咽峡部和咽部富含三叉神经、舌咽神经和迷走神经的感觉神经末梢，感觉敏锐，刺激易引起恶心、呕吐。喉口是插管误入气管的入口，应注意及时关闭。当胃管进入咽部时，嘱病人作吞咽动作，喉上提，会厌向后下封闭上提的喉口，同时喉前移，使平时紧张收缩的食管上口张开，有利于插管进入食管。对于昏迷病人不能吞咽者插管时应增大咽部通道的弧度，使胃管沿咽后壁滑至食管。

胃腔膨大且弯曲，导管易盘绕，故插入胃内后吞咽宜慢。幽门处有环形平滑肌增厚形成的幽门括约肌，腔内有环形黏膜皱襞（幽门瓣），插管通过时较为困难。进行十二指肠插管时，可嘱病人做适当活动，使胃肠蠕动加快，以促使导管通过幽门进入十二指肠。

（三）操作方法

患者取左侧卧位、半坐位或坐位，以左侧卧位最常用，头部略向前倾。术者左手持胃管前端、右手持胃管体部，粗略测定出从鼻尖至一侧耳垂的距离（此相当于鼻尖至咽喉的距离），用右手拇指和食指捏住此处当标记，顺势将前端送入一侧鼻前庭，沿下鼻道将胃管缓缓插入，达到上述标记处时相当于胃管前端接近咽喉部，边令患者作吞咽动作边将胃管送入食管。若在插管过程中患者出现呛咳、呼吸困难、发绀等现象表示误入气管，应立即拔出重插。送入的胃管达到40cm标记时，表明接近贲门，边下管边用消毒注射器抽吸，如已有胃液，提示胃管已到胃腔内，插管成功，将胃管固定。成人一般插入胃管长度50～55cm可达胃大弯。如未抽出胃液，可用以下方法检查：①将听诊器置于剑突下，用注射器向胃管内注入10ml空气，若能听到气过水声，表示胃管在胃内。②将胃管末端浸入一杯水中，若有持续气泡出现，表示误入气道，应立即拔出重插。

如用于洗胃，用10ml注射器反复用灌洗液灌洗；如用漏斗，抬高漏斗距口腔30～40cm，徐徐倒入洗胃液，当漏斗内尚有少量溶液时，将漏斗倒转置胃部水平以下，利用虹吸作用引出胃内液体。待胃内液体流完后再次抬高漏斗反复灌洗。

用于胃肠减压时,用注射器抽尽胃内容物后将胃管连接于胃肠减压器。如系双腔管,则待插管进入 75cm 时,从管内抽取少量液体作 pH 检测,若为碱性,提示管头已过幽门。可向气囊注入 20～30ml 空气,夹闭管口。依靠肠蠕动,管头端可渐渐达到梗阻近端肠管。经 X 线透视鉴定,或向管内注气后同时在上腹部听诊有音响的部位判定管头的位置。

(四) 注意事项

1. 对于腐蚀性毒物中毒(如强酸、强碱)、食管静脉曲张出血、食管梗阻者主动脉弓瘤一般不宜插管。

2. 插管动作要轻柔,特别是在通过咽喉及食管的三个狭窄处时,以避免损伤黏膜。

3. 操作时强调是"咽"而不是"插"。

4. 在插管过程中病人出现恶心时应暂停片刻,嘱病人做深呼吸,以分散病人的注意力,缓解紧张,减轻胃肌收缩。

5. 如出现呛咳、呼吸困难提示导管误入喉内,应立即拔管重插。

6. 如果插入不畅时,切忌硬性插入,应检查胃管是否盘在口咽部,可将胃管拔出少许后再插入。

7. 昏迷患者插管时,应将患者头向后仰,当胃管插入会厌部时约 15cm,左手托起头部,使下颌靠近胸骨柄,加大咽部通道的弧度,使管端沿后壁滑行,插至所需长度。

二、腹腔穿刺的解剖学基础

(一) 操作目的

1. 穿刺放腹水以减轻症状。

2. 诊断性穿刺,明确腹水的性质。

3. 注入药物,达到治疗的目的。

(二) 解剖要点

腹膜是由间皮细胞和结缔组织所组成的一层光滑的浆膜,分为相互移行的壁腹膜和脏腹膜。腹膜面积较大,1.7～2m^2,与全身皮肤面积接近,富含毛细血管、淋巴及神经,具有较强的分泌、吸收、防御、保护和修复等功能。

壁腹膜与脏腹膜的移行过程中,或由一个脏器移行至另一个脏器的过程中,腹膜形成了诸多结构,如网膜、系膜、韧带、皱襞及陷凹。腹膜在盆腔形成的陷凹,男性为直肠膀胱陷凹,女性有膀胱子宫陷凹和直肠子宫陷凹,在平卧位、半卧位或站立时,直肠膀胱陷凹(男性)或直肠子宫陷凹(女性)是腹膜腔的最低点,积液多存于此(图 4-3-1)。

(三) 操作方法

选择脐与左髂前上棘连线中、外 1/3 相交点,此处不易损伤腹壁动脉;坐位放液时,取脐与耻骨联合连线中点上方 1.0cm,偏左或偏右 1.5cm 处,此处无重要器官且易愈合;平卧或侧卧位时,取脐水平线与腋前线或腋中线相交处,常用于诊断性穿刺;少量积液须在 B 超定位下穿刺。

穿刺部位常规消毒铺巾麻醉,术者左手固定穿刺部位皮肤,右手持针经麻醉处垂直刺入腹壁,待针尖抵抗感突然消失,示针尖已穿过腹膜壁层,即可抽取腹水,并留样送检。诊断性穿刺,可直接用 50ml 空注射器抽取。大量放液时,可用 8 号或 9 号针头穿刺,并与针座接一橡皮管,将腹水引入容器中,计量及送检。助手用消毒血管钳固定针头,橡皮管可夹一输液夹,调整放液速度。

拔针后,压迫数分钟,胶布固定。

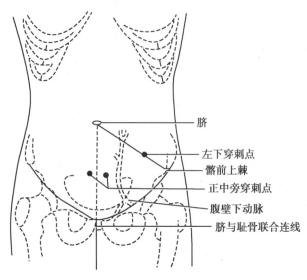

图 4-3-1　腹腔穿刺点

（四）注意事项

1. 术中密切观察患者反应。

2. 放液时若流出不畅,可将穿刺针稍微移动或变换体位。

3. 放液不宜过多过快。

三、腰椎穿刺的解剖学基础

（一）操作目的

腰椎穿刺是将穿刺针经皮从腰椎间隙刺入蛛网膜下隙,常用于检查脑脊液的性质、测定颅内压、注射药物或施行蛛网膜下隙阻滞麻醉等。

（二）解剖要点

腰椎棘突接近水平位后伸,棘突间隙比较大,穿刺时脊柱尽量前屈,使棘突间隙增大,便于穿刺。两髂嵴的最高点平对第 4 腰椎棘突,可确定穿刺部位。椎骨后部从后向前依次为棘上韧带、棘间韧带、黄韧带,当针尖突破黄韧带时,阻力感消失,即所谓的"落空感"。

脊髓位于椎管内,成人脊髓下端平第 1 腰椎下缘,新生儿则平第 3 腰椎下缘。脊髓的表面有三层被膜,外层为硬脊膜,厚而坚韧,穿刺针通过时第二阻力感消失。在蛛网膜与软脊膜之间为蛛网膜下隙,内充满着脑脊液,蛛网膜下隙在脊髓下端与第 2 骶椎之间扩大为终池,此处有脊神经的根丝形成的马尾,浸泡在脑脊液内,是腰椎穿刺的理想部位。

腰椎穿刺时穿刺针依次经皮肤、浅筋膜、棘上韧带、棘间韧带、黄韧带、硬膜外隙、硬脊膜、蛛网膜进入蛛网膜下隙(图 4-3-2)。

（三）操作方法

患者侧卧于硬板床上,背部与床面垂直,头与双膝向前胸部屈曲,双手抱膝紧贴腹部,使身体呈弓状;或者由助手在手术者对面用一手抱住患者头部,另一手挽住双下肢腘窝处并抱紧,使脊柱尽量后凸。腰椎穿刺常选部位是第 3、4 腰椎或第 4、5 腰椎之间,一般以两侧髂嵴最高点连线与后正中线的交汇处为穿刺点。

常规消毒铺巾麻醉,术者用左手拇指和示指固定穿刺点皮肤,右手持穿刺针以垂直背部方向缓慢刺入,成人进针深度 4～6cm,儿童约为 2～4cm,有落空感时将针芯慢慢抽出,可见脑脊液流出。术毕,将针芯插入后一起拔出穿刺针,覆盖纱布固定,患者去枕平卧 6h。

笔记

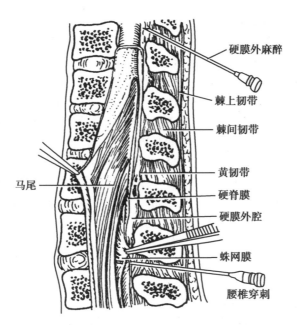

硬膜外麻醉

棘上韧带

棘间韧带

黄韧带

硬脊膜

硬膜外腔

蛛网膜

腰椎穿刺

马尾

图4-3-2 腰椎穿刺和硬膜外穿刺的解剖层次

（四）注意事项

1. 严格掌握禁忌证，凡疑有颅内压增高、休克、衰竭或濒危状态以及局部皮肤有炎症者禁止穿刺。

2. 穿刺成功后，针芯应缓慢拔出，以防脑脊液迅速流出，造成脑疝。若颅内压升高，针芯不能完全拔出。

3. 穿刺时患者如出现呼吸、脉搏、面色异常等症状时应立即停止并进行相应处理。

4. 腔内给药时，应先放等量脑脊液。

四、结肠造口术及护理的解剖学基础

（一）操作目的

结肠造口的目的：使粪便改道。用于低位直肠癌根治性切除术、左半结肠以下的晚期癌症不能切除者进行永久性造口，或某些良性病变需远端肠道休息时进行暂时性造口。

结肠造口的护理目的：保持造口周围皮肤的清洁；帮助患者掌握造口的护理方法。

（二）解剖要点

结肠始于盲肠，终于直肠，围绕在空肠和回肠周围，分为升结肠、横结肠、降结肠和乙状结肠四部。升结肠在右髂窝内始于盲肠，沿腹后壁右侧上升至肝右叶下方，弯向左侧形成结肠右曲（或称结肠肝曲），移行为横结肠。横结肠自结肠右曲向左横行，在脾的下方转折向下形成结肠左曲（或称结肠脾曲），向下移行为降结肠。横结肠借横结肠系膜固定于腹后壁。降结肠自结肠左曲沿腹后壁左侧下降至左髂嵴处续于乙状结肠。乙状结肠呈"乙"字形弯曲进入骨盆，至第3骶椎水平续接直肠。乙状结肠被乙状结肠系膜固定于左髂窝和小骨盆后壁。乙状结肠是溃疡、憩室、肿瘤的好发部位。

直肠位于小骨盆腔内，长10～14cm，上端于第3骶椎水平接续乙状结肠，向下行于骶、尾骨前面，穿过盆膈，延续为肛管。

（三）操作方法

造口方法：

1. 在脐与剑突连线中点的右侧做一横切口，长约8cm，切断右腹直肌。

2. 进入腹腔后，取出拟外置的右侧横结肠，用止血钳在肠系膜无血管区戳一小口，将一根玻璃管通过此孔,在玻璃管两头接上橡皮管。

3. 在结肠壁上做一荷包缝合,于荷包缝合中央处切开肠壁,插入橡皮管到结肠近端减压。结扎荷包缝合线,固定好橡皮管,连接造口袋。

4. 如胀气不明显,也可暂不切开肠壁。待术后 2～3d 用电刀在肠段的结肠带上纵行切开 3～4cm,或做椭圆形切开,排除肠内容物。

5. 切口两端的腹膜稍缝数针,以免肠襻膨出,切口两端的皮肤和皮下组织,同样稍加缝合。造口部的周围用油纱布覆盖,外加干纱布垫包扎。

护理方法:由上向下撕离已用的造口袋,并观察内容物;温水清洁造口及周围皮肤,并观察情况;用造口量度表测量造口的大小和形状;绘线做记号;由记号修剪造口袋底盘,必要时涂防漏膏、保护膜;撕去粘贴面上的纸,按照造口位置由下向上将造口袋贴上,夹好便袋夹;向患者解释造口管理的重要性和必要性。

(四)注意事项

手术注意事项:

1. 腹壁切口缝合松紧要适当,过紧可能影响造口肠襻的血循环及引起排便不畅;过松可引起肠脱出。一般以缝合后结肠旁能伸入一示指为度。

2. 腹膜与结肠系膜缝合时,不要缝在结肠壁上,以免结肠收缩时撕裂肠壁形成结肠侧壁瘘,发生切口或腹腔感染。

3. 注意固定穿过结肠的玻璃棒,以防滑脱。支撑肠管的玻璃管在术后 2 周内拔除。不宜过早,以免外置肠段缩进腹腔。

护理注意事项:

1. 更换造口袋时应防止袋内容物污染伤口。

2. 撕离造口袋时注意保护皮肤。

3. 贴造口袋前一定要保证造口周围干燥。

4. 注意观察造口周围皮肤血运。

五、"T"形管引流及护理的解剖学基础

(一)操作目的

"T"形管引流用于:

1. 具有胆管内结石或狭窄、肿瘤、蛔虫等胆管梗死因素的梗阻性化脓性胆管炎。

2. 术前有梗阻性黄疸病史;术中发现明显肝外胆管扩张(直径>1.5cm),或扪及胆管内结石。

3. 胆管穿刺抽出脓性胆汁。

4. 术中胆管造影发现胆管内充盈缺损或狭窄等病变。

"T"形管引流的护理目的:防止发生胆道逆行感染;保证引流的有效性;观察胆汁的量、颜色和性质。

(二)解剖要点

肝左、右管在肝门处汇合成肝总管。肝右管起自肝门的后上方,较为短粗,长约 0.8～1cm。肝右管与肝总管之间的角度较大。肝左管横部位置较浅,横于肝门左半,长 2.5～4cm,与肝总管之间的角度较小。肝总管长约 3cm,直径 0.4～0.6cm。其上端由肝左、右管合成,下端与胆囊管汇合后称胆总管。肝总管前方有时有肝右动脉或胆囊动脉越过,在肝和胆道手术中,应予以注意。胆总管长 7～8cm,直径 0.6～0.8cm。其长度可因胆囊管与肝总管汇合部位的高低而有变化。其直径超过 1cm 时,应视为病理状态。

胆总管的十二指肠上段在肝十二指肠韧带内,自胆总管起始部至十二指肠上部上缘为止。此段沿肝十二指肠韧带右缘内走行。胆总管切开探查引流术即在此段进行。十二指肠后段位于十二指肠上部的后面,向下内方行于下腔静脉的前方,门静脉的右方。胰腺段弯向

下外方,此段上部多由胰头后方经过;下部多被一薄层胰腺组织所覆盖,位于胆总管沟中。胰头癌或慢性胰腺炎时,此段胆总管常受累而出现梗阻性黄疸。十二指肠壁段斜穿十二指肠降部中份的后内侧壁,与胰管汇合后略呈膨大,形成肝胰壶腹,又称 Vater 壶腹。壶腹周围及其附近有括约肌并向肠腔突出,使十二指肠黏膜隆起形成十二指肠大乳头。

肝胰壶腹借乳头小孔开口于十二指肠腔。此处的括约肌由三部分组成:①胆总管括约肌,为一环行肌,位于胆总管末端,是胆总管最强的肌纤维,它收缩可关闭胆总管下端。②胰管括约肌,位于胰管末端,常不完全,有时缺如。③肝胰壶腹括约肌,由十二指肠的环行肌纤维组成。

(三)操作方法

"T"形管引流手术方法:

1. 右上腹经腹直肌切口或右肋缘下斜切口。

2. 进入腹腔,明确小网膜孔(Winslow 孔)位置和状况。

3. 切开肝十二指肠韧带浆膜,见到胆总管后用 7~8 号针头穿刺抽出胆汁证实确系胆总管。

4. 在胆总管前壁预定切开处的两侧用小圆针细丝线各缝一针做牵引。用尖刀或小剪刀在两牵引线间纵行切开胆总管前壁,长 1.5~2cm。必要时可向两端延长切口,完善止血,用取石钳或匙取出结石。

5. 用钝头金属探子或 Baker 扩张器从小号开始探查左右肝管和肝外胆管。一般正常的胆总管下端和乳头能顺利通过直径 0.4~0.5cm 的探子或 14 号的导尿管。

6. 有条件者术中配合纤维胆管镜检查、取石,以减少残留结石,了解胆管病变。

7. 放置与胆管内腔相适应的"T"形引流管,如果胆总管有一定程度扩张,最好放置 22~24 号"T"形管。用无损伤小圆针可吸收的 2-0 或 3-0 细线严密缝合胆管切口。肝下放置腹腔引流管并和"T"形管另戳孔引流至腹外,用丝线缝于皮肤固定。

护理方法:

将固定于腹壁外的"T"形管连接引流袋;维持有效引流,引流管勿折叠、扭曲、受压;观察胆汁颜色、性质和量并记录。根据患者引流情况及时更换引流袋;铺垫巾于所换引流袋管口处的下方,用止血钳夹住近端,将新引流袋挂于床边,出口处拧紧;一手捏住引流管,一手捏住引流袋在接口处断开;消毒引流管口周围,将新引流袋连接牢固并固定。"T"形管一般放置两周,大便颜色正常,胆汁引流减少至每日 200ml,试夹管 1~2 天,患者无腹痛、发热、黄疸等不适,行"T"管造影无异常,再引流 1~2 天,排出造影剂,即可拔管。"T"形管拔出后,局部伤口用凡士林纱布堵塞,观察伤口渗出情况,注意有无胆瘘发生。

(四)注意事项

引流术注意事项:

1. 术中发生意外出血,可将示指通过小网膜孔与拇指对压控制出血,以准确看清出血点止血。不可盲目大块钳夹或缝扎。

2. 用探子探查胆管时要轻柔,切忌猛力,以免穿破胆管形成假道。

护理注意事项:

1. 严格执行无菌操作,保持引流管通畅。

2. 妥善固定引流管,防止过度牵拉,以防"T"形管脱落。

3. 保护引流口周围皮肤,防止胆汁浸渍引起破溃和感染。

(路兰红　郭书芹)

第四章 上、下肢

一、上、下肢浅静脉穿刺术的解剖学基础

（一）操作目的

浅静脉穿刺是临床最常用的治疗手段，用于采血、输血、补液、注射药物、导管置入等多种治疗项目。

（二）解剖要点

上肢与颈部、胸部相连，其界限是：上为锁骨上缘外侧1/3、肩峰；下为通过腋前、后襞在胸壁上的连线；前为三角肌胸大肌间沟；后为三角肌后缘上份。通常将上肢分为肩部、臂部、肘部、前臂部和手部，上肢可用于穿刺的浅静脉多位于肘前区和手背部，如手背静脉网、头静脉、贵要静脉、肘正中静脉。

肘前区的皮肤及浅筋膜结构特点：肘前区皮肤薄而柔软，浅筋膜疏松，有浅静脉和皮神经位于其内。走行于肱二头肌腱外侧的有头静脉和前臂外侧皮神经，走行于肱二头肌内侧的有贵要静脉和臂内侧皮神经。在两条浅静脉之间有静脉吻合支，其吻合形式有较大个体差异。主要有：①自头静脉向内上与贵要静脉吻合，称肘正中静脉（占47.6%）。②前臂正中静脉在肘前分为内、外两支，呈"Y"形分别与头静脉和贵要静脉吻合（占30.0%）。③头静脉和贵要静脉在肘部无静脉交通（5.8%）。④头静脉在肘前直入贵要静脉，臂部头静脉细小（13.5%）。⑤前臂头静脉主干斜过肘窝入贵要静脉，但有细支与臂部头静脉相连（3.1%）。肘部静脉穿刺要特别注意浅静脉的位置和走向。

手背的皮肤和浅筋膜结构特点：手背皮肤薄、软而富有弹性，使得手握紧或抓物时皮肤不过紧，伸展时皮肤也不过松。浅筋膜较少，含丰富的浅静脉，相互吻合成网，网的桡侧汇集为头静脉，尺侧汇集为贵要静脉（图2-8-53）。

下肢连于躯干，前方以腹股沟韧带与腹部分界，后方以髂嵴与腰、骶部分界。下肢可分为臀部、股部、膝部、小腿部、踝和足部。下肢的浅静脉有足背静脉、大隐静脉和小隐静脉等（图2-8-57）。

可用于穿刺的浅静脉主要有足背静脉和大隐静脉起始段，可根据患者的不同情况选择不同部位。

（三）操作方法

根据不同需要选择穿刺部位，依次经过皮肤、浅筋膜和血管壁进入血管。一般输液常选手背静脉，采血常选肘正中静脉。穿刺点上方约6cm处扎止血带使静脉充盈，绷紧皮肤使静脉固定，穿刺针斜面向上，方向与血液回流方向一致，在静脉表面与皮肤呈20°~30°进针，刺入静脉见回血后再进针少许，固定针头。

（四）注意事项

1. 穿刺部位应尽量避开关节，以利针头固定和患者活动。

2. 上肢静脉瓣较多，扎止血带后在静脉上形成结节状隆起，穿刺时应避开。

3. 静脉管壁薄，缺乏平滑肌和弹性纤维，易被压扁，进针时不可用力过猛，以免穿透。

4. 需长期输液者应注意从远端小静脉开始穿刺,逐次向近端靠近,且数条血管交替使用。

二、经外周插管的中心静脉置管(PICC)的解剖学基础

(一)操作目的

1. 为患者提供中、长期的静脉输液治疗。

2. 静脉输入高渗性、有刺激性的药物,如化疗、胃肠外营养等。

(二)解剖要点

见上、下肢浅静脉穿刺术解剖要点。

(三)操作方法

贵要静脉为最佳穿刺血管。测量导管尖端所在位置,测量时手臂外展90°。上腔静脉测量:从预穿刺点沿静脉走向量至右胸锁关节再向下至第3肋间;锁骨下静脉测量:从预穿刺点沿静脉走向量至右胸骨切迹,再减去2cm;穿刺点消毒,预冲导管,扎止血带,穿刺进针角度15°~30°,直刺血管,回血后立即放低穿刺角度,推入导入针,送套管。从导引套管内取出穿刺针:置入PICC导管,退出导引套管,撤出导引钢丝,确认回血和封管;清理穿刺点,固定导管,覆盖纱布,X线拍片确定导管尖端位置。

(四)注意事项

1. 穿刺前应当了解静脉状况,避免在疤痕和静脉瓣处穿刺。

2. 避免穿刺过深而损伤神经,避免穿刺进入动脉,避免损伤静脉内、外膜。

3. 将导管送入静脉时用力要均匀缓慢。

三、皮内注射的解剖学基础

(一)操作目的

1. 用于各种药物过敏试验、预防接种。

2. 局部麻醉的先驱步骤。

(二)解剖要点

皮肤依其形态、组织结构和发生起源,由表皮和真皮组成。表皮是位于皮肤表层的上皮细胞,起源于外胚层;真皮位于表层的深面,是一层致密结缔组织,此层与其深面的皮下组织来源于中胚层。

表皮是皮肤最外一层,由角化的复层扁平上皮组成,在手掌、足底处最厚。最厚的表皮在显微镜下可分为四层,由浅及深为角质层、透明层、颗粒层和生发层。透明层与颗粒层是表皮细胞在角化过程中的过渡形态,前者属角质层,后者属生发层。透明层和颗粒层在全身很多部位的皮肤中不明显。

表皮内一般无血管分布,但含有丰富的神经末梢,对疼痛刺激敏感。表皮的营养和物质代谢依靠真皮浅层毛细血管网的弥散作用。表皮内有色素细胞,其细胞数量的多少,是决定肤色的主要因素。

真皮在表皮深面,由排列致密而不规则的结缔组织构成。真皮的厚度随身体部位不同而异,平均厚约0.5~2.0mm。真皮主要成分是纤维,包括胶原纤维、弹性纤维、网状纤维。所以皮肤具有较大的弹性和很强的韧性。真皮可分为乳头层和网状层,二者纤维交错,无截然的界限。乳头层在表皮下面,乳头凸向生发层,与表皮紧密相连,乳头层内有丰富的血管和神经末梢。表皮与真皮之间的接触结构复杂,两者以凸凹或峰沟彼此相嵌合而牢固地相结合。

（三）操作方法

用1ml注射器及针头,抽取药液,排尽空气;选前臂掌侧(或三角肌下缘部位),用70%酒精棉签消毒皮肤待干,左手绷紧皮肤,右手持注射器,使针头斜面向上,与皮肤呈5°刺入皮内(图4-4-1A),待针头斜面进入皮内后,放平注射器,注入药液0.1ml,使局部形成一圆形隆起的皮丘,皮肤变白,毛孔变大。

注射完毕,迅速拔出针头,切勿按揉,清理用物,按时观察反应,如需作对照试验,用另一注射器和针头,在另一前臂的相同部位,注入等渗盐水0.1ml,20分钟后,对照观察反应。

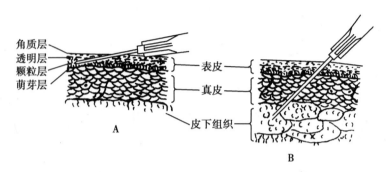

角质层　透明层　颗粒层　萌芽层　表皮　真皮　皮下组织　A　B

图4-4-1　皮内注射(A)与皮下注射(B)

（四）注意事项

皮肤消毒忌用碘酊,进针勿过深,药量要准确,拔针不按压,以免影响结果的观察。

四、皮下注射的解剖学基础

（一）操作目的

通过皮下注射给予药物,多用于局部麻醉和胰岛素治疗或术前供药、预防接种。

（二）解剖要点

皮肤深面为皮下组织,即浅筋膜,主要是由大量的脂肪组织和疏松结缔组织构成。皮肤的真皮层向皮下组织内伸出许多胶原纤维束,使皮肤与皮下组织牢固结合。皮下组织内的结缔组织是疏松组织,其厚度因部位不同而异。皮下组织内含有皮下血管、神经、毛囊及皮脂腺等。皮下组织中还含有脂肪组织,在腹部、臀部脂肪组织较厚,而在眼睑等处则较少,在头部、背部、手掌和足底等处皮下组织中纤维排列成束,在真皮中与深筋膜之间形成强韧的结缔组织索,限制皮肤的过度移动。

皮下注射是将药物注入皮下组织内。因皮下组织较疏松,药物弥散快,吸收较快。皮下注射目前临床多在预防接种中使用。

（三）操作方法

将用物备齐携至床边,核对,向病人解释,以取得合作。选择注射部位,多选择在臂外侧三角肌附着部、大腿外侧,因其易暴露、固定,儿童不惧怕。用2%碘酊和70%酒精进行皮肤消毒,待干。将药液吸入注射器,排尽空气,左手绷紧皮肤,右手持注射器,食指固定针栓,针头斜面向上和皮肤呈30°~40°(图4-4-1B),过瘦者可捏起注射部位,迅速刺入针头的2/3,放开左手固定针栓,抽吸无回血,即可推注药液。注射完毕,用消毒棉签轻按针刺处,快速拔针,清理用物。

（四）注意事项

1. 穿刺部位应避开炎性肿块、疤痕等部位进行。

2. 针头刺入角度不宜大于45°,以免刺入肌层;针刺入皮下后,也应避免穿入或刺破皮下血管。

笔记

3. 尽量避免应用对皮肤有刺激作用的药物作皮下注射。

4. 经常注射者,应更换部位,轮流注射。

5. 注射少于1ml的药液,必须用1ml注射器,以保证注入药液剂量准确。

五、肌内注射的解剖学基础

(一)操作目的

1. 需达到药效但不能或不宜经口服给药时采用。

2. 注射刺激性较强或者药量较大的药物。

3. 不能或者不宜作静脉注射,要求比皮下注射更迅速发生疗效者。

(二)解剖要点

肌肉内含有丰富的毛细血管,药物注入后能迅速吸收入血而发挥疗效。临床常选用有一定厚度、无大血管神经干且表浅易暴露的肌肉进行肌内注射。

注射部位以臀大肌最为常用,也可选臀中肌、臀小肌、股外侧肌及上臂三角肌等处。臀大肌注射定位:应避开梨状肌上、下孔血管神经的穿出部位,故选择臀部的外上区域较为安全。一般可采用两种定位方法:①十字法。从臀裂顶点向外画一水平线,再从髂嵴最高点向下划一垂线,呈“十”字将臀部分为四个象限,其外上象限为注射区。②连线法。自髂前上棘至骶尾结合处连线的外1/3区域(图4-4-2)。

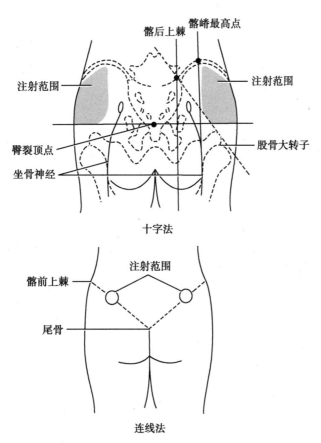

图 4-4-2　臀大肌注射区

臀中、小肌注射定位:选择髂前上棘后区较为安全,亦有两种方法:①以示指尖和中指尖分别置于髂前上棘和髂嵴下缘处,在髂嵴、示指和中指之间构成的三角形区域为注射区。②以髂前上棘为准定位,其后外侧三横指处为注射区(图4-4-3)。针头垂直于皮肤,快速进

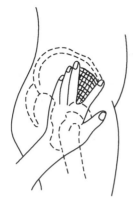

图 4-4-3 臀中、小肌注射定位法

针。臀大肌注射约刺入 2.5~3cm,臀中、小肌注射深度略浅。依次经过皮肤、浅筋膜、臀肌筋膜至臀大肌(或臀中、小肌)。

三角肌虽然宽阔,但厚度有限,邻近肩关节,且前后部深面有大血管、神经走行,故只用于不宜作臀肌注射、股外侧注射的病人,且限于小剂量、少次数的肌内注射。一般从三角肌的纵、横方向三等分处分别作水平线和垂直线将全肌分为九个区,以 A、B、C 表示上、中、下三部分,以 1、2、3 表示前、中、后三部分。三角肌 A_2 区、B_2 区肌肉较厚,平均为 1.4cm,没有大血管及神经通过,是注射的安全区,进针深度为 2.5~3.0cm;A_1 区、B_1 区、A_3 区肌层稍薄,有腋神经的分支分布,但分支较细,为注射的相对安全区。B_3、C_3 区有腋神经和桡神经通过,是注射的危险区,禁止注射;C_1、C_2 区肌肉菲薄,不宜注射。穿经层次:依次经过皮肤、浅筋膜、深筋膜至三角肌。

(三)操作步骤

准备好注射器,抽吸药液(同皮内注射法)。从安瓿内吸药液法:将安瓿尖端药液弹至体部,用砂轮在安瓿颈部划一痕,用0.5%碘伏棉签消毒颈部,折断安瓿,用注射器将针头斜面向下放入安瓿内的液面下,左手食、中指夹持住安瓿,拇、无名和小指握住针筒,右手拇、食和中指持活塞,吸净药液。

皮肤常规消毒,左手将三角肌绷紧,右手持注射器(以执毛笔式),与皮肤呈90°角,快速刺入针头长度的2/3,固定针管,放松皮肤,回抽无血,注入药物后快速拔出针头,用消毒干棉球稍加按压针眼部位。观察反应。清理用物,归还原处。

(四)注意事项

1. 臀部注射部位要选择适当,应选无炎症、硬结或压痛处,偏内侧易伤及神经、血管;偏外侧易刺到髂骨或断针。

2. 切勿将针头全部刺入,以防针头从根部焊接处折断。

3. 需长期肌注患者,注射部位应交替更换,并用细长针头,以避免或减少硬结的发生。

4. 三角肌不发达者不宜作肌内注射,以免刺至骨面,造成折针,必要时可提捏起三角肌斜刺进针。

5. 三角肌注射时,针尖勿向前内斜刺,以免伤及腋窝内的血管及臂丛神经;针头切勿向后下偏斜,以免损伤桡神经。

六、股静脉穿刺术的解剖学基础

(一)操作目的

股静脉穿刺术适用于外周静脉穿刺困难但需采血或静脉输液者,最常用于婴幼儿急救时作加压输液、输血或采集血标本等。

(二)解剖要点

股三角位于股前上部,其上界为腹股沟韧带,内侧界为长收肌的内侧缘,外侧界为缝匠肌内侧缘。股三角前壁为阔筋膜,后壁凹陷,由髂腰肌、耻骨肌及长收肌构成。腹股沟韧带中、内 1/3 交点处的下方,阔筋膜形成一卵圆形的凹陷,称隐静脉裂孔,其表面覆盖一层疏松的筛筋膜。

股三角内的结构,由外向内依次为股神经、股动脉、股静脉和股管。后三者由腹横筋膜和耻骨肌筋膜形成的股鞘所包绕。大隐静脉穿过筛筋膜注入股静脉,隐股结合点的体表投影在以髂前上棘与耻骨结节连线的中、内 1/3 交点下方 4cm 为中心,半径为 1.0cm 的圆圈内,男性比女性低。股静脉穿刺点在腹股沟韧带的中、内 1/3 交点下方 1.5 ~ 2.5cm 处,股动脉搏动处的内侧 0.5 ~ 1.0cm 处(图 4-4-4)。

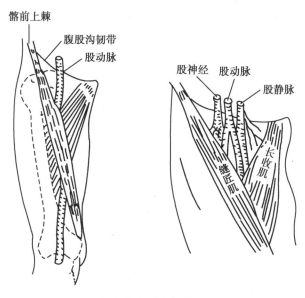

图 4-4-4　股动、静脉

(三) 操作方法

患者仰卧位,将拟穿刺侧大腿伸直稍外展,于腹股沟韧带中点下方 1 ~ 2cm 处,可触及动脉搏动,搏动最明显处内侧 0.5cm 处为穿刺部位。常规消毒穿刺部位后,术者消毒左手示指,确定股动脉搏动部位,右手持针在搏动内侧穿刺。

穿刺方法有 2 种。①直刺法:腹股沟处股动脉搏动内侧与皮肤呈垂直方向刺入。②斜刺法:距腹股沟下方 1 ~ 3cm 处,与腿轴平行方向,同皮肤呈 30° ~ 45° 斜刺进针。见暗红色静脉血回流后即穿刺成功,术后拔针压迫止血 5 ~ 10min。

(四) 注意事项

1. 注意刺入方向和深度,避免穿透股静脉。

2. 股静脉穿刺时穿刺点不可过低,以免穿透大隐静脉根部。

七、股动脉穿刺术的解剖学基础

(一) 操作目的

1. 需采集动脉血液标本或某些特殊检查。

2. 急救时需加压输血输液。

3. 用于区域性化疗。

(二) 解剖要点

见股静脉穿刺解剖要点。

股动脉穿刺在腹股沟韧带中点下方 2 ~ 4cm 处,该处动脉搏动最明显。

(三) 操作方法

患者仰卧位,穿刺侧髋关节微屈并外展外旋。用 7 号针头于腹股沟韧带中点向下 2 ~ 4cm,于动脉搏动最明显处,向心方向并与皮肤呈 45 °角,穿过皮肤、浅筋膜、阔筋膜、股鞘及股动脉前壁刺入股动脉腔内,其深度约 2cm。

（四）注意事项

1. 注意刺入方向和深度,避免穿透动脉后壁。

2. 常规的股动脉穿刺成功率只占 80% 左右,由于穿刺成功率低,反复多次穿刺对血管损伤大,易于形成血栓,对下肢血流和温度有一定的影响,有时还会产生淤斑、血肿等并发症。因此,需要准确无误的确定股动脉穿刺点,重视监测过程的管理,以提高股动脉穿刺成功率。

（路兰红　范真）

第五章 会 阴 部

一、导尿术的解剖学基础

(一) 操作目的

在无菌操作条件下,将导尿管经尿道插入膀胱导出尿液,用于泌尿系统疾病的辅助诊断或注入药物治疗膀胱疾病,也用于排尿困难的尿潴留患者排尿或留置尿管。

(二) 解剖要点

1. 男性尿道长 16~22cm,管径平均 5~7mm,分三部(前列腺部、膜部和海绵体部)、三处狭窄(尿道内口、膜部和尿道外口)、三处膨大(前列腺部、球部和舟状窝)及两个弯曲(耻骨下弯和耻骨前弯)。

(1) 分部:尿道海绵体部(临床称前尿道,分阴茎部和球部)长 12~16cm;膜部长 1~1.2cm;前列腺部长 2.5~3.0cm。膜部和前列腺部统称后尿道。

(2) 狭窄:尿道外口是尿道最狭窄处,呈前后纵向裂隙,长约 6mm,可扩张通过外径 10mm 的导管;膜部是穿行尿生殖膈的部分,被尿道括约肌环绕,肌痉挛时可使膜部更为狭窄;尿道内口有由平滑肌构成的尿道内括约肌环绕。

(3) 膨大:前列腺部管径最粗。膀胱结石在排出途中易在膨大处滞留,既可成为尿潴留的原因,又是导尿管通过的障碍。

(4) 弯曲:耻骨下弯约呈直角,凹向前上,包括前列腺部、膜部和海绵体部的起始部,此弯曲恒定无变化,导尿管插入时应顺其弯曲轻柔进入,防止损伤尿道;耻骨前弯凹向后下,提起阴茎可使弯曲变直。

(5) 尿道异常:男性尿道常见先天性结构异常,如前列腺部黏膜折叠形成瓣膜、尿道上裂或下裂、尿道狭窄等,可造成插管困难。

2. 女性尿道的特点　女性尿道起于膀胱的尿道内口,向下穿尿生殖膈,开口于阴道前庭中阴道口的前方。

(1) 长度及管径:女性尿道较短而宽,无弯曲。长约 3~5cm,直径 6mm~8mm,易于扩张,扩张后直径可达 10~13mm。

(2) 尿道外口:未婚女子的两侧大阴唇自然合拢,尿道外口隐于小阴唇之间,故插管时应分开大、小阴唇以显露阴道前庭,确认尿道外口。尿道外口位于阴蒂和阴道口之间,距阴蒂 2~2.5cm,距阴道口 1cm。

(3) 括约肌:尿道内口由环形平滑肌增厚形成的尿道内括约肌环绕;穿尿生殖膈处有尿道阴道括约肌同时对尿道和阴道起紧缩作用,若患者过于紧张,括约肌痉挛,可造成插管困难。

(4) 尿道异常:多因先天畸形、外伤、尿道炎、肿瘤等所致,给插管造成困难。

(三) 操作方法

患者仰卧位,两腿分开,男性患者需上提阴茎使耻骨前弯消失变直,将包皮后推以显露尿道外口,插入约 20~22cm,有尿液流出后再继续插入 2cm;女性患者要分开大、小阴唇,仔

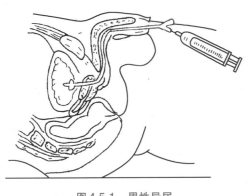

图 4-5-1　男性导尿

细辨认尿道外口,插入约 4～6cm,有尿液流出后再插入 1cm(图 4-5-1)。

（四）注意事项

1. 手法要轻柔,以免损伤尿道黏膜。

2. 男性尿道在尿道球部向后凹陷,导尿管进入狭窄的膜部较为困难,可轻轻转动导尿管。

3. 因刺激造成括约肌痉挛导致插管困难时,切勿强行插入,应稍事休息,使患者放松后再缓慢插入。

4. 导尿管误入阴道后,一定要更换导管再插,以免污染尿道。

二、灌肠术的解剖学基础

（一）操作目的

解除便秘、促使排便、减轻腹胀及清洁肠道。

（二）解剖要点

大肠在右髂窝内起自回肠,下端终于肛门,全长 1.5m,包括盲肠、阑尾、结肠、直肠和肛管五部分。成人肛管长 3～4cm,儿童长约 2～3cm,新生儿长约 1.5cm;直肠在穿盆膈处续肛管,向上在第 3 骶椎处续乙状结肠,全长 12cm,新生儿直肠长度约为成人的一半;乙状结肠、降结肠、横结肠和升结肠分别长 40～45cm、25～30cm、40～50cm、12～20cm;盲肠长 6～8cm。根据不同的诊疗目的,导管插入的深度不同,一般多插入直肠或乙状结肠。

直肠的行程并不直,在矢状面上有直肠骶曲和会阴曲,在冠状面有三个侧弯,自上而下呈右-左-右形式。直肠黏膜上有 2～3 个半月形直肠横襞,其中上直肠横襞距肛门约 11cm,偶见呈环形,此处肠腔有不同程度狭窄;中直肠横襞最大,位置较恒定,位于直肠右前壁,距肛门约 7cm,是直肠镜观察、判断肿瘤位置的标志。

直肠与乙状结肠移行处是大肠最狭窄部位,又是肿瘤、息肉及溃疡的好发部位,故在灌肠时插管进入 15～20cm 时应予注意。

（三）操作方法

患者左侧卧位,双膝屈曲,露出臀部,将橡皮布及治疗巾垫于臀下。如肛门括约肌失去控制能力者,可取仰卧位,臀下置放便盆。润滑肛管前端,放出少量液体以驱出管内气体,并以腕部试温是否适当,随即夹闭肛管。操作者左手分开患者两臀,露出肛门,嘱患者张口呼吸,右手将肛管轻轻旋转插入肛门 7～10cm。如插入时有抵抗感,可将肛管稍退出,再行插入,插妥后一手固定肛管,另一手抬高灌肠筒或将筒挂于输液架上,液面距床缘 40～60cm,松开止血钳,使液体徐徐灌入肠内。观察筒内液体灌入情况,如灌入受阻,可稍摇动肛管,同时检查有无粪块堵塞。液体将流完时,夹紧橡胶管,用手纸裹住肛管轻轻拔出放入弯盘中,让患者平卧,嘱保留 5～10min 后排便。不能下床者应给予便盆、手纸。便毕,取走便盆,整理床铺,开窗通风,帮助患者洗手。观察大便情况,必要时留取标本送验。记录结果于当天体温单的相应栏内。洗净灌肠用物,并消毒备用。

（四）注意事项

1. 插肛管时动作要轻柔,对有肛门疾病患者更应小心,以免造成损伤。

2. 对某些颅脑疾病、心脏病患者及老年人、小儿、妊娠初期及晚期的孕妇,灌肠时应慎重,压力要低,速度要慢,并注意病情变化,以免发生意外。

3. 肝昏迷患者禁用肥皂水灌肠;伤寒患者灌肠液面不得高于肛门30cm,液量不得超过

笔记

500ml,并选用等渗盐水;急腹症,消化道出血患者不宜灌肠。

三、耻骨上膀胱穿刺术的解剖学基础

(一) 操作目的

膀胱穿刺常用于急性尿潴留导尿失败后,穿刺放尿缓解症状或膀胱造影等。

(二) 解剖要点

成人膀胱空虚时,低于耻骨联合平面以下,当膀胱充盈时,膀胱尖高出耻骨联合平面以上,覆盖于膀胱上方的腹膜也随之上移,最高可达脐平面,膀胱前下壁直接与腹前壁接触,这时在膀胱穿刺点行膀胱穿刺不会损伤腹膜。3 岁以下儿童,在膀胱空虚时也高出耻骨联合上缘。

成人膀胱容量约为 200~500ml,最大容量为 800ml。新生儿膀胱的容量是成人的 1/10;老年人由于膀胱的张力降低,容量增大。女性膀胱容量比男性稍小。膀胱穿刺时,针尖经皮肤、浅筋膜、腹白线、耻骨后间隙(与腹膜下筋膜相续)、膀胱前壁进入膀胱腔。

(三) 操作方法

穿刺部位在耻骨联合中点上 1~2cm 处。常规消毒穿刺部位皮肤,行局部麻醉;穿刺针栓部接无菌橡皮管,并用止血钳夹紧橡皮管,左手拇、食指固定穿刺部位,右手持穿刺针垂直刺入膀胱腔,见尿后再进针 1~2cm,然后在橡皮管末端套上 50ml 注射器,松开止血钳,开始抽吸,满 50ml 后夹管,将尿液注入量杯,如此反复操作。膀胱过度膨胀者,每次抽出尿液不得超过 1000ml,以免膀胱内压降低,而导致出血或休克的发生。必要时留标本送验。抽毕,用络合碘消毒穿刺点,盖以纱布,胶布固定,帮助病人卧床休息。整理床单位,清理用物,记录尿量及性质。

(四) 注意事项

1. 过分膨胀的膀胱,宜分次放尿,抽吸尿液宜缓慢,以免膀胱内压骤降引起膀胱出血或诱发休克。

2. 穿刺方向应向下向后穿刺,可避免刺伤腹腔其他脏器。

3. 外伤性膀胱损伤或出血性膀胱炎,膀胱内充满凝血块严重妨碍尿液引流时,应放弃穿刺而改耻骨上膀胱造口术。

四、会阴冲洗术的解剖学基础

(一) 操作目的

保持会阴及肛门部清洁,促使患者舒适和会阴伤口愈合,防止泌尿生殖系统逆行性感染。

(二) 解剖要点

会阴有狭义和广义之分。狭义会阴是指外生殖器与肛门之间的狭窄区域,分娩时容易撕裂,应注意保护。广义会阴是盆膈以下封闭骨盆下口的所有软组织的总称,是一个呈菱形的区域,其境界与骨盆下口一致,其前方为耻骨联合下缘,后方为尾骨尖,两侧界为耻骨下支、坐骨支、坐骨结节和骶结节韧带。以两侧坐骨结节的连线为界,可将会阴分为前、后两个三角,前方为尿生殖三角,男性有尿道通过,女性有尿道和阴道通过;后方为肛门三角,有肛管通过。

会阴的结构,除男、女性生殖器外,主要是肌和筋膜。在尿生殖区后界的中点附近为腱性结构,称会阴中心腱或会阴体,多条会阴肌附着于此,有加固盆底的作用。

(三) 操作方法

嘱患者排空膀胱,取屈膝仰卧位暴露外阴,臀下垫棉垫、治疗巾,注意保暖、遮挡;将卧式

便盆置于臀下,用止血钳夹住0.02%络合碘棉球或洁尔阴洗液棉球擦洗外阴,自内向外,按从上向下的顺序依次擦洗会阴各部,每个棉球只能用一次,直至把会阴部的分泌物擦干净,再用干棉球擦干,最后擦洗肛门。擦洗完毕,移去便盆,更换消毒卫生垫,整理床单位。

(四) 注意事项

1. 擦洗时注意观察会阴部伤口情况,发现异常及时记录并向医师报告。
2. 冲洗时注意用无菌纱球遮挡阴道口。

(范真　尹桂梅)

中英文名词对照索引

B

白髓	white pulp	158
白细胞	white blood cell, WBC	30
白质	white matter	228
包蜕膜	decidua capsularis	287
背侧	dorsal	5
背侧丘脑	dorsal thalamus	239
背阔肌	latissimus dorsi	74
被覆上皮	covering epithelium	16
鼻	nose	114
鼻骨	nasal bone	54
鼻旁窦	paranasal sinuses	57,115
鼻前庭	nasal cavit	114
鼻腔	nasal cavity	114
闭孔	obturator foramen	65
闭孔神经	obturator nerve	260
壁蜕膜	decidua parietalis	287
臂丛	brachial plexus	256
边缘区	marginal zone	158
边缘系统	limbic system	247
扁骨	flat bone	45
变移上皮	transitional epithelium	18
表皮	epidermis	224
髌骨	patella	66
玻璃体	vitreous body	215
薄束	fasciculus gracilis	230
薄束核	gracile nucleus	236
薄束结节	gracile tubercle	233
不规则骨	irregular bone	45

C

侧脑室	lateral ventricle	247
侧中胚层	lateral mesoderm	291
长骨	long bone	44
肠绒毛	intestinal villus	101
肠系膜上动脉	superiormesenteric artery	188
肠系膜上静脉	superior mesenteric vein	202
肠系膜下动脉	inferior mesenteric artery	188
肠系膜下静脉	inferior mesenteric vein	202
成骨细胞	osteoblast	28
成熟卵泡	mature follicle	145

成纤维细胞	fibroblast	22
尺侧	ulnaral	5
尺动脉	ulnar artery	185
尺骨	ulna	60
尺神经	ulnar nerve	257
齿状线	dentate line	104
耻骨	pubis	65
耻骨联合	pubic symphysis	68
垂体	hypophysis	165
垂直轴	vertical axis	5
丛密绒毛膜	villous chorion	292

D

大肠	large intestine	102
大脑	cerebrum	241
大脑动脉环	cerebral arterial circle	253
大脑后动脉	posterior cerebral artery	253
大脑脚	cerebral peduncle	233
大脑镰	cerebral falx	248
大脑前动脉	anterior cerebral artery	250
大脑中动脉	middle cerebral artery	250
大隐静脉	great saphenous vein	200
单层扁平上皮	simple squamous epithelium	17
单层立方上皮	simple cuboidal epithelium	17
单层柱状上皮	simple columnar epithelium	17
单核吞噬细胞系统	mononuclear phagocytic system	154
单核细胞	monocyte	31
胆囊	gallbladder	107
胆囊静脉	cystic vein	202
岛叶	insula	241
骶丛	sacral plexus	260
骶骨	sacrum	48
骶管裂孔	sacral hiatus	48
骶棘韧带	sacrospinous ligament	68
骶结节韧带	sacrotuberous ligament	68
骶髂关节	sacroiliac joint	67
第四脑室	fourth ventricle	239
电子显微镜	electron microscopy, EM	2
蝶骨	sphenoid bone	54
顶骨	parietal bone	54
顶叶	parietal lobe	241
动脉	artery	168
动脉导管	ductus arteriosus	295
动脉韧带	arterial ligament	181
动脉周围淋巴鞘	periarterial lymphatic sheath	158
动眼神经	oculomotor nerve	263
豆状核	lentiform nuclei	245
窦房结	sinuatrial node	179

端脑	telencephalon	241
短骨	short bone	44
多胎	multiplets	298

E

额骨	frontal bone	54
额叶	frontal lobe	241
腭骨	palatine bone	54
耳	ear	218
耳郭	auricle	218
耳蜗	cochlea	222
二尖瓣	mitral valve	176

F

反射	reflex	227
房室交点	crux	174
房室结	atroventricular node	179
房室束	atroventricular bundle	179
房水	aqueous humor	213
放射自显影术	autoradiography	2
肥大细胞	mast cell	22
腓侧	fibular	5
腓骨	fibula	66
腓浅神经	superficial peroneal nerve	261
腓深神经	deepperonealnerve	261
腓总神经	commonperonealnerve	261
肺	lung	119
肺底	basis pulmonis	119
肺动脉干	pulmonary trunk	180
肺尖	apex pulmonis	119
肺静脉	pulmonary veins	181
肺门	hilum pulmonis	120
肺泡	pulmonary alveolus	121
肺泡隔	alveolar septum	122
肺泡管	alveolar duct	121
肺泡囊	alveolar sac	121
肺小叶	pulmonary lobule	121
肺循环	pulmonary circulation	170
缝匠肌	sartorius	83
缝隙连接	gap junction	21
跗骨	tarsal bones	67
附睾	epididymis	140
附脐静脉	paraumbilical vein	202
复层扁平上皮	stratified squamous epithelium	18
副交感神经	parasympathetic nerve	273
副神经	accessorynerve	269
腹侧	ventral	5
腹股沟管	inguinal canal	78

腹股沟韧带	inguinal liganent	77
腹横肌	transversus abdominis	77
腹膜	peritoneum	109
腹内斜肌	obliquus internus abdominis	77
腹腔干	celiac trunk	188
腹外斜肌	obliquus externus abdominis	77
腹直肌	rectus abdominis	76
腹直肌鞘	sheath of rectus abdominis	78
腹主动脉	abdominal aorta	188

G

肝	liver	104
肝静脉	hepatic vein	202
肝门静脉	hepatic portal vein	201
肝小叶	hepatic lobule	105
肝总动脉	common hepatic artery	188
感觉器	sensory organs	211
感受器	receptor	211
橄榄	olive	232
高尔基复合体	Golgi complex	10
睾丸	testis	138
睾丸间质	testicular interstitial	139
睾丸静脉	testicular vein	202
膈	diaphragm	76
膈神经	phrenic nerve	256
肱尺关节	humeroulnar joint	62
肱动脉	brachial artery	185
肱二头肌	biceps brachii	79
肱骨	humerus	59
肱骨头	head of humerus	59
肱桡关节	humeroradial joint	62
肱三头肌	triceps brachii	80
巩膜	sclera	212
古小脑	archicerebellum	237
股动脉	femoral artery	193
股二头肌	biceps femoris	83
股骨	femur	65
股骨颈	neck of femur	65
股骨头	femoral head	65
股神经	femoralnerve	259
股四头肌	quadriceps femoris	83
骨	bone	44
骨板	bone lamella	27
骨半规管	bony semicircular canals	222
骨单位	osteon	28
骨干	diaphysis	44
骨骼	skeleton	43
骨骼肌	skeletal muscle	33

骨连结	joint	46
骨迷路	bony labyrinth	221
骨密质	compact bone	28,46
骨膜	periosteum	45
骨盆	pelvis	68
骨松质	spongy bone	28,46
骨髓	bone marrow	46
骨髓腔	medullary cavity	44
骨细胞	osteocyte	28
骨质	sclerotin	46
骨组织	osseous tissue	27
骨祖细胞	osteoprogenitor cell	28
鼓膜	tympanic membrane	219
鼓室	tympanic cavity	219
鼓室神经	tympanicnerve	267
固有鼻腔	nasal cavity proper	114
固有结缔组织	connective tissue proper	21
关节	articulation	46
关节唇	articular labrum	47
关节囊	articular capsule	46
关节盘	articular disc	47
关节腔	articular cavity	47
关节突关节	zygapophysial joints	51
关节盂	glenoid cavity	59
冠状窦口	orifice of coronary sinus	175
冠状缝	coronal suture	55
冠状沟	coronary sulcus	174
冠状面	frontal plane	5
贵要静脉	basilic vein	198
腘动脉	popliteal artery	194

H

哈弗斯系统	Haversian system	28
海绵窦	cavernous sinus	248
合体滋养层	syncytiotrophoblast	287
核膜	nuclear membrane	11
核仁	nucleolus	12
核糖体	ribosome	9
黑质	substantia nigra	236
横窦	transverse sinus	248
横突	transverse process	47
红骨髓	red bone marrow	46
红核	red nucleus	236
红髓	red pulp	159
红细胞	red blood cell,RBC	30
虹膜	iris	212
喉	larynx	115
喉返神经	recurrentnerve	268

喉肌	laryngeal muscle	117
喉腔	laryngeal cavity	117
喉上神经	superiornerve	268
骺	epiphysis	44
后	posterior	5
后交通动脉	posterior conmmunicating artery	252
后丘脑	metathalamus	240
后室间沟	posterior interatrial groove	174
后囟	posterior fontanelle	58
后叶	posterior lobe	237
后纵韧带	posterior longitudinal ligament	51
呼吸系统	respiratory system	113
呼吸性细支气管	respiratory bronchiole	121
滑膜囊	synovial bursa	72
踝关节	ankle joint	70
环杓关节	cricoarytenoid joint	117
环骨板	circumferenitial lamella	28
环甲关节	cricothyroid joint	117
环转	circumduction	47
环状软骨	cricoid cartilage	116
寰枢关节	atlantoaxial joint	51
寰枕关节	atlantooccipital joint	51
寰椎	atlas	48
黄斑	macula lutea	212
黄骨髓	yellow bone marrow	46
黄韧带	ligamenta flava	51
黄体	corpus luteum	146
灰质	gray matter	228
回肠	ileum	101
回肠动脉	ilealarteries	188
回结肠动脉	ileocolic artery	188
会厌软骨	epiglottic cartilage	116
会阴	perineum	152
喙突	coracoid process	59

J

肌节	sarcomere	33
肌皮神经	musculocutaneous nerve	256
肌组织	muscle tissue	32
基本组织	fundamental tissue	16
基底动脉	basilar artery	253
基底沟	basilar sulcus	232
基底核	basal nuclei	244
基膜	basement membrane	21
基蜕膜	decidua basalis	287
基因突变	gene mutation	299
基质	ground substance	24
棘间韧带	interspinal ligament	51

棘上韧带	supraspinal ligament	51
棘突	spinous process	47
脊神经	spinal nerves	254
脊神经节	spinal ganglion	228
脊髓	spinal cord	228
脊髓丘脑束	spinothalamic tract	231
脊髓丘系	spinal lemniscus	237
脊髓圆锥	conus medullaris	228
脊髓蛛网膜	spinal arachnoid mater	248
脊索	notochord	289
脊柱	vertebral column	47
岬	promontory	48
甲状颈干	thyrocervial trunk	184
甲状旁腺	parathyroid gland	163
甲状软骨	thyroid cartilage	116
甲状舌骨膜	thyrohyoid membrane	117
甲状腺	thyroid gland	162
甲状腺上动脉	superior carotid artery	183
假复层纤毛柱状上皮	pseudostratified ciliated columnar epithelium	18
间充质	mesenchyme	291
间骨板	interstitial lamella	29
间介中胚层	intermediate mesoderm	291
间脑	diencephalon	239
间皮	mesothelium	17
肩峰	acromion	59
肩关节	shoulder joint	61
肩胛冈	spine of scapula	59
肩胛骨	scapula	58
肩锁关节	acromioclavicular joint	61
腱鞘	tendinous sheath	72
浆膜心包	serous pericardium	180
浆细胞	plasma cell	22
降主动脉	descending aorta	182
交感神经	sympathetic nerve	270
胶原纤维	collagenous fiber	24
角膜	cornea	212
脚间窝	interpeduncular fossa	233
结肠	colon	103
结缔组织	connective tissue	21
结间体	internode	40
结膜	conjunctiva	216
睫状体	ciliary body	212
解剖颈	anatomical neck	59
筋膜	fascia	72
紧密连接	tight junction	21
近侧	distal	5
近端小管	proximal tubule	133
近端小管曲部	近曲小管,proximal convoluted tubule	133

茎突	styloid process	60
晶状体	lens	214
精囊	seminal vesicle	141
精索	spermatic cord	141
精液	semen	141
精子	sperm	139
颈丛	cervical plexus	255
颈动脉窦	carotid sinus	183
颈动脉窦支	carotidsinusbranch	267
颈动脉小球	carotid glomus	183
颈内动脉	internal carotid artery	184
颈内静脉	internal jugular vein	196
颈膨大	cervicai enlargement	228
颈外动脉	external carotid artery	183
颈外静脉	external jugular vein	197
颈椎	cervical vertebrae	48
颈总动脉	common carotid artery	183
胫侧	tibial	5
胫骨	tibia	66
胫骨粗隆	tibial tuberosity	66
胫后动脉	posterior tibial artery	194
胫前动脉	anterior tibial artery	194
胫神经	tibial nerve	260
静脉	vein	169
静脉瓣	venousvalve	194
静脉导管	ductus venosus	295
静脉角	venous angle	196
旧小脑	paleocerebellum	237
局部解剖学	regional anatomy	1
巨噬细胞	macrophage	22
距小腿关节	talocrural joint	70

K

颏孔	mental foramen	55
空肠	jejunum	101
空肠动脉	jejunalarteries	188
口腔	oral cavity	93
髋骨	hip bone	64
髋关节	hip joint	68
髋臼	acetabulum	64

L

阑尾	vermiform appendix	103
郎飞结	Ranvier node	40
肋	rids	52
肋骨	costal bone	53
肋间内肌	intercostales interni	76
肋间神经	intercosta lnerve	259

肋间外肌	intercostales externi	76
肋下神经	subcostal nerve	259
泪骨	lacrimal bone	54
泪器	lacrimal apparatus	216
泪腺	lacrimal gland	216
类骨质	osteoid	28
犁骨	vomer	54
连合纤维	commissural fibers	246
连接复合体	junctional complex	21
联络纤维	association fIbers	245
联胎	conjoined twins	298
裂孔	slit pore	132
裂孔膜	slit membrane	132
淋巴干	lymphatic trunk	204
淋巴管	lymphatic vessel	204
淋巴管道	lymphatic vessel	202
淋巴结	lymphnodes	205
淋巴系统	lymphatic system	168,202
淋巴细胞	lymphocyte	31,153
淋巴小结	lymphoid nodule	154
淋巴组织	lymphoid tissue	154
颅	skull	53
滤过膜	filtration membrane	133
滤过屏障	filtrationbarrier	133
卵巢	ovary	144
卵黄囊	yolk sac	293
卵裂	cleavage	286
卵裂球	blastomere	286
卵泡	follicle	145
卵泡腔	follicular antrum	145
卵圆孔	foramen ovale	295
卵圆窝	fossa ovalis	175

M

脉管系统	anglology	168
脉络膜	choroid	212
盲肠	cecum	102
毛细淋巴管	lymphatic capillary	203
毛细血管	capillary	169
弥散淋巴组织	diffuse lymphoid tissue	154
迷路	labyrinth	221
迷走神经	vagusnerve	267
泌尿系统	urinary system	128
免疫系统	immune system	153
免疫组织化学术	immunohistochemistry	2
面动脉	facial artery	183
面静脉	facial vein	196
面神经	facialnerve	265

膜半规管	semicircular ducts	222
膜迷路	membranous labyrinth	222

N

脑	brain	231
脑干	brain stem	231
脑桥	pone	232
脑神经	cranialnerve	261
脑蛛网膜	cerebral arachnoid mater	249
内	internal	5
内侧	medial	5
内侧丘系	medial lemniscus	237
内耳	internal ear	221
内分泌系统	endocrine system	161
内分泌腺	endocrine gland	20
内踝	medial malleolus	66
内囊	internal capsule	246
内胚层	endoderm	289
内皮	endothelium	17
内收	adduction	47
内细胞群	inner cell mass	286
内脏	viscera	4
内脏神经	visceral nerve	269
内质网	endoplasmic reticulum	10
尼氏体	Nissl body	36
尿道	urethra	137
尿道内口	internal urethral orifice	135
尿道外口	external orifice urethra	137
尿囊	allantois	293
颞骨	temporal bone	54
颞浅动脉	superficial temporal artery	184
颞下颌关节	temporomandibular joint	58
颞叶	temporal lobe	241
女性尿道	female urethra	137

P

帕内特细胞	Paneth cell	102
排卵	ovulation	146
膀胱	urinary bladder	135
膀胱底	fundus vesicae	135
膀胱尖	apex vesicae	135
膀胱颈	cervix vesicae	135
膀胱三角	trigone of bladder	136
膀胱体	corpus vesicae	135
膀胱子宫陷凹	vesicouterine pouch	111
胚泡	blastocyst	286
胚泡腔	blastocoele	286
皮肤	skin	224

皮质	cortex	164,228
皮质核束	corticonuclear tract	237,279
皮质脊髓束	corticospinal tract	231,237,278
脾	spleen	158
脾动脉	splenic artery	188
脾静脉	splenic vein	202
脾索	splenic cord	159
脾小体	splenic corpuscle	158
脾血窦	splenic sinus	159
胼胝体	corpus callosum	241
平滑肌	smooth muscle	35
平滑绒毛膜	smooth chorion	292
屏状核	claustrum	245
破骨细胞	osteoclast	28

Q

奇静脉	azygos vein	198
脐带	umbilical cord	293
脐动脉	umbilical artery	295
脐静脉	umbilical vein	295
气管	trachea	118
气-血屏障	blood airbarrier	123
器官	organ	4
髂腹股沟神经	ilioinguinal nerve	259
髂腹下神经	iliohypogastric nerve	259
髂骨	ilium	64
髂后上棘	posterior superior iliac spine	64
髂嵴	iliac crest	64
髂结节	tubercle of iliac crest	65
髂内动脉	internal iliac artery	192
髂内静脉	internal iliac vein	200
髂前上棘	anterior superior iliac spine	64
髂外动脉	external iliac artery	192
髂外静脉	external inliac vein	200
髂总动脉	common iliac artery	191
髂总静脉	common iliac vein	200
前	anterior	5
前列腺	prostate gland	141
前室间沟	anterior interventricula rgroove	174
前室间支	anterior interventricular branch	179
前庭	vestibule	222
前庭神经	vestibular nerve	265
前庭蜗器	vestibulocochlear organ	218
前庭蜗神经	vestibulocoehlear nerve	265
前囟	anterior fontanelle	58
前叶	anterior lobe	237
前纵韧带	anterior longitudinal ligament	51
浅	superficlial	5

桥粒	desmosome	21
鞘膜腔	vaginal cavity	138
球囊	saccule	222
球旁复合体	juxtaglomerular compiex	134
球旁细胞	juxtaglomerular cell, JC	134
屈	flexion	47
躯体神经	somatic nerves	226
颧骨	zygomatic bone	54

R

染色体	chromosome	12
染色体畸变	chromosome aberration	299
染色质	chromatin	12
桡侧	radial	5
桡尺近侧关节	proximal radioulnar joint	62
桡动脉	radial artery	185
桡骨	radius	60
桡骨粗隆	radial tuberosity	60
桡骨头	head of radius	60
桡神经	radialnerve	257
桡腕关节	radiocarpal joint	63
人绒毛膜促性腺激素	human chorionic gonadotropin, HCG	295
人胎盘催乳素	human placental lactogen	295
人体胚胎学	human embryology	283
人字缝	lambdoid suture	55
韧带	ligaments	47
绒毛膜	chorion	292
绒球小结叶	flocculonodular lobe	237
溶酶体	lysosome	10
乳房	mamma	151
乳糜池	cisterna chyli	205
乳头肌	papillary muscle	177
乳突窦	mastoid antrum	221
乳突小房	mastoid cells	221
软骨	cartilage	26
软骨细胞	chondrocyte	26
软骨组织	cartilage tissue	26
软脊膜	spinal pia mater	248
软脑膜	cerebral pia mater	249
闰盘	intercalated disk	34

S

三叉丘系	trigeminal lemniscus	237
三尖瓣	tricuspidvalve	176
三角肌	deltoid	79
三角肌粗隆	deltoid tuberosity	59
桑葚胚	morula	286
扫描电镜术	scanning electron microscopy, SEM	2

筛骨	ethmoid bone	54
上	superior	5
上颌动脉	maxillary artery	184
上颌骨	maxilla	54
上颌神经	maxillary nerve	264
上胚层	epiblast	288
上皮组织	epithelia tissue	16
上腔静脉	superior vena cava	196
上腔静脉口	orifice of superior vena cava	175
上丘	superior colliculus	233
上矢状窦	surperior sagittal sinus	248
上运动神经元	upper motor neurons	278
杓状软骨	arytenoid cartilage	116
舌骨	hyoid bone	54
舌下神经	hypoglossalnerve	269
舌咽神经	glossopharyngeal nerve	266
射精管	ejaculatory duct	141
伸	extension	47
深	profundal	5
神经	nerve	228
神经	nerve	40
神经板	neural plate	289
神经垂体	neurohypophysis	166
神经管	neural tube	289
神经核	nucleus	228
神经-肌连接	neuro-muscular junction	41
神经嵴	neural crest	290
神经胶质细胞	neuroglial cell	36,38
神经节	ganglion	228
神经末梢	nerve ending	40
神经系统	nervous system	226
神经细胞	nerve cell	36
神经纤维	nerve fiber	40
神经元	neuron	36,227
神经原纤维	neurofibril	36
神经组织	nervous tissue	36
肾	kidney	129
肾大盏	major renal calices	130
肾单位	nephron	132
肾单位袢	nephron loop	133
肾蒂	renal pedicle	130
肾窦	renal sinus	130
肾筋膜	renal fascia	131
肾静脉	renal vein	202
肾门	renal hilum	130
肾皮质	renal cortex	130
肾乳头	renal papillae	130
肾上腺	suprarenal gland	164

肾髓质	renal medulla	130
肾小管	renal tubule	133
肾小囊	renal capsule	132
肾小体	renal corpuscle	132
肾小盏	minor renai calices	130
肾盂	renal pelvis	130
肾柱	renal coiumns	130
肾锥体	renal pyramids	130
升主动脉	ascending aorta	182
生长卵泡	growing follicle	145
生精小管	seminiferous tubule	139
生物膜	biological membrane	8
生殖股神经	genitofemoral nerve	259
十二指肠	duodenum	101
石蜡切片术	paraffin sectioning	2
食管	esophagus	98
矢状缝	sagittal suture	55
矢状面	sagittal plane	5
矢状轴	sagittal axis	5
视神经	optic nerve	262
视神经盘	optic disc	212
视网膜	retina	212
视网膜中央动脉	central artery of retina	217
嗜碱性	basophilic	2
嗜碱性粒细胞	basophilic granulocyte	31
嗜染质	chromophil substance	36
嗜酸性	acidophilic	2
嗜酸性粒细胞	eosinophilic granulocyte	30
受精	fertilization	284
受精卵	fertilized ovum	285
枢椎	axis	48
疏松结缔组织	loose connective tissue	22
输精管	deferent duct	140
输卵管	uterine tube	146
输尿管	ureter	134
输尿管间襞	interuretericfold	136
双胎	twins	297
水平面	horizontal plane	5
松果体	pineal body	167
苏木精-伊红染色法	hematoxylin-eosin staining	2
髓核	nucleus pulposus	50
髓袢	medullary loop	133
髓质	medulla	164,228
锁骨	clavicle	58
锁骨下动脉	subclavian artery	184

T

胎膜	fetal membrane	292

胎盘	placenta	294
胎盘隔	placental septum	294
胎盘膜	placental membrane	295
胎盘屏障	placental barrier	295
弹性软骨	elastic cartilage	26
弹性纤维	elastic fiber	24
弹性圆锥	conus eiasticus	117
体蒂	body stalk	288
体节	somite	291
体循环	systemic circulation	169
听小骨	auditory ossicles	219
头臂干	brachiocephalic trunk	183
头臂静脉	brachiocephalic vein	196
头侧	cranial	5
头静脉	cephalic vein	198
投射纤维	projection fibers	246
透明软骨	hyaline cartilage	26
透射电镜术	transmission electron microscopy，TEM	2
突触	synapse	38
蜕膜	decidua	287
臀大肌	gluteus maximus	83
臀肌粗隆	gluteal tuberrosity	66
臀上神经	superior gluteal nerve	260
臀下神经	inferior gluteal nerve	260
椭圆囊	utricle	222

W

外	external	5
外鼻	external nose	114
外侧	lateral	5
外耳道	external acoustic meatus	219
外分泌腺	exocrine gland	20
外踝	lateral malleolus	66
外科颈	surgical	59
外胚层	ectoderm	289
外展	abduction	47
腕骨	carpal bones	60
腕关节	wrist joint	63
网织红细胞	reticulocyte	30
网状结构	reticular formation	228
网状纤维	reticular fiber	24
网状组织	reticular tissue	25
微管	microtubule	11
微梁网格	microtrabecular lattice	11
微绒毛	microvillus	20
微丝	microfilament	11
微体	microbody	11
微循环	microcirculation	173

未分化的间充质细胞	undifferentiated mesenchymal cell	24
尾侧	caudul	5
尾骨	coccyx	50
尾状核	caudate nuclei	245
胃	stomach	99
胃右静脉	right gastric vein	202
胃左动脉	left gastric artery	188
胃左静脉	left gastric vein	202
纹状体	corpus striatum	245
蜗管	cochlear duct	223
蜗神经	cochlear nerve	266
无髓神经纤维	unmyelinated nerve fiber	40

X

膝关节	knee joint	68
系统	system	4
系统解剖学	systematic anatomy	1
细胞	cell	4
细胞核	nuclear	8
细胞膜	cell membrane	8
细胞培养术	cell culture	3
细胞质	cytoplasm	8
细胞周期	cell cycle	13
细胞滋养层	cytotrophoblast	287
细段	thin segment	133
下	inferior	5
下鼻甲	interior nasal concha	54
下颌骨	mandible	54
下颌角	angle of mandibular	54
下颌颈	neck of mandible	55
下颌神经	mandibular nerve	265
下颌体	body of mandibular	55
下颌头	head of mandible	55
下颌支	ramus of mandible	55
下胚层	hypoblast	288
下腔静脉口	orifice of inferior vena cava	175
下丘	inferior colliculus	234
下丘脑	hypothalamus	240
下矢状窦	inferior sagittal sinus	248
下运动神经元	lower motor neurons	278
先天性畸形	congenital malformation	299
纤毛	cilium	20
纤维环	anulus fibrosus	51
纤维囊	fibrous capsule	130
纤维软骨	fibrous cartilage	26
纤维束	fascichlus	228
纤维细胞	fibrocyte	22
纤维心包	fibrous pericardium	180

线粒体	mitochondria	9
腺	gland	20
腺垂体	adenohypophysis	166
腺上皮	glandular epithelium	20
消化系统	digestive system	90
小肠	small intestine	101
小脑	cerebellum	237
小脑半球	cerebellar hemisphere	237
小脑扁桃体	tonsil of cerebellum	237
小脑幕	tentorium of cerebellum	248
小脑蚓	vermis of cerebellum	237
小隐静脉	small saphenous vein	200
楔束	fasciculus cuneatus	230
楔束核	cuneate nucleus	236
楔束结节	cuneate tubercle	233
楔叶	cuneus	242
斜方肌	trapezius	74
心	heart	168
心包	pericardium	180
心包腔	pericardial cavity	180
心大静脉	great cardiac vein	179
心底	cardiac base	174
心肌	cardiac muscle	34
心肌膜	myocardium	178
心尖	cardiac apex	174
心内膜	endocardium	177
心外膜	epicardium	178
心小静脉	small cardiac vein	179
心血管系统	cardiovascular system	168
心中静脉	middle cardiac vein	179
新小脑	neocerebellum	237
杏仁体	amygdaloid body	245
胸大肌	pectoralis major	75
胸导管	thoracic duct	205
胸骨	sternum	52
胸骨角	sternal angle	52
胸廓	thorax cage	52
胸廓内动脉	interbral artery	184
胸膜	pleura	123
胸膜腔	cavitas pleuralis	123
胸膜隐窝	pleural recesses	124
胸腔	cavity thoracic	123
胸锁关节	sternoclavicular joint	61
胸锁乳突肌	sternocleidomastoid	74
胸小肌	pectoralis minor	75
胸腰筋膜	thoracolumbar fascia	75
胸主动脉	thoracic aorta	185
胸椎	thoracic vertebrae	48

嗅神经	olfactory nerve	262
旋后	supination	47
旋内	medial rotation	47
旋前	pronation	47
旋外	lateral rotation	47
旋支	circumflex branch	179
血管球	glomerulus	132
血红蛋白	hemoglobin	30
血浆	plasma	29
血-脑屏障	blood-brain barrier	39
血清	serum	30
血细胞	blood cell	30
血小板	blood platelet	31
血液	blood	29

Y

咽	pharynx	97
咽鼓管	auditory tube	220
延髓	medulla oblongata	231
眼动脉	ophthalmic artery	217
眼房	chambers of eyeball	213
眼副器	accessory organs of eye	215
眼球	eyeball	211
眼球外肌	extraocular muscles	216
眼神经	ophthalmic nerve	264
羊膜	amnion	293
腰丛	lumbar plexus	259
腰骶膨大	lumbosacral enlargement	228
腰椎	lumbar vertebrae	48
腋动脉	axillary artery	185
腋神经	axillary nerve	257
衣胞	afterbirth	292
胰	pancreas	108
胰岛	pancreasislet	109
乙状窦	sigmoid sinus	248
乙状结肠动脉	sigmoid arteries	188
翼点	pterion	55
阴部内动脉	internal pudendal artery	192
阴部神经	pudendal nerve	260
阴道	vagina	150
鹰嘴	olecranon	60
硬脊膜	spinal dura mater	248
硬膜外隙	epidural space	248
硬脑膜	cerebral dura mater	248
有髓神经纤维	myelinated nerve fiber	40
右房室瓣	rightatrioventricularvalve	176
右肺动脉	right pulmonary artery	181
右冠状动脉	right coronary artery	179

右结肠动脉	rightcolic artery	188
右淋巴导管	right lymphatic duct	205
右心房	right atrium	175
右心室	right ventricle	175
鱼际	thenar	81
原结	primitie node	288
原始卵泡	primordial follicle	145
原条	primitive streak	288
原位杂交组织化学术	in situ hybridization histochemistry	2
远侧	proximal	5
远端小管	distal tubule	133
远端小管曲部	distal convoluted tubule	133
月状面	lunate surface	64
运动系统	locomotor system	43
运动终板	motor end plate	41

Z

造血干细胞	hemopoietic stem cell	32
造血祖细胞	hemopoietic progenitor	32
展神经	abdueent nerve	265
掌浅弓	superficial palmar arch	185
掌深弓	deep palmar arch	185
枕骨	occipital bone	54
枕外隆凸	external occipital protuberance	56
枕叶	occipital lobe	241
真皮	dermis	224
正中神经	median nerve	256
支持细胞	sustemtacular cell	139
脂肪囊	adipose capsule	131
脂肪细胞	fat cell	24
脂肪组织	adipose tissue	25
直肠上动脉	superiorrectal artery	188
直肠下动脉	inferiorrectal artery	192
直肠子宫陷凹	rectouterine pouch	111
直窦	straight sinus	248
植入	implantation	287
跖骨	metatarsal bones	67
趾骨	bones of toes	67
质膜内褶	plasma membrane infolding	21
致畸敏感期	susceptible period	300
致畸因子	teratogen	299
致密斑	macular densa	134
致密结缔组织	dense connective tissue	25
中耳	middle ear	219
中间连接	intermediate junction	21
中间丝	intermediate filament	11
中结肠动脉	middlecolic artery	188
中脑	midbrain	233

中胚层	mesoderm	289
中枢淋巴器官	central lymphoid organ	202
中枢神经系统	central nervous system	226
中心体	centrosome	11
中性	neutrophilia	2
中性粒细胞	neutrophilic granulocyte	30
终池	terminal cistern	248
终丝	filum terminale	228
周围淋巴器官	peripheral lymphoid organ	202
周围神经系统	peripheral nervous system	226
轴旁中胚层	paraxial mesoderm	291
肘关节	elbow joint	62
肘正中静脉	median cubital vein	198
蛛网膜下隙	subarachnoid space	248
主动脉	aorta	182
主动脉瓣	aorticvalve	177
主动脉窦	aorticsinus	177
主动脉弓	aortic arch	182
主动脉口	aorticorifice	177
主动脉小球	aortic glomera	182
主支气管	principal bronchus	119
椎动脉	vertebral artery	184,252
椎弓	vertebral arch	47
椎骨	vertebrae	47
椎管	vertebral canal	48
椎间孔	intervertebral foramina	47
椎间盘	intervertebral	50
椎孔	vertebral foramen	48
椎旁节	ganglia sympathetic trunk	270
椎体	verebral body	47
锥体	pyramid	232
锥体交叉	decussation of pyramind	232
锥体束	pyramidal tract	237
锥体外系	extrapyramidal system	279
锥体系	pyramidal system	278
着床	imbed	287
滋养层	trophoblast	286
子宫	uterus	147
子宫动脉	uterine artery	192
子宫腔	uterine cavity	147
纵隔	mediastinus	126
足弓	arches of foot	70
足细胞	podocyte	132
组织	tissue	4
组织工程	tissue engineering	3
组织化学术	histochemistry	2
组织细胞	histocyte	22
组织液	tissue fluid	25

左肺动脉	left pulmonary artery	181
左冠状动脉	left coronary artery	179
左结肠动脉	left colic artery	188
左心房	left atrium	176
左心室	left ventricle	176
坐骨	ischium	65
坐骨棘	ischial spine	65
坐骨结节	ischial tuberosity	65
坐骨神经	sciatic nerve	260

参考文献

1. 杨壮来. 人体结构学. 第 2 版. 北京：人民卫生出版社，2011

2. 邹仲之. 组织学与胚胎学. 第 6 版. 北京：人民卫生出版社. 2005

3. 周瑞祥. 人体形态学. 第 3 版. 北京：人民卫生出版社，2013

4. 窦肇华. 人体解剖学和组织胚胎学. 第 5 版. 北京：人民卫生出版社. 2004

5. 金连弘. 组织学与胚胎学. 第 3 版. 北京：人民卫生出版社. 2005

6. 郭少三. 人体解剖生理学. 第 2 版. 北京：人民卫生出版社. 2009

7. 刘贤钊. 组织学与胚胎学. 第 3 版. 北京：人民卫生出版社. 2003

8. 窦肇华. 正常人体结构学. 第 2 版. 北京：人民卫生出版社. 2006

9. 柏树令. 系统解剖学. 第 5 版. 北京：人民卫生出版社，2011

10. 邢贵庆. 解剖学及组织胚胎学. 第 3 版. 北京：人民卫生出版社. 2007

11. 吕树森. 外科学. 第 3 版. 北京：人民卫生出版社. 2000

12. 柏树令. 系统解剖学. 第 7 版. 北京：人民卫生出版社. 2010

13. 林萍. 正常人体结构与功能. 北京：人民卫生出版社. 2012

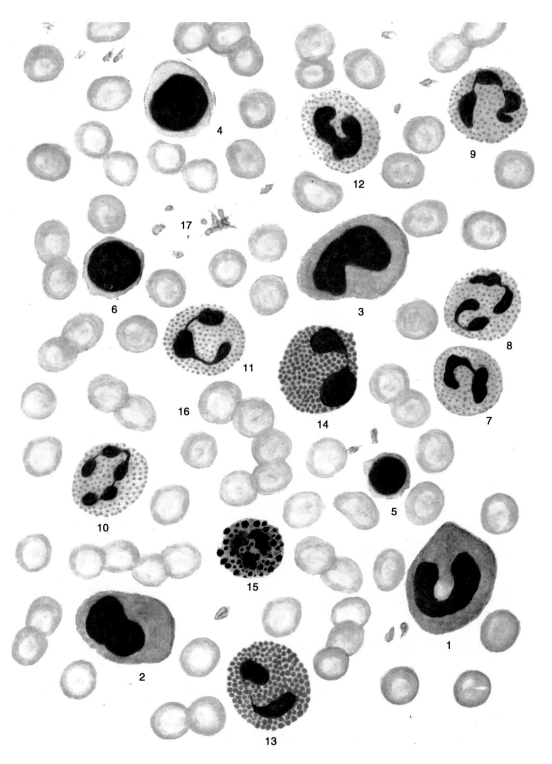

彩图 1　各类血细胞

1-3　单核细胞;4-6　淋巴细胞;7-12　中性粒细胞;13-14　嗜酸性粒细胞;15　嗜碱性粒细胞;16　红细胞;17　血小板

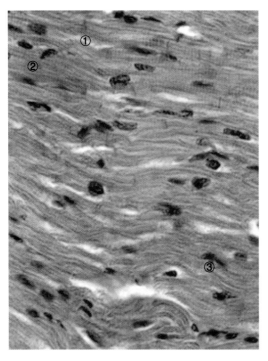

彩图 2　心肌（纵切面）
①闰盘；②横纹；③细胞核

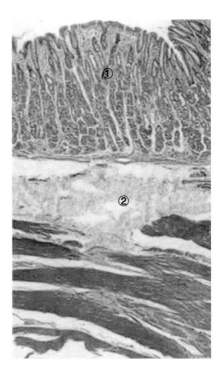

彩图 3　胃的组织结构
①黏膜；②黏膜下层

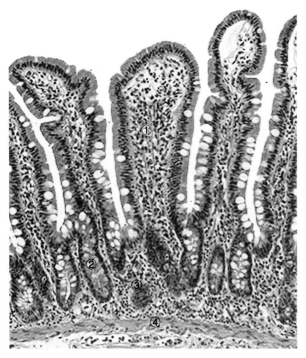

彩图 4　小肠粘膜（中倍镜）
①肠绒毛；②肠腺；③孤立淋巴滤泡；④黏膜肌

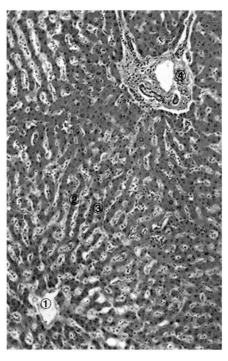

彩图 5　肝脏（中倍镜）
①中央静脉；②肝板；③肝血窦；④门管区

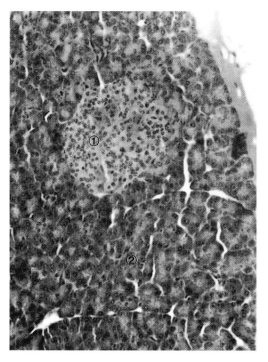

彩图6　胰腺
①胰岛；②外分泌部

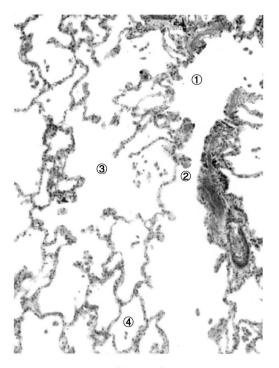

彩图7　肺
①呼吸性细支气管；②肺泡管；③肺泡囊；④肺泡

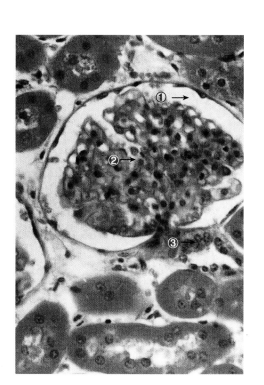

彩图8　肾单位
①肾小囊；②血管球；③致密斑

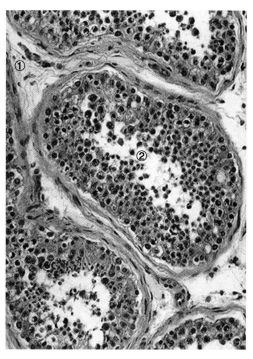

彩图9　睾丸（中倍镜）
①睾丸间质；②生精小管

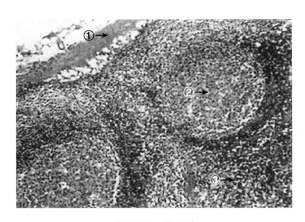

彩图 10　淋巴结
①被膜；②淋巴小结；③副皮质区

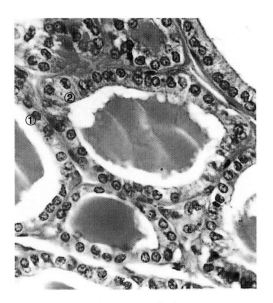

彩图 11　甲状腺
①滤泡细胞；②滤泡旁细胞

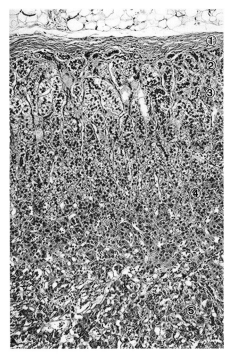

彩图 12　肾上腺（低倍镜）
①被膜；②球状带；③束状带；
④网状带；⑤髓质

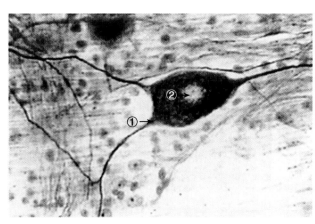

彩图 13　多极神经元
①尼氏体；②细胞核